高血壓患者的宜忌

600+個生活

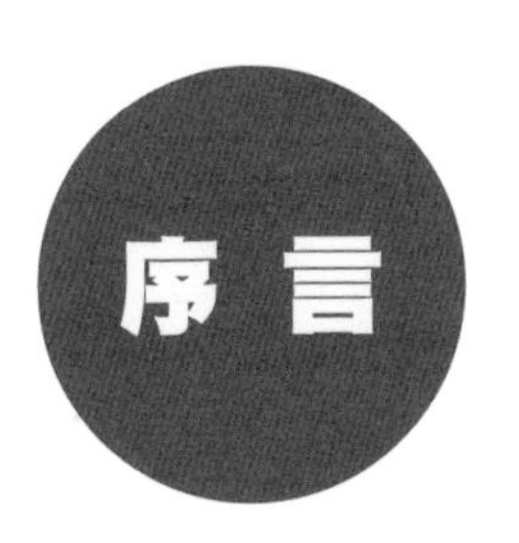

序言

關於高血壓，中國疾病預防控制中心的一項最新研究發現，我國的高血壓患者總人數已突破 3.3 億，而在成年人中高血壓患病率高達 33.5%，這就相當於每 3 個成年人中就有 1 個高血壓患者。另外，高血壓已不再是中老年人的「專利」，30 歲以下的人群中高血壓的患病率達到約 10%，且近年來呈持續上升趨勢。

高血壓作為一種常見病和多發病，其知曉率卻很低。這是由於高血壓一般起病緩慢，患者早期常無明顯症狀，或僅有頭暈、頭痛、心悸、耳鳴等不典型症狀，往往無法及時察覺。

更令人憂心的是，大多數患者並未意識到高血壓的危害。殊不知，高血壓及其併發症會嚴重影響人們的身心健康。高血壓就像是人體健康的一顆「定時炸彈」，如果不控制血壓，長期的高壓狀態就會損害靶器官，一旦發生併發症，輕則影響生活質量，重則會導致中風、心臟病、腎衰竭等致命疾病。有統計顯示，在中國每年死亡的近 300 萬心血管病患者中，約 50% 都與高血壓有關。

在醫療水平先進的發達國家，高血壓也是一個棘手的問題，而我國在知曉率、治療率、控制率等方面和他們仍有不小的差距。造成這種現象的主要原因就是人們對高血壓防治知識瞭解不夠、認識不清，以至於走進了很多誤區，嚴重影響患者的健康。例如：

- 一些老年高血壓患者認為，年紀大了患高血壓是正常現象，不必在意。這無疑會加劇高血壓病情，加重其對心、腦、腎、眼等重要器官的損害。很多老年人患冠心病、中風的元凶就是高血壓。

- 不少人會通過症狀來判斷高血壓的危害，認為沒有什麼不適，就代表高血壓對身體沒有傷害。這導致他們常拖到病情惡化後才開始控制血壓，此時往往已經對心、腎等重要器官造成了不可逆轉性損害。
- 很多高血壓患者認為，能使血壓降得快的藥就是好藥，這也是常見誤區。血壓升高不是一朝一夕形成的，身體已經適應了高壓狀態，血壓驟然下降便會引發身心不適。

那麼，究竟該如何預防高血壓？患有高血壓又該如何有效控制？該如何科學預防高血壓併發症呢？這些疑問都可以在《高血壓患者的 600^{+}個生活宜忌》中找到答案。

本書以宜與忌的方式，針對日常生活中高血壓患者護理的具體措施進行了詳細解讀，脈絡清晰、語言簡潔、內容全面，涉及高血壓患者所需知道的方方面面的知識，如飲食營養、康復運動、生活起居、日常工作、心理調養、診療用藥、併發症防治、不同人群調養等。書中配有眾多精美插圖，讓人讀來賞心悦目，在不知不覺間收穫更多健康知識。

希望本書能為高血壓患者的健康貢獻一份綿薄之力，幫助高血壓患者早日擺脱疾病困擾！

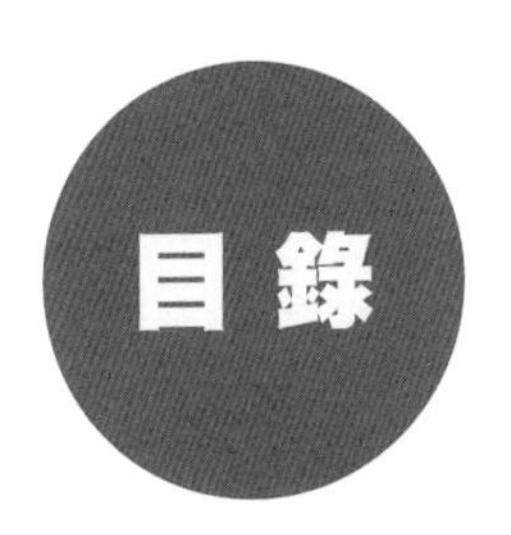

第一章　有關高血壓認識的宜忌／17

第二章　高血壓患者飲食營養宜忌 / 32

第三章　高血壓患者康復運動宜忌 / 93

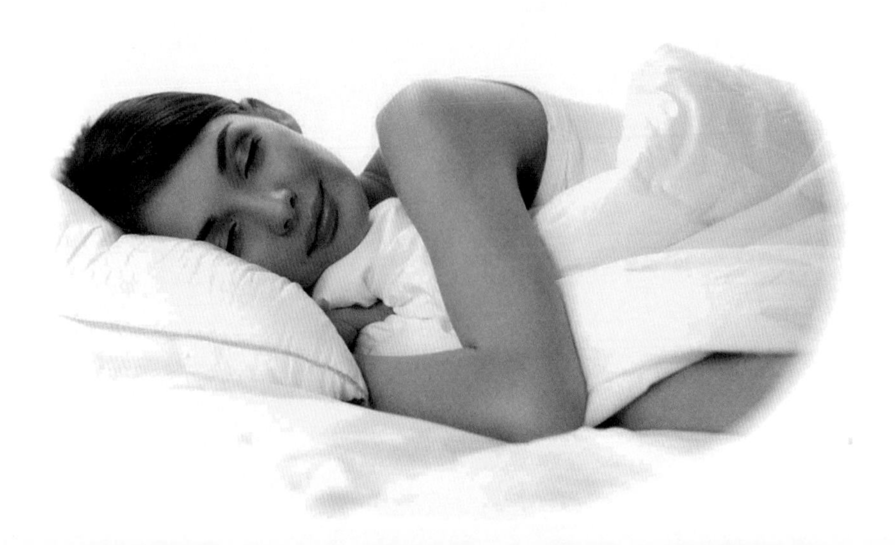

第五章　高血壓患者日常工作宜忌 / 137

第六章　高血壓患者心理調養宜忌／153

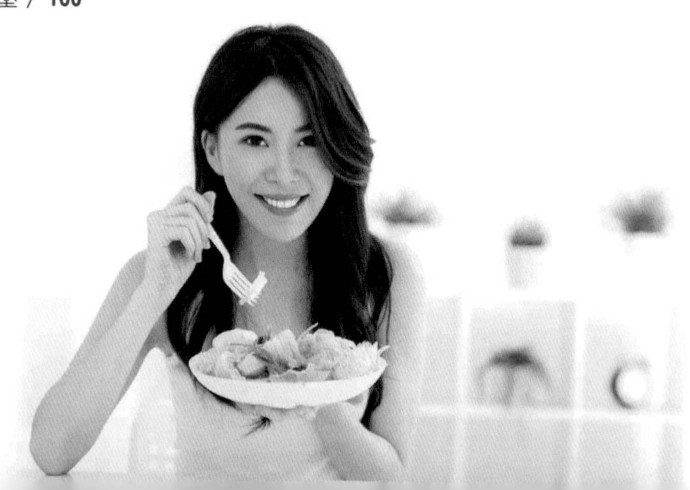

第七章　高血壓患者診療用藥宜忌 / 167

第八章　高血壓併發症防治宜忌 / 189

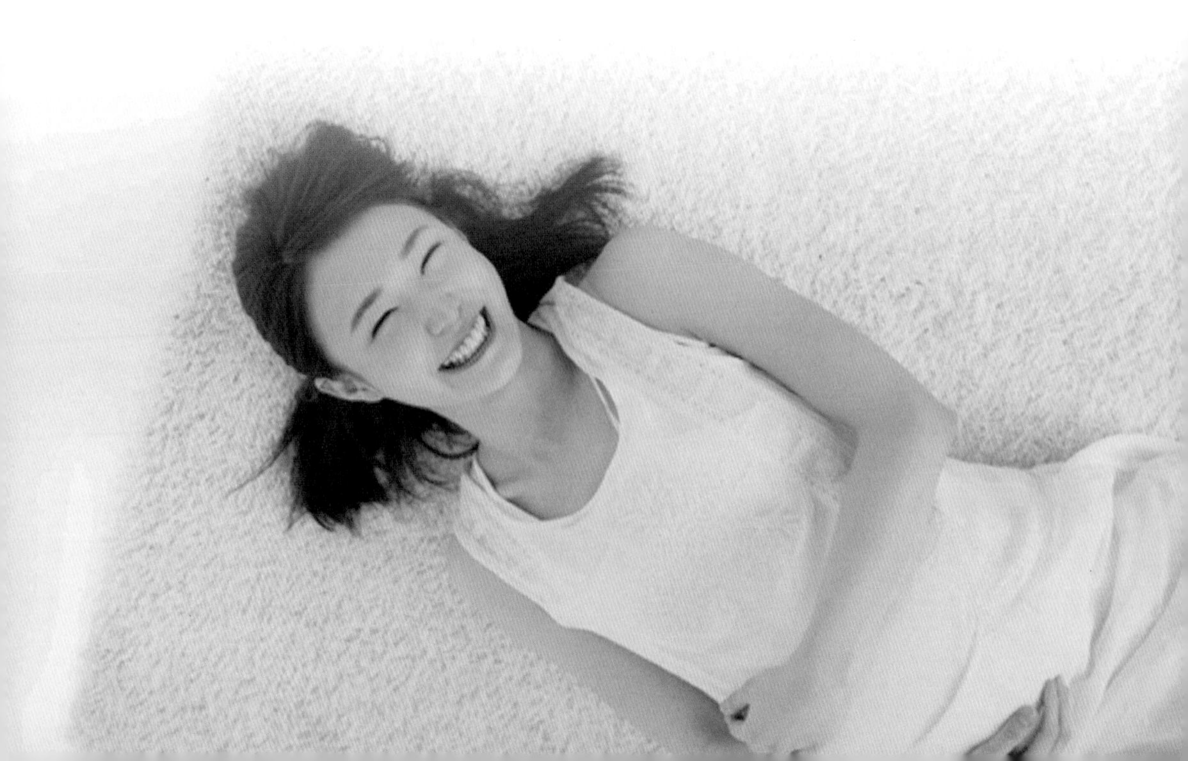

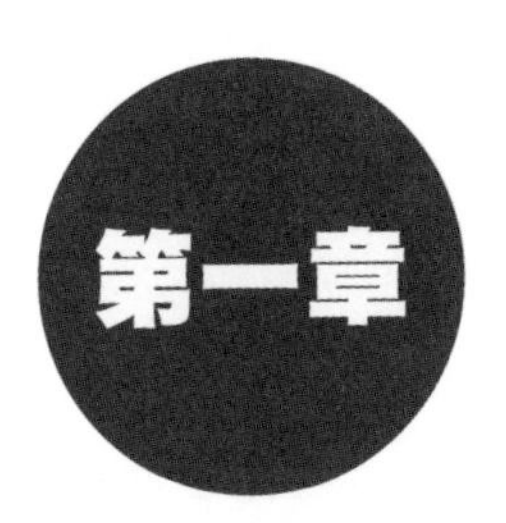

第一章

有關高血壓認識的宜/忌

生活中，很多人都有量血壓的習慣，醫院也將測量血壓作為一個常規的檢查項目，可見血壓是人體生理體徵的一個重要指標。那麼，血壓到底是什麼？高血壓是怎麼回事？高血壓又會給身體帶來哪些影響呢？

宜 知道什麼是血壓

血壓就是血液在身體流通時產生的壓力。血液在血管中流動時，會對血管壁產生壓力，分為動脈血壓、毛細血管血壓和靜脈血壓三種。我們通常説的血壓指的是指動脈血壓，心室收縮時將血液射入動脈，通過的血液會對動脈管壁產生側壓力，使管壁擴張，形成動脈血壓。所以說，動脈血壓是反映心臟射血功能的一個指標。

宜 知道收縮壓和舒張壓

當心室收縮時，血液從心室流入動脈，這時候主動脈壓急劇升高，我們把其中的最高值稱為收縮壓，即「高壓」。當心室舒張時，動脈血管彈性回縮，而血液仍繼續緩慢向前流動，這時候血液對動脈的壓力下降，我們把其中的最低值稱為舒張壓，即「低壓」。一般情況下，收縮壓的高低主要與心輸出量的多少有關，運動時心輸出量增加，收縮壓也隨之增高；舒張壓主要與血流阻力有關，阻力越大，舒張壓越高。

宜 瞭解什麼是脈壓

脈壓指的是舒張壓和收縮壓之差，脈壓主要與大動脈的彈性有關。脈壓正常值約為40 毫米汞柱，脈壓增大或減小都不利於人體健康。如果大動脈發生動脈粥樣硬化，導致大動脈的彈性減弱，對血壓波動的緩衝作用減弱，會使得舒張壓和收縮壓之差增大，即脈壓增大。

宜 瞭解血壓變化的規律

認識和瞭解血壓的變化規律很有必要，它能夠幫助我們掌握血壓在一天中的變化情況，便於我們及時發現血壓的異常，從而有助於控制血壓的平穩。

人體的血壓總體上處在一個動態的平衡狀態，大多數人的血壓變化都有明顯的規律性。一般來說，健康的成人在夜晚休息時血壓逐漸降低，在凌晨 1~2 點時降到最低值；而白天活動的時候血壓上升，並會在上午 6~10 點和下午 4~8 點出現兩個高峰，隨後逐漸下降。不過，當人體生物鐘發生變化時，血壓也會隨之改變，如經常上夜班的工作人員，他們每天的血壓高峰值可能會出現在晚上。

宜 瞭解年齡影響血壓水平

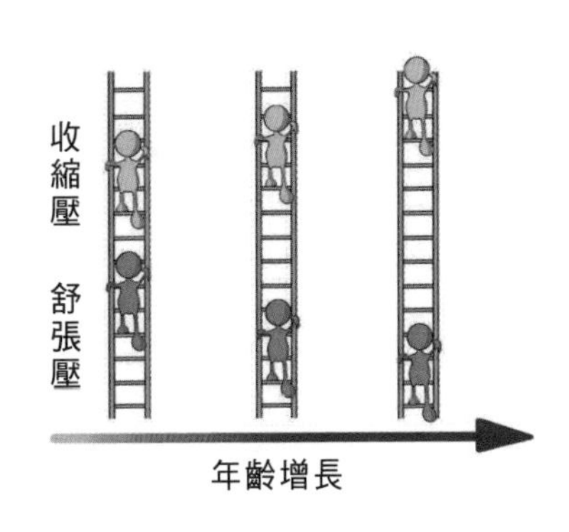

人體的血壓會隨著年齡的增長而發生改變，一般收縮壓會隨著年齡的增長不斷升高，而舒張壓隨年齡的增長不變或降低，導致脈壓會逐漸增大。隨著年齡的增長，人體新陳代謝的能力下降，導致血管內膜和中層變厚，膠原、彈性蛋白、脂質積聚導致大動脈彈性減退。反應到血壓上，不管男女，射血時由於大動脈擴張性降低，導致收縮壓增高，舒張時不能保持血管腔內壓力，所以舒張壓不高，甚至偏低。

宜 瞭解性別影響血壓水平

研究發現，35 歲之前，男性患高血壓的概率要高於女性；35 歲之後，女性患高血壓的概率大幅度升高；而過了 45 歲之後，女性高血壓的患病率要高於男性；60 歲以後，男女的差異會逐漸消失，不管男女，約有 65% 左右的人會患上高血壓。
這種性別差異可能與女性體內雌激素的變化有關，雌激素具有抑制血管收縮、防止血管老化的作用，體內的黃體酮激素能促進鈉的排泄，降低對血管的壓力。隨著女性體內雌激素的不斷減少，雌激素對女性的保護作用逐漸變弱，女性患高血壓的概率也會不斷升高。

宜 瞭解地域影響血壓水平

地域也會對人體血壓產生影響，一般在北方居住的人們的血壓要高於在南方居住的。這是因為南方氣溫偏高，汗液蒸發較快，血容量減少，導致血管系統容積增大；因此人們的血壓整體水平較低。而在北方較寒冷地區則相反，人們的血管相對收縮，血壓整體水平偏高。

宜 瞭解職業影響血壓水平

從事腦力勞動和緊張工作的人群高血壓的患病率要高於體力勞動者，城市居民高血壓的發病率較農村居民要高，長期在有噪聲的環境下工作也容易患高血壓。職業對血壓的影響可能與生活的緊張程度、精神心理因素有關。

宜 瞭解體位影響血壓水平

不同的體位對血壓也會產生不同的影響，通常臥位時的血壓水平要低於坐位，坐位時的血壓水平又低於立位，這與重力的代償機制有關。另外，右側臥位時的血壓水平要低於左側臥，這是由於左側臥會壓迫心臟，導致心臟輸出量增加，進而引起血壓升高。

宜 知道什麼是高血壓

高血壓是指在沒有接受抗高血壓藥物治療的情況下，收縮壓≧ 140 毫米汞柱和（或）舒張壓≧ 90 毫米汞柱，它是一種以體循環動脈收縮壓和（或）舒張壓升高為特徵的臨床綜合症。如今，高血壓已成為嚴重影響人們健康的心血管疾病之一，其發病率也在逐年增加，需要引起足夠的重視。

宜 瞭解高血壓的診斷

臨床上通常會選取上臂肱動脈來測量血壓值，需經過非同日三次的反復測量，才能判斷血壓升高是否為可持續性的，至少兩次血壓升高即可判斷為高血壓。一般按血壓的高低值，分為：

- 正常血壓　：收縮壓＜ 140 毫米汞柱，舒張壓＜ 90 毫米汞柱，且非低血壓者。
- 確診高血壓：收縮壓≧ 140 毫米汞柱和（或）舒張壓≧ 90 毫米汞柱。

宜 重視臨界高血壓

臨界高血壓又稱「邊緣型高血壓」，血壓值處於正常血壓值和確診高血壓值之間，未對心、腦、腎等器官造成傷害。出現臨界高血壓的人群中約有 71.5% 最終會發展成高血壓。臨界高血壓因早期缺乏相應的症狀，極易被忽視，此時應積極預防高血壓，可防止其發展為高血壓。

宜 瞭解單純收縮期高血壓

單純收縮期高血壓指的是一個人舒張壓不高，僅僅是收縮壓要高於正常的血壓值。單純收縮期高血壓的診斷標準是收縮壓≧ 140 毫米汞柱、舒張壓＜ 90 毫米汞柱。由於單純收縮期高血壓多發於 60 歲以上的老年人，所以又稱為老年收縮期高血壓。很多人認為老年收縮期高血壓是正常的生理特徵，對身體沒有危害，無須治療，可事實並非如此。調查研究發現，冠心病、中風、左室肥厚等都與收縮壓關係密切，積極治療老年收縮期高血壓，可將腦血管疾病的發病率降低 36%，心血管疾病的發病率降低 32%。

宜 瞭解白袍高血壓

白袍高血壓是指有的患者平時血壓不高，或自測時血壓不高，但由醫護人員測量時血壓就會升高。這可能是因為家中環境安靜，而到了醫院後受旅途疲勞、情緒緊張等因素的影響，導致反應性或暫時性的血壓升高。所以，不能憑一次測量就確診高血壓，需要根據 24 小時動態血壓檢測的情況來進行確診、治療。

宜 瞭解惡性高血壓

惡性高血壓又稱為「急進型高血壓」，是指高血壓病情一開始就急劇進展，或在患病數年後病情突然惡化。一般多發於中青年，病情發展較快，血壓明顯升高，往往會超過 200/130 毫米汞柱，可出現劇烈頭痛、噁心、嘔吐、頭暈、耳鳴、腎功能急劇減退等症狀，如果不及時治療，可在短期內出現心力衰竭、腦出血、尿毒症、眼底出血等疾病，後果非常嚴重。

我在家量著正常，怎麼到醫院就高了呢？
伯伯，你的血壓有點高！

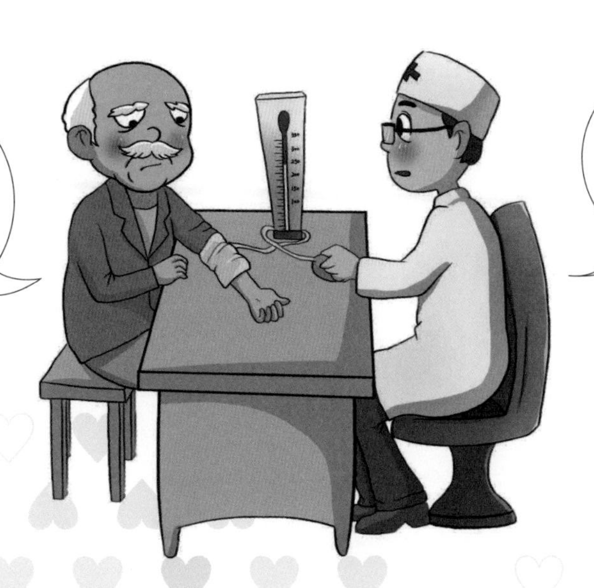

宜 瞭解高血壓的分級

一旦確診為高血壓，首先要評估高血壓潛在的危險程度，臨床上按照高血壓的危險情況分為三級。

- **1 級高血壓**：血壓為 140~159/90~99 毫米汞柱，此時患者只是單純高血壓，無其他器質性病變。
- **2 級高血壓**：血壓為 160~179/100~109 毫米汞柱，此時患者可能伴有左心室肥厚，心、腦、腎損害等器質性病變。
- **3 級高血壓**：血壓為 180/110 毫米汞柱以上，此時患者容易出現腦出血、心力衰竭、腎衰竭等病變，隨時可能危及生命。

宜 瞭解高血壓的分類

按臨床上的病因，可將高血壓分為原發性高血壓和繼發性高血壓兩大類。原發性高血壓是一種發病原因尚不明確的血壓升高，也稱高血壓病，佔高血壓的 90% 以上，是一種獨立的疾病。而繼發性高血壓是在某些疾病的發展過程中繼發產生的，佔高血壓的 10% 以下，一般原發病治癒後，血壓也會隨之恢復正常。

宜 瞭解原發性高血壓

原發性高血壓是由遺傳、環境、生活方式等綜合因素造成的。原發性高血壓是心血管病中最常見的一種慢性病，其患病率較高，且常常會對心、腦、腎等重要器官造成損害，嚴重威脅著人體健康。目前臨床僅能通過應用抗高血壓藥物控制血壓，降低心血管病死亡和病殘的總危險。

宜 瞭解繼發性高血壓

繼發性高血壓也叫症狀性高血壓，是因為某些疾病引起的血壓升高。最常引起繼發性高血壓的是腎臟疾病、內分泌疾病、心血管疾病、神經系統疾病，以及服用引發血壓升高的藥物等。繼發性高血壓患者在控制血壓的同時，應找出原發病，並及時治療。

宜 瞭解遺傳誘發高血壓

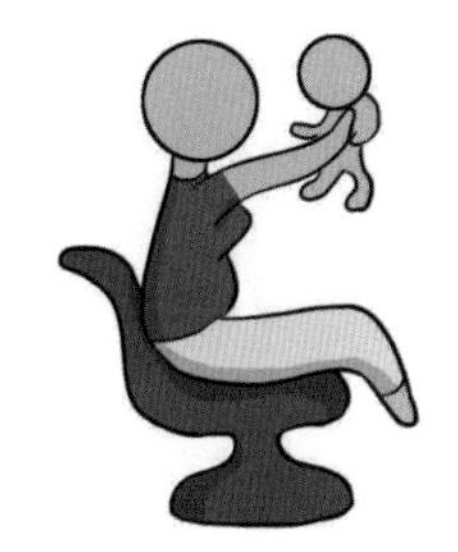
遺傳

高血壓與遺傳有一定關係，高血壓患者有明顯的家族性。有研究發現，高血壓屬多基因遺傳，如果父母無高血壓，子女患高血壓的風險只有 3.1%。而如果父母有一方是高血壓患者，其子女患高血壓的概率就增加到 28%。如果父母均患有高血壓，則其子女患高血壓的概率將增加到 46%。所以，家族裡有高血壓遺傳病史的人要格外注意自己的血壓情況。

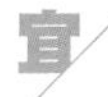

瞭解飲食不當誘發高血壓

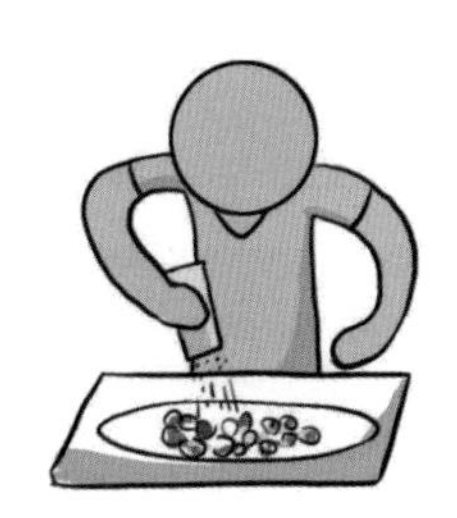
飲食不當

不良的飲食習慣是誘發高血壓的重要因素。其中飲食偏鹹，鈉鹽攝入量過高，是導致血管壓力增加的主要因素；長期喝濃咖啡、膳食結構不合理、食物中飽和脂肪酸過多等飲食習慣也會使血壓增高。相反，若飲食中有充足的鉀、鈣、鎂和優質蛋白，則可防止血壓增高。因此在平時，我們應多吃水果、綠色蔬菜、橄欖油等含鉀量高的食物。

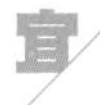

瞭解肥胖誘發高血壓

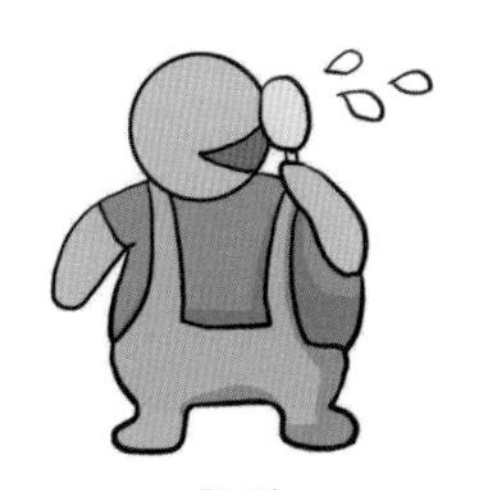
肥胖

肥胖者患高血壓的概率是體重正常者的 2~6 倍，這和肥胖導致內分泌調節紊亂、細胞膜協同轉運功能缺陷、鈉 - 鉀泵活性異常有關。肥胖者由於身體超重，皮下脂肪過多，血容量增加，心臟負擔增大，血管阻力增加，所以易誘發高血壓。另外。肥胖者體內的胰島素水平較高，高胰島血症或腎素與醛固酮關係異常引起體內水鈉瀦留也會引起血壓升高。

宜 瞭解過度吸煙誘發高血壓

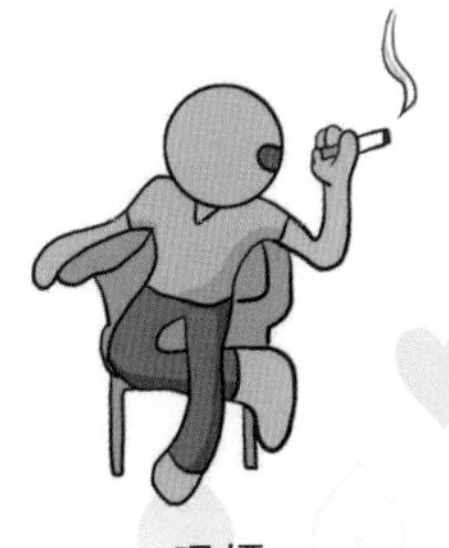
吸煙

吸煙會導致高血壓，長期吸煙者患高血壓的概率遠遠高於不吸煙者。煙草中的尼古丁會促使中樞神經和交感神經興奮，刺激心臟和腎上腺釋放大量的兒茶酚胺，使心跳加快、血管收縮，引起血壓升高。另外，吸煙者血液中的一氧化碳血紅蛋白含量較高，血液中的含氧量較低，易造成動脈內膜缺氧、動脈壁內脂質沉積增加，加速了動脈粥樣硬化的形成。

宜 瞭解過度飲酒誘發高血壓

據統計發現，約有 5%~10% 的高血壓是由於過量飲酒引起的。大量飲酒會刺激交感神經興奮，引起心跳加快、血壓升高，血壓的波動增大。另外，大量飲酒還會引起胃擴張，導致食量增加，增加鈉鹽的攝入，也會給血管造成壓力，使血壓升高。

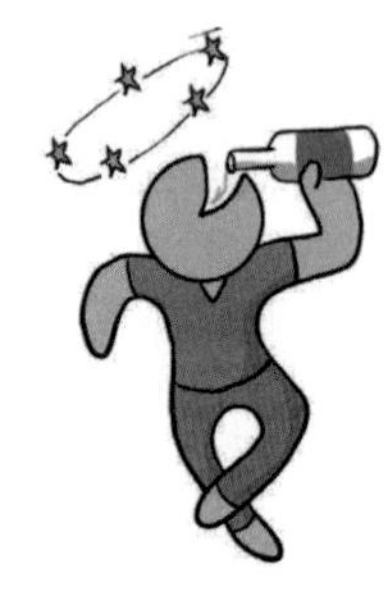
酗酒

宜 瞭解情緒不佳誘發高血壓

當人們情緒緊張的時候，往往會心跳加快、血壓升高。這是因為情緒激動時，神經系統處於一種緊張的應激狀態，人體會分泌較多的腎上腺髓質激素。在交感神經和腎上腺髓質激素的共同作用下，心臟收縮力量加強、心率加快，心輸出量增多；而身體大部分區域的小血管收縮，外周阻力增大，於是動脈血壓升高。如果情緒緊張持續的時間較長，正常的生理調節過程就會轉為一種病理生理過程，可能促進動脈粥樣硬化的形成，高血壓的發病率就可能增高。

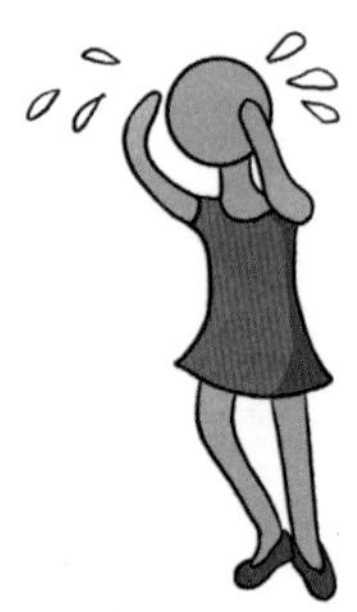
精神緊張

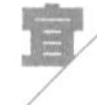

瞭解疾病誘發高血壓

繼發性高血壓主要是由於某種疾病引起的，誘發高血壓的常見疾病主要有以下幾類：

- 腎臟疾病：如急、慢性腎小球腎炎，慢性腎盂腎炎，多囊腎，先天性腎發育不全，糖尿病性腎病，狼瘡性腎病，腎癌，腎結核，腎積水，腎澱粉樣變性，各種原因引起的腎衰竭、腎動脈粥樣硬化，腎動脈栓塞，先天性腎動脈畸形，腎動脈瘤，腎周圍出血及膿腫等。
- 內分泌疾病：如腎上腺皮質功能亢進症、原發性醛固酮增多症、庫欣綜合症、嗜鉻細胞病、甲狀腺功能亢進或低下、甲狀旁腺功能亢進、妊娠高血壓綜合症、絕經期高血壓、多囊卵巢等。
- 心血管疾病：如先天性主動脈狹窄、主動脈瓣關閉不全、多發性大動脈炎等。
- 神經系統疾病：如腦部創傷、腦腫瘤、腦幹感染等。

- 結締組織疾病 ：如結節性動脈周圍炎、播散性紅斑狼瘡、硬皮病、皮肌炎、白塞病等。
- 全身性疾病 ：如系統性紅斑狼瘡、硬皮病等風濕病，代謝性疾病如糖尿病、痛風等。

宜 瞭解藥物誘發高血壓

臨床上除了疾病會誘發繼發性高血壓外，一些藥物如糖皮質激素類、麻黃鹼、解熱止痛藥、口服避孕藥等，也會誘發繼發性高血壓。這種情況下，應在醫生的指導下暫停相關的藥物，並選擇其他藥物來替代治療。

宜 清楚高血壓與高血糖的關係

高血壓與高血糖往往相伴出現，它們之間既相互作用、相互影響，又共同作用誘發其他疾病。

一方面，高血糖可誘發高血壓發生。高血糖患者由於糖代謝紊亂，可加速腎動脈和全身小動脈硬化，使血管外周阻力增加，導致血壓升高。高血糖還可導致血容量增加、腎臟的負荷過重、水鈉瀦留，引起血壓升高。隨著高血糖的出現，人體胰島素數量減少或活性下降，血管內皮細胞釋放一氧化氮減少，導致血管收縮，同時血管平滑肌細胞增殖、前移，促進動脈內膜增厚，引起血壓升高。

另一方面，高血壓又會加重高血糖對身體的損害，如對小血管和腎臟的損害，造成惡性循環。因此，必須積極控制高血糖，儘量改善組織對胰島素的敏感性，同時還應有效地控制血壓，使其保持在正常範圍內。

宜 清楚高血壓與高血脂的關係

高血壓與高血脂之間的關係，主要體現在高血脂發生後對高血壓所產生的負面作用。

首先，高血脂可誘發高血壓發生。高血脂會使血液中的低密度脂蛋白、膽固醇等脂類物質在血管壁上沉積，並形成斑塊。血管壁上沉積的斑塊越多，人體血管就會變得愈發狹窄。而無論是血管壁堵塞，還是血管管腔狹窄，都可誘發高血壓的發生。

同時，高血脂還會加重高血壓患者的病情。高血壓患者體內往往存在血管內壁受損的問題，因而如果發生高血脂，造成脂類物質沉積於血管壁，則更會加重高血壓患者的病情。而且高血脂發生後，又可誘發血栓、心肌梗塞、腦梗塞等併發症，從而使高血壓的病情進一步惡化。

此外，高血壓和高血脂合併發生時，可誘發動脈粥樣硬化、冠心病等多種疾病。

宜 清楚高血壓的發病進程

高血壓的發病進程是一個長期而循序漸進的過程。高血壓多由遺傳和環境等多種因素相互作用導致，但具體病因卻並不明確，並且個體的風險因素和致病因素強度不盡相同；所以就個體而言很難判斷高血壓發病的確切年齡段。此外，高血壓初期常常沒有明顯的臨床症狀，因此很難把握其發病「起點」。

但隨著高血壓患者病情的進展，會導致心、腦、腎和血管等疾病併發症的發生。對於大多數輕型高血壓患者來說，其併發症一般發生在高血壓起病後 15~20 年。臨床證實，血壓越高，臟器損害亦越嚴重。血壓值高度與併發症呈正相關，即血壓越高，其中風、冠心病等疾病發生的危險性越大，其預後越差。

宜 知道高血壓的臨床症狀

大多數高血壓患者早期症狀不明顯，只是在情緒激動、精神緊張或過度疲勞時會出現頭痛、頭暈、頭脹、頸部僵直、耳鳴、心悸、煩躁、失眠等症狀及血壓暫時性升高，休息後可消失，也有的患者僅僅會出現午後頭痛這一早期信號。隨著病情的發展，人體長期處於高血壓狀態，上述症狀會頻繁出現，休息過後血壓也不能恢復至正常水平。到了後期，會因併發心、腦、腎等臟器的器質性損害，而出現相應的症狀和體徵。

宜 瞭解理想的降壓目標

高血壓患者的血壓均應降至 < 140/90 毫米汞柱，若數值稍低則更為理想。同時，長期患高血壓後，若血壓突然降低，患者也會難以適應，容易出現不良反應，所以降低血壓應以循序漸進為原則。一般輕度患者宜將血壓控制在 < 120/80 毫米汞柱，中青年患者宜將血壓控制在 < 130/85 毫米汞柱，老年患者宜將血壓控制在 < 140/90 毫米汞柱以下。若合併心、腦、腎等器質性病變或糖尿病等，應儘量將血壓控制在 < 130/85 毫米汞柱，以免發生危險。

忌 輕視沒有症狀的高血壓

有些高血壓患者雖然血壓較高，但頭不昏、眼不花，身體沒有異常症狀，往往就會忽視血壓過高。這種想法和做法是很危險的，由於個體差異導致每個人對血壓的耐受程度不一樣，耐受力弱的人，血壓稍有波動身體就會出現反應。耐受力強的人，血壓即使有變化，身體也感覺不出來。即便沒有出現症狀，居高不下的血壓一樣會給腦、心、腎等各個器官造成損害。所以治療高血壓不能以有無症狀為準，應該根據血壓水平來判斷。

忌 得了高血壓而不積極治療

高血壓是一種慢性病，需要長期或終身服藥。有些人擔心藥物會對身體產生副作用而不進行藥物治療；還有些人覺得不必在乎，認為治療不治療沒什麼區別。這些想法和行為都是極端錯誤的。大量病例表明，不服藥進行治療的患者由於長期處於高血壓狀態，會加速對心、腦、腎等重要器官的損害，易引起傷殘或死亡。

忌 以為患了高血壓就無法長壽

有些人確診患了高血壓病以後，心理壓力特別大，生怕哪天發生腦出血、心肌梗塞導致出現生命危險，總擔心自己活不久。其實，這種顧慮是多餘的，也會影響到身體恢復。事實表明，高血壓患者只要治療合理，注意精神情緒的調節和飲食起居的宜忌，就可以帶病延年。曾經對 90 歲以上的老人的健康進行調查發現，有高血壓病史的老人佔到了一半。可見，高血壓不是影響長壽的決定因素。

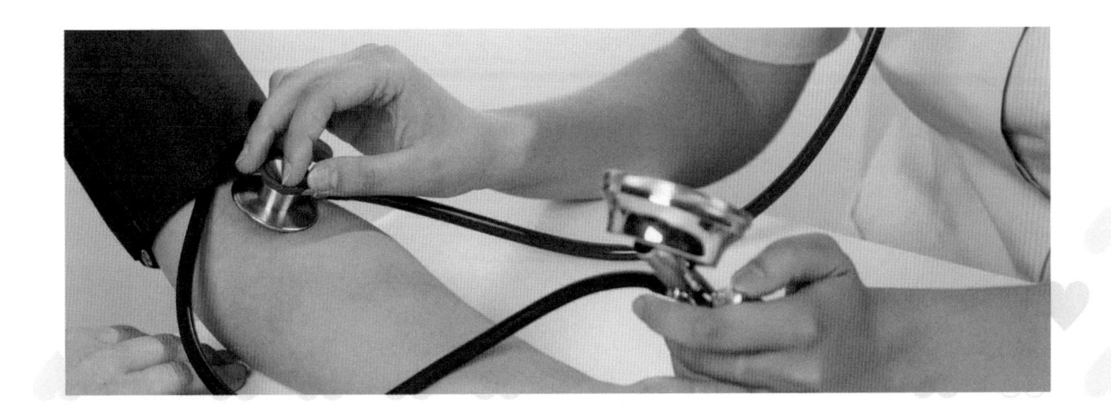

忌 認為瘦人不會患高血壓

肥胖人群雖然易患高血壓，但引起高血壓的原因還有很多，不能只依據胖瘦來決定。高血壓與遺傳、生活環境等因素密切相關，所以說如果瘦人家裡有高血壓病史、長期精神緊張或飲食不當，同樣也會患高血壓。因此，瘦人也不能忽視高血壓，日常生活中也要注意預防。

忌 忽視老年人血壓高

很多老年人覺得年紀大了，身體各項機能減弱，血壓高點是正常的，認為血壓高一些不必治療。其實，老年人的血壓的正常標準和年輕人是一樣的。而且，老年人的心臟和血管處於老化狀態，老年人血壓升高後發生中風和其他心血管意外的危險，高於同一血壓水平的中青年。統計顯示，對老年高血壓進行有效降壓治療，可以使心血管病的發病率和死亡率下降 20%~50%。

忌 忽視兒童高血壓

近年來兒童患高血壓的比例也在不斷升高，其中肥胖兒童是高血壓的「新寵兒」，更容易被高血壓盯上。《中國心血管病報告 2014》顯示，我國大約有 3%~4% 的兒童患高血壓，不少肥胖兒童患有高血壓等「成人病」。

忌 忽視孕婦高血壓

妊娠高血壓是女性常見的一大孕期磨難，遺傳和免疫、子宮胎盤缺血、前列腺素缺乏等因素都有可能會引起血管的痙攣，使孕婦血壓升高。妊娠高血壓在臨床上的症狀有水腫、噁心、嘔吐、頭痛、抽搐、血小板減少等，嚴重的會導致胎兒生長遲滯或胎死腹中。因此對於妊娠高血壓不可輕視。

忌 患了高血壓而不自知

高血壓的早期症狀不明顯，具有一定的隱蔽性，加上很多人對高血壓認知不夠，直到高血壓發展到一定程度或出現較為嚴重的症狀時，才被發現。單純的高血壓沒有太大危險，但高血壓長期得不到控制，就會對心、腦、腎等器官造成很大損害。所以，平時應做好血壓監測，尤其是高血壓的易患人群。

忌 忽視頭暈症狀

頭暈為高血壓最多見的症狀，可表現為頭昏，頭脹（頭頂部、太陽穴部位，甚至全頭痛），頭腦混沌不清爽。有些是一時性的，在突然下蹲或起立時出現；有些是持續性的。頭暈的主要症狀是頭部有持續性的沉悶不適感，嚴重妨礙思考、影響工作。

忌 忽視頭痛症狀

頭痛是高血壓常見症狀，會隨著高血壓病情的發展而加重。初期只有部分人會有頭痛，多表現為輕度脹痛，主要發生在額部、顳部及枕部，可伴頭暈、耳鳴。高血壓頭痛的特點是從半夜到凌晨逐漸加重，清晨最為嚴重，往往不能繼續入睡，起床活動或早飯後逐漸減輕。

初期頭痛多數為間歇性鈍痛，很少出現持續性頭痛，尤其很少見劇烈頭痛。如果初期即出現持續性劇烈跳痛，或者呈炸裂樣劇痛，還伴有噁心、嘔吐、視力障礙及抽搐，必須及時到醫院就醫，儘快控制血壓。

忌 忽視胸悶、心悸

高血壓對心臟機能有一定的影響，會導致患者心室擴張或心肌肥厚，增加心臟負荷，從而引發心功能障礙，使患者出現胸悶、心悸、心前區刺痛或隱痛、呼吸不暢等症狀。當出現這些症狀時，就要及時就醫，以免延誤治療。

忌 忽視煩躁、失眠

高血壓患者易急躁，遇事敏感，情緒起伏較大。大部分患者在長期的高血壓狀態下會引起大腦皮層功能紊亂或自主神經功能失調，出現失眠的症狀，一般表現為入睡困難或早醒、睡眠不實、易做噩夢、易驚醒等。

忌 忽視健忘症狀

高血壓早期健忘的症狀不明顯，會隨著病情發展而逐漸加重。長期高血壓可損害大腦細胞和引發腦供血不足，從而損害記憶神經。具體表現為注意力容易分散，近期記憶減退，而對過去的事情卻記憶猶新。持續的壓力和緊張還會使腦細胞產生疲勞，從而使健忘症惡化。

忌 忽視夜尿、尿頻

長期高血壓會使腎臟功能衰退，患者容易出現夜尿、尿頻、尿濃縮功能低下等症狀，如果不及時進行治療，嚴重的會有發生氮質血症及尿毒症的風險。如果平時夜間沒有上廁所的習慣，突然出現夜間上廁所次數過多的症狀，就要警惕高血壓的發生，及時做好血壓監測。

忌 忽視出血症狀

高血壓可致腦動脈硬化，使血管彈性減退、脆性增加，故血管容易破裂出血。其中以鼻出血多見，其次是結膜出血、眼底出血、腦出血等。出血預示著血壓不穩定，要高度警惕，因為這種現象往往是中風的前兆。

忌 忽視肢體麻木

肢體麻木常表現為手指、足趾麻木或皮膚如蚊行感，手指僵硬不靈活或頸背肌肉緊張、酸痛。多數是因為血壓波動導致血管收縮、全身小動脈痙攣、動脈管腔變窄、肢體血液循環障礙而出現的症狀。

高血壓患者由於大腦皮質缺血，會引起腦部和運動中樞功能性障礙，導致相應部位的肢體麻木。如果老年高血壓患者發現一側大拇指麻木感較強，就要警惕腦中風的發生。

忌 忽視高血壓危象

高血壓危像是指高血壓患者在精神刺激、情緒激動或過度勞累等因素的影響下，引起的全身小動脈暫時性強烈痙攣，外周阻力增加，血壓急劇升高，可使舒張壓達到120毫米汞柱，心率加快。還可出現頭痛、頭暈、心悸、嘔吐、視物不清，甚至心絞痛、急性腎衰竭等併發症。所以，出現上述高血壓危象時應及時處理、救治，使血壓儘快恢復正常水平。

忌 忽視高血壓對心臟的危害

高血壓對心臟的危害表現在兩個方面，包括對心臟血管的損害和對心臟本身的損害。高血壓會造成心臟的冠狀動脈受損，使冠狀動脈發生粥樣硬化引發冠心病。人的身體長期處於高血壓狀態，會導致左心室肥厚，易使心臟出現功能衰竭，誘發高血壓性心臟病、心力衰竭，嚴重者會出現心肌梗塞，甚至危及生命。

忌 忽視高血壓對大腦的危害

腦血管病對人體危害極大，引起腦血管病的主要原因就是高血壓。腦部血壓過高易產生腦出血、高血壓腦病和腦梗塞。血管內壓力過高，脆弱硬化部分的血管還容易爆裂；若這種情況發生在腦血管，就是出血性中風。腦出血是晚期高血壓的常見併發症，病死率較高，即使倖存也會出現偏癱或失語等後遺症，所以預防腦出血的關鍵就是要控制好血壓。

忌 忽視高血壓對腎臟的危害

高血壓對腎臟的損害是一個漸進的過程。腎臟受損首先表現為腎臟的代償能力變弱，尿量減少，血中非蛋白氮、肌酐、尿素氮增高，全身出現水腫、電解質紊亂及酸鹼平衡失調。如果身體一直是高血壓狀態，導致腎小球的壓力過高，還會產生蛋白尿，最終造成腎小球硬化，腎小管和腎間質也會受到損害，進而使腎毛細血管網排除毒素的功能受損，體內有毒物質留於血內，從而誘發腎衰竭、尿毒症。

忌 忽視高血壓對眼底的危害

高血壓發展到一定階段，會造成眼底視網膜動脈硬化，視網膜少量出血。隨著病情的加重，會出現視網膜水腫、滲出和出血。如果治療不及時，可引發病人視覺障礙，看物體模糊不清、變形，嚴重的還會導致失明。眼底視網膜動脈硬化的程度同高血壓的患病時間成正比。當視網膜出血、滲出和視神經盤水腫時，就表明體內的重要臟器如腦、心、腎，已經受到不同程度的損害。

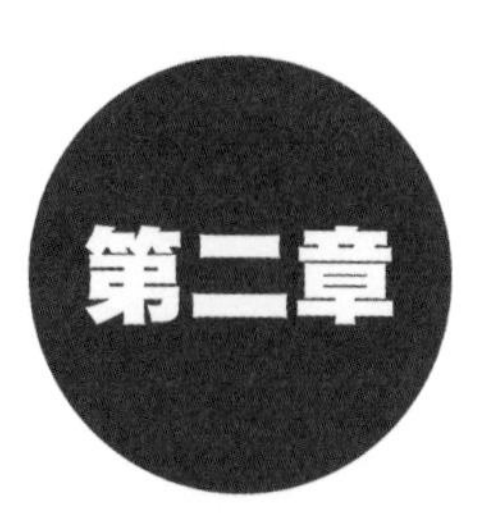

高血壓患者飲食營養宜/忌

不良的飲食習慣是誘發高血壓的主要因素之一。俗話說：「三分治，七分養。」高血壓更是這樣，日常的飲食調養尤為重要。高血壓患者有很多的飲食禁忌，一些對健康人來說很常見的食物，卻可能會導致血壓升高。高血壓患者宜吃什麼、怎麼吃，遠離禁忌的食物，是飲食調養的關鍵。

吃飯時宜細嚼慢嚥

細嚼慢嚥有助於減輕胃腸負擔，幫助人體更多、更好地吸收營養素。更重要的是，細嚼慢嚥的吃飯方式可以增加飽腹感，減少食物的攝入，有利於我們控制體重，對防治高血壓有著積極的意義。

宜 定時進餐

高血壓患者宜定時定量進餐，能保證胃腸、消化腺等系統有規律地運轉，保證身體各器官營養的需要，同時保證身體正常的代謝過程。另外，進食三餐的時間也要遵循人體自身的規律，即早餐 6~8 點，午餐 11~13 點，晚餐 18~20 點，兩餐間隔四五個小時。

宜 改變進食順序

進食的順序關係到我們進食營養成分的多少及腸胃消化、吸收的效果如何。正確的進食順序是，飯前 1 小時吃點瓜果，增加飽腹感；飯前先喝湯，清理一下腸胃，促進胃液分泌；吃飯時先吃點蔬菜，增加飽腹感，然後再進食主食，最後可以吃點肉食。這樣的進食順序可以保證高血壓患者進食足夠的膳食纖維，可避免一開始就進食過多的肉食，導致脂質沉積在血管壁上，進而使血壓升高。

宜 均衡飲食

均衡飲食是指通過多種食物來保證人體攝入充足的營養和熱量，遵循葷素搭配、粗細搭配的飲食原則，有利於腸胃更好地消化、吸收營養物質，既能滿足高血壓患者的營養需要，維持各器官的功能，還能促進身體正常的代謝，避免多餘脂質沉積。另外，均衡飲食還能調整心臟的排出量，使其恢復至正常水平。

宜 控制每天攝入的總熱量

肥胖與高血壓之間有著重要關係，體重超重和肥胖者罹患高血壓的概率是體重正常者的數倍，從這個角度來説，控制體重是防治高血壓的關鍵。堅持少量多餐的飲食原則，不暴飲暴食，每餐吃八分飽可以控制熱量攝入，幫助我們保持標準體重。此外，減少動物油的使用，少吃精製食物、紅肉，多吃粗糧、魚類，都可以在無形中減少身體攝取熱量，維持熱量的攝入和消耗平衡。

宜 限制脂肪的攝入

脂肪具有重要的生理作用，離開了脂肪，我們的健康必然會受到影響。然而，對於高血壓患者來說，脂肪則換了另一張面孔，它的到來往往意味著膽固醇的增加、飽和脂肪酸的過量，易加重病情，導致多種併發症的出現。因此，高血壓患者應堅持清淡少油的飲食原則，儘量避免使用動物油脂烹調菜餚，慎食含有大量膽固醇的動物內臟，宜用植物油代替動物油脂，多吃魚類、禽類，少吃豬肉、羊肉等脂肪含量高的肉類。

宜 限制膽固醇的攝入

高血壓患者應儘量避免食用高膽固醇的食物，因為體內膽固醇水平過高易引起高脂血症，進而加重高血壓病情。另外，膽固醇過高會引起動脈粥樣硬化，對高血壓患者十分不利。因此，高血壓患者平時應少吃高膽固醇的食物，如動物內臟、腦髓、蛋黃、肥肉、貝類等，每天攝入膽固醇的量宜控制在 300~400 毫克。

宜 少攝入碳水化合物

碳水化合物主要存在於主食和糖類食品中。研究發現，碳水化合物攝入量佔總能量比例大於或等於 60% 時，高血壓患病率明顯增加，且收縮壓升高較為顯著，專家認為這可能與蛋白質和脂肪的攝入量減少有關。營養專家建議，堅持低碳水化合物的飲食能降低高血壓和糖尿病的發病率，但每天碳水化合物的攝入量不宜少於 150 克。

宜 控制甜食的攝入

很多人都知道甜食是糖尿病的天敵，其實食用甜食過多對高血壓患者一樣有害。因為大量食用甜食後不僅會帶來肥胖、糖尿病等疾病，加重高血壓病情；而且，甜食中含糖量過高，可在體內轉化為脂肪，易促進動脈硬化的形成，導致血壓升高。因此，高血壓患者平時應儘量避開糖果、蛋糕、果味飲料等含糖量過高的食物。

主食 宜 以穀類為主

穀類食物的米糠和胚芽部分含有豐富的 B 族維他命和維他命 E，能促進血液循環，並緩解沮喪、煩躁等不良情緒，使人體充滿活力。米糠、胚芽部分還含有豐富的鉀、鎂、鋅、鐵、錳等礦物質，可幫助降低血壓，預防心血管疾病。穀類食物中還保留了大量的膳食纖維，可與膽汁中的膽固醇結合，促進膽固醇的排出，防止體內血脂過高。

早餐 宜 營養全面

俗話說：「早餐要吃好，午餐要吃飽，晚餐要吃少。」早餐對於一天的營養供應起著重要的作用，高血壓患者更不能忽視早餐。早餐要營養豐富，補充足夠的蛋白質、碳水化合物、維他命及礦物質。高血壓患者宜在起床 20 分鐘後吃早餐，主食可以選擇用粗雜糧製作的粥、全麥麵包或者饅頭，再搭配些牛奶、雞蛋、蔬菜、水果或鮮果汁。

晚餐 宜 清淡

現在很多人晚餐菜餚非常豐盛，大多是高蛋白、高脂肪的飲食，而晚上人的活動量少，腸胃功能減弱，晚餐熱量攝入過多會增加腸胃負擔，並且過多的熱量容易引起肥胖，血脂還易沉積在血管壁上，為高血壓患者埋下動脈硬化和血栓的隱患。所以，晚餐最好吃些清淡、易於消化的食物，少吃高蛋白、高脂肪及高糖的食物。

煲湯 宜 去油

過量的油脂不僅會造成人體脂肪堆積，導致肥胖，還會給人體帶來大量的膽固醇，加速動脈硬化，使血管彈性變差，導致血壓升高。在用肉、禽類食材煲湯時，湯上面浮油中含有大量的膽固醇和甘油三酯，高血壓患者不宜過多食用，喝湯前最好先把表面的油脂撇掉，這樣更有利高血壓患者的健康。

炒菜 宜 用植物油

炒菜最好選用植物油，如豆油、花生油、粟米油、亞麻籽油，這些植物油中主要含有不飽和脂肪酸，對預防高血壓病及腦血管的硬化和破裂有一定好處。其中，亞麻籽油中最主要的營養成分是 α 亞麻酸，是一種天然的強抗氧化劑，可以降低血液黏稠度，長期食用能夠軟化血管，減少心腦血管疾病發病概率。高血壓患者平時最好不要食用葷油及油脂類食品。

宜 少吃菜籽油

菜籽油雖然是植物油的一種，含有不飽和脂肪酸和維他命 E，但其中也富含一種長鏈脂肪酸——芥酸。如果長期食用富含芥酸的菜籽油，就會導致體內芥酸過多，易引起血管壁增厚、心肌脂肪沉積，反而不利於控制血壓，甚至會加重病情。所以，高血壓、高血脂、冠心病及老年人最好少吃菜籽油。

調味 宜 常用葱蒜

葱和蒜都是炒菜時經常會用到的配料，它們具有降低血壓、降低膽固醇、保持血管韌性和通暢的作用，經常食用有利於高血壓患者的健康。而且，葱、蒜還可以豐富食材的香味，增加菜餚鮮美的味道，會在一定程度上降低食鹽的使用量，從而有助於防止血壓升高。

宜 適量吃醋

醋能改善和調節人體的新陳代謝，經常喝醋能起到消除疲勞、軟化血管等作用。醋的酸味還可以降低人體對鹹味的需求，減少菜餚中鹽的用量，避免食鹽過多引起血壓升高。醋還可以促進身體對維他命 C 和鈣質的吸收和利用，這兩種營養素都可以有效地保護心血管系統。

宜 低鹽飲食

食鹽中含有大量的鈉元素，過量的鈉元素是致使血壓升高的元凶，因此高血壓患者應堅持低鹽飲食以穩定血壓。需要注意的是，低鹽飲食不僅僅是減少烹調菜餚的食鹽使用量，還要警惕那些看不見的「鹽」，如醬菜、鹹菜、醃肉、豆腐乳、滷味製品等。《中國居民膳食指南》中建議每人每天的食鹽攝入量不宜超過 6 克。

宜 掌握低鹽飲食的方法

儘量選擇低鈉鹽烹調食物，並購買低鈉味精、低鈉豉油，以減少鈉的攝入量。還可以選擇清蒸、涼拌、燉煮等健康的烹調方法，減少食鹽的攝入量，少吃或不吃醃製食品、方便食品和快餐食品。烹飪時，宜用限鹽罐、限鹽勺代替普通的鹽罐和鹽勺，方便控制食鹽攝入量；炒菜出鍋時再放鹽，使鹽散在菜餚的表面，增強菜餚對味蕾的刺激。

宜 食用富含鉀的食物

鉀和鈉具有協同作用，它們共同調節人體細胞酸鹼度、滲透壓及水分平衡，人體如果攝入鉀元素不足，則會打破這些平衡，對高血壓患者的健康不利。此外，鉀元素是維持心肌正常功能的重要營養素，充足的鉀元素能有效保護心臟，有利於高血壓患者的恢復，預防高血壓併發心臟疾病。生活中富含鉀元素的食物包括南瓜、馬鈴薯、番茄、蘋果、香蕉等，高血壓患者宜多吃。

宜 食用富含鈣的食物

鈣屬優良的血液稀釋劑，能使血管平滑肌鬆弛，外周阻力下降，經常食用富含鈣的食物可以有效降血壓、降血脂、防止血栓形成。另外，補充鈣元素還有利於維持牙齒和骨骼的健康。牛奶、酸奶、黃豆、黑豆、芝麻、核桃、豆腐、蝦皮、魚類等食物都能為高血壓患者提供充足鈣質。

宜 適量補充鎂元素

鎂是維持機體正常功能必需的礦物質之一，它能調節酶的活性，參與體內糖類和蛋白質的代謝過程，還能維持肌肉和神經的正常功能。細胞中的鎂離子能穩定細胞膜上鈣的通道，細胞外的鎂離子關係到血管平滑肌的穩定。如果體內缺少鎂元素，血管的阻力就會增大，進而會導致血壓升高。所以，高血壓患者平時宜多吃小米、香菇、菠菜、蝦米等富含鎂的食物。

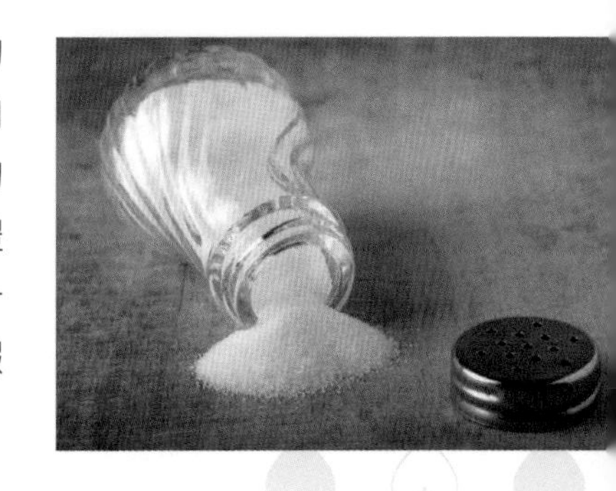

宜 適量補充硒元素

硒是構成人體內前列腺素的重要元素，前列腺素能使血管擴張、起到降壓的作用。硒元素還能保護內皮細胞，改善血管功能，降低血液黏稠度，改善血小板聚集的凝聚狀態，可使血液循環更加通暢。另外，硒元素還具有抗氧化的功效，能清除自由基，延緩衰老。常見的富含硒元素的食物有小麥胚芽、大蒜、蘆筍、蘑菇及海產品等。

宜 補充膳食纖維

膳食纖維是維持心血管系統健康必不可少的一類營養物質，它可以結合膽固醇並將膽固醇通過糞便排出體外，還能抑制膽固醇的吸收，從而可降低體內膽固醇的含量，保護血管彈性和通暢。平時多吃富含膳食纖維的食物，不僅能防治高血壓，還能積極預防高血脂、糖尿病、心血管疾病。通常大多數蔬菜和水果、粗糧、薯類食物中都含有豐富的膳食纖維。

宜 補充維他命 A

維他命 A 又稱為視黃醇，具有抗氧化的作用，能防止脂質過氧化物沉積在血管壁，可減少血液中的低密度脂蛋白，防止動脈硬化的發生，從而防止血管阻力增加而加重高血壓病情。一般維他命 A 主要來源於動物性食品中，如魚肝油、動物肝臟、禽蛋等。此外，一些植物中含有的胡蘿蔔素可在人體內轉化為維他命 A，如紅蘿蔔、菠菜、豌豆苗等。

宜 補充 B 族維他命

B 族維他命與體內糖類、脂肪和蛋白質的代謝過程密切相關，如果體內缺少 B 族維他命，就會出現代謝障礙，出現消化液分泌不良、胃腸蠕動無力，容易造成消化不良、便秘、口臭等，易引起肥胖和血管堵塞，對高血壓患者的病情十分不利。平時多吃些大豆、黑米、胚芽米、花生、牛奶等食物，能幫助機體補充 B 族維他命。

宜 補充維他命 C

保證體內有充足的維他命 C，可促進膽固醇氧化成膽酸排出體外，改善血液循環和心臟功能，消除高血壓的不利因素。維他命 C 還可防止自由基對人體的傷害，延緩各器官、組織的衰老進程。新鮮的水果和蔬菜中含有較多的維他命 C，如橘子、奇異果、紅棗、番茄、油菜、小白菜等，適宜多吃。

宜 補充維他命 D

維他命 D 是一種含有五種化合物的脂溶性維他命，它能保護腎臟，促進甲狀腺分泌一種能調節鈣水平的激素，而鈣則能幫助高血壓患者調節血壓。日常生活中，我們可以適當曬曬太陽來促進體內合成維他命 D，還可以多吃些海魚、雞蛋、牛奶、堅果等富含天然維他命 D 的食物。

宜 補充維他命 E

維他命 E 是一種強效的抗氧化劑，可抑制脂質過氧化，降低血液中低密度脂蛋白的水平，防止血管硬化。維他命 E 還可防止血小板聚集，改善血液循環，從而起到保護血管的作用。生活中幾乎所有的綠葉蔬菜中都富含維他命 E。另外，粟米油、花生油、芝麻油等植物油中也含有較多的維他命 E。

宜 補充維他命 P

維他命 P 的作用主要是保護毛細血管壁，可降低毛細血管的通透性，防止毛細血管破裂、增強人體間細胞的黏著力，起到降壓的作用。如果體內缺乏維他命 P，血管的脆性就會增加，嚴重的還可能發生血管破裂。高血壓患者平時應多吃柑橘類水果、杏、棗、車厘子、茄子、蕎麥、茶、紫甘藍等富含維他命 P 的食物。

宜 適量補充蛋白質

蛋白質對人體的生理活動起著十分重要的作用，蛋白質通過氨基酸的調節起到降壓的作用。另外，魚類蛋白質能改善血管彈性和通透性，促進尿液和鈉元素的排出。但蛋白質在分解代謝的過程中會產生具有升壓作用的胺類，如苯乙胺等，並且攝入過多的蛋白質後，也容易引起肥胖、血管硬化，不利於控制血壓。所以，高血壓患者應控制每天蛋白質的攝入，一般每天補充優質蛋白質的量最好為每千克體重 1 克蛋白質，以大豆蛋白和魚類蛋白為佳。

宜 補充卵磷脂

卵磷脂可分解血液中的膽固醇和脂肪，並清除過氧化物，改善血液循環，減少脂肪在血管壁的滯留時間，保護血管。由此可見，卵磷脂對防治高血壓、高血脂和動脈硬化都具有積極的作用。卵磷脂大多存在於大豆、淮山、芝麻、黑木耳、瓜子、蛋黃、魚頭、動物肝臟等食物中，高血壓患者適宜多吃。

宜 補充 ω-3 脂肪酸

ω-3 脂肪酸可以降低血液中甘油三酯的含量，降低血液的黏稠度，改善血液循環。ω-3 脂肪酸還可以提升體內一氧化氮的水平，能擴張血管平滑肌，減少血管的外周阻力，從而降低血壓。如果體內缺乏 ω-3 脂肪酸，就容易導致動脈硬化、高血壓、高血脂等疾病。亞麻油、橄欖油、大豆油及堅果中含有較多的 ω-3 脂肪酸，適量補充即可，搭配維他命 E 同食效果更佳。

宜 補充益生菌

益生菌是腸道的清道夫，能降低血清的膽固醇水平，可有效防止因膽固醇升高而引起的高血壓。另外，益生菌中含有降血壓肽和 γ- 氨基丁酸，降血壓肽能夠抑制血管收縮，改善血液流通，從而穩定血壓；而 γ- 氨基丁酸是一種天然氨基酸，能消除人的焦慮、抑鬱等情緒，可以抑制中樞神經系統興奮，降低血壓。研究發現，堅持長期食用益生菌的高血壓患者，血壓水平能有所下降，並保持在正常範圍。生活中，我們可以通過吃酸奶、奶酪來獲取益生菌。

宜 多吃粗雜糧

粗糧能為機體補充鋅、鎘等微量元素，防止動脈硬化的發生，有利於防止高血壓。粗糧還富含膳食纖維，能促進腸胃蠕動，有效抑制血脂、血糖和血液黏稠度升高。常見的粗糧包括穀類中的粟米、小米、紫米、高粱、燕麥、蕎麥、麥麩以及各種乾豆類，如黃豆、赤豆、綠豆等。

宜 多吃新鮮食物

新鮮的食物比不新鮮的食物含有的營養素更為豐富，且更易被人體吸收，可以幫助高血壓患者補充營養素。而經過加工的食物，往往含有大量的鹽、各種添加劑、色素甚至大量的致癌物質，這些物質都會對血管、血液造成不良影響，易加重高血壓患者的病情。所以，高血壓患者宜吃新鮮的食物，少吃放置過久或經加工的食物。

宜 多吃鹼性食物

正常人體體液呈弱鹼性，如果人體的酸鹼度失衡，變為酸性體質，就會引發各種疾病，所以日常飲食宜保持酸鹼平衡。鹼性食物是指含鉀、鈉、鈣、鎂等礦物質較多的食物，它們在體內的代謝產物呈鹼性，如蔬菜、水果、乳品、菌類、豆製品以及一些水產品等；而動物性食物、甜食、油炸食物等則多屬酸性食物。鹼性食物富含維他命、膳食纖維等營養元素，對於心腦血管有較好的保護作用，高血壓患者宜多吃。

宜 多吃黑色食物

黑色食物富含白藜蘆醇、鞣花酸、花青素和花色苷等營養素，其中白藜蘆醇是一種生物性很強的天然多酚類物質，能降低血小板聚集、降低血脂，對心血管系統具有特殊保護作用，有利於防治高血壓、動脈粥樣硬化、冠心病及心腦血管疾病。

宜 瞭解飲食對藥物的影響

高血壓患者常常會選擇含有單胺氧化酶抑制劑的藥物來治療高血壓，此時不宜吃含酪胺或甘草的食物或藥物。因為酪胺會促進機體釋放大量的去甲腎上腺素，使血壓急劇升高引發高血壓危象，含酪胺較多的食物有扁豆、蘑菇、醃肉、乾酪、酸奶、香蕉、啤酒等。而甘草酸，如甘草片，可引起低鉀血症和鈉瀦留，不利於控制高血壓，高血壓患者應慎服。

宜 起床後喝杯溫開水

經過一夜睡眠，身體消耗了大量的體液，丟失了不少水分，起床時身體正處於缺水狀態，血液較黏稠。適當補充些水分，可以稀釋血液，增加血容量，改善血液循環，有利於心血管的穩定。補充一杯溫開水，還能促進體內膽固醇和毒素的排出，淨化血管和腸道，有利於身體健康。

宜 每天睡前飲水

有的人擔心睡前飲水會影響晚上的睡眠質量而不敢喝水，其實睡前飲水對健康也十分重要。對於高血壓患者、老年人，往往伴有腎功能衰退，夜尿次數增加，加上夜間人體水分的丟失，血液中水分減少。若不補水的話，會使血液黏稠度增加，增加血栓的風險。所以，高血壓患者最好在睡前抿上兩小口水，更利於穩定病情，防止併發症的發生。

宜 科學飲酒

研究發現，少量飲酒能擴張血管、活血通經、消除疲勞，還能提高高密度膽固醇含量，輔助降低血壓。但若飲酒超過一定限度後，就會引起血壓升高。所以，男性每天飲酒量不能超過 30 克；女性不能超過 20 克。另外，最好不要喝白酒，因為白酒酒精濃度較高，喝了可能會引起血壓升高，最好喝酒精含量較低的酒，如啤酒、果酒、葡萄酒等。

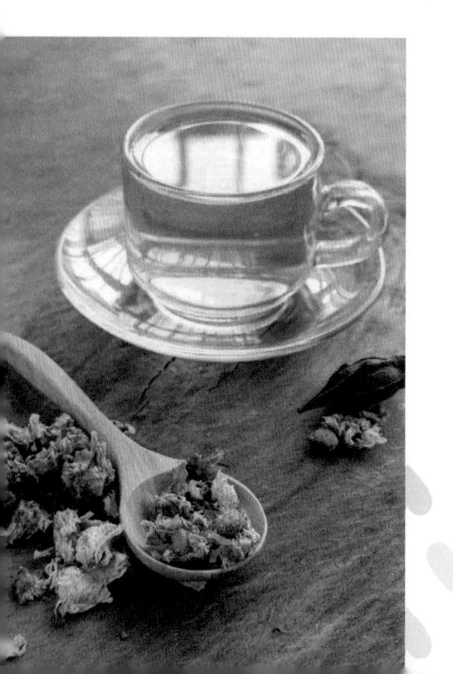

宜 飲菊花茶

菊花茶具有清熱解毒、平肝明目的功效，可輔助高血壓患者降低血壓，改善頭昏腦脹的症狀。每次用 3 克左右菊花泡茶飲用，每日三次。也可用菊花加金銀花、甘草同煎代茶飲用，還可以根據自己的口味加入枸杞子或冰糖。

宜 飲山楂茶

山楂中所含的三萜類和黃酮類物質，具有擴張血管、增加冠狀動脈血流量、改善心臟活動、軟化血管、降低膽固醇的作用，有助於降低血壓。另外，山楂還具有增進食慾、促進消化的作用，能加強身體的代謝。經常飲用山楂茶，具有輔助降壓的功效。飲用時，可直接取新鮮的山楂果 1~2 枚用開水泡茶飲用。

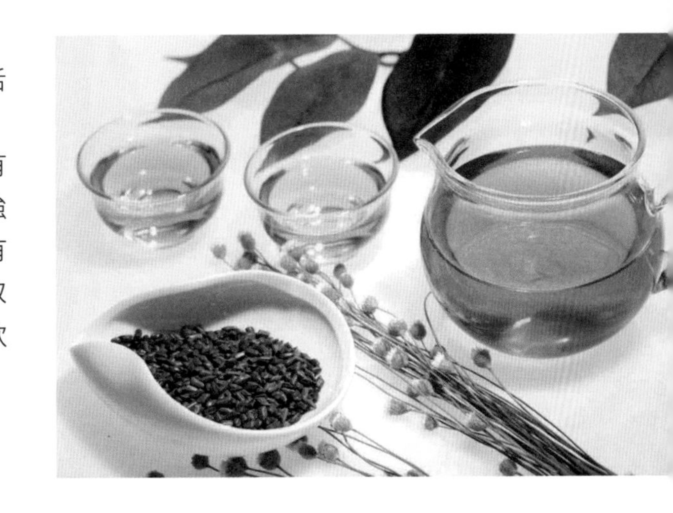

宜 飲荷葉茶

荷葉的浸劑和煎劑具有擴張血管、清熱解暑及降血壓的作用。荷葉可以顯著地降低血清甘油三酯，升高高密度脂蛋白膽固醇，還可加強脂肪的分解、代謝，使腸胃通暢，促進毒素排出體外。飲用方法是將新鮮的荷葉洗淨、切碎，加水煮沸後放涼，將其作為日常飲用茶即可。

宜 飲槐花茶

槐花中的芸香甙、槲皮素、槲皮甙等物質，能擴張冠狀血管、改善心肌循環，還能降低體內的膽固醇含量，恢復毛細血管的彈性，輔助治療高血壓。具體飲用方法是將新鮮的槐花晾乾，每天用開水沖泡後即可飲用。

宜 飲決明子茶

決明子可以通過影響迷走神經來起到降壓的效果，可與傳統降壓藥相媲美。同時，決明子還能減少腸道對膽固醇的吸收，促進低密度脂蛋白的代謝，降低甘油三酯和膽固醇含量，有利於維持血管通暢。每天用 20~35 克決明子泡茶喝有很好的降壓、清肝明目效果，可有效緩解高血壓患者頭暈目眩的症狀。

綠豆

宜這樣吃

宜適當多吃綠豆

綠豆具有利尿的功效，可幫助人體排出體內多餘的水分，降低血容量，從而減輕血液對血管壁的壓力，起到輔助降壓的功效。另外，綠豆中含有的植物甾醇的結構與膽固醇相似，可減少腸道對膽固醇的吸收，且含有豐富的膳食纖維，能降低血清中膽固醇含量，起到預防高血脂的作用。

綠豆銀耳荔枝湯

原料：綠豆100克、水發銀耳50克、荔枝8粒

調料：冰糖適量

做法：

1. 綠豆洗淨，用清水浸泡1小時；水發銀耳洗淨，撕成小朵；荔枝剝皮，洗淨。
2. 鍋中加適量清水，放入綠豆、銀耳大火煮沸，改小火煮至綠豆開花。
3. 放入荔枝、冰糖，繼續煮10分鐘即可。

玫瑰杏仁綠豆湯

原料：海帶、綠豆各15克，甜杏仁9克，乾玫瑰花6克

調料：紅糖適量

做法：

1. 海帶洗淨，切絲；綠豆洗淨。
2. 鍋中加適量清水，放入海帶、綠豆、甜杏仁煮至綠豆熟爛。
3. 加入乾玫瑰花略煮，食用時根據自己的口味添加紅糖。

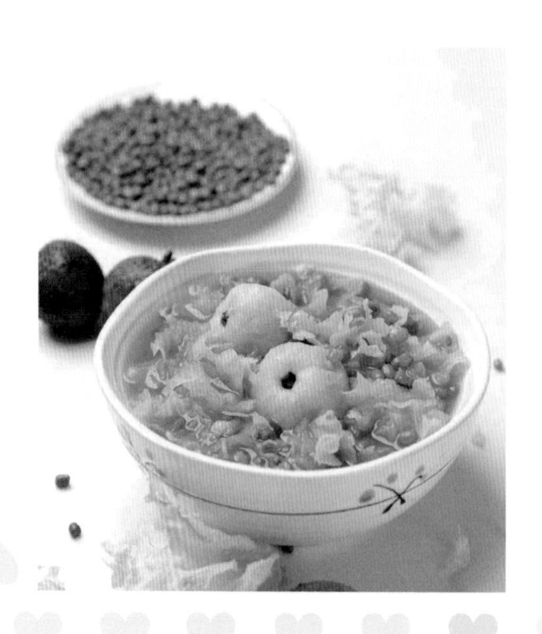

綠豆荷葉粥

原料：綠豆、荷葉各50克，粳米150克

調料：無

做法：

1. 綠豆洗淨，浸泡3小時；粳米洗淨；荷葉洗淨，切塊。
2. 鍋中加適量清水，放入粳米、綠豆，大火煮沸後改小火熬煮成粥。
3. 將切好的荷葉倒入鍋中，稍微攪拌，待粥飄出淡淡清香後即可。

粟米
宜這樣吃

宜適當多吃粟米

粟米含有大量的胡蘿蔔素、B 族維他命、維他命 E、礦物質及微量元素和膳食纖維。粟米所含的鈣質不僅可以維護骨骼健康，還有助於降低血壓，所含的不飽和脂肪酸可以抑制膽固醇的吸收，降低血液中的膽固醇含量。粟米富含的維他命 E 同樣具有降低血清膽固醇的作用，能防治併發高血脂。

燕麥粟米粥

原料：燕麥 100 克、粟米粒 60 克

調料：白糖適量

做法：

❶ 燕麥洗淨，提前浸泡一夜；粟米粒洗淨，用清水浸泡 2 小時。

❷ 鍋中加適量清水，放入燕麥、粟米粒，大火煮沸，改小火慢熬至所有食材熟爛，加少許白糖調味即可。

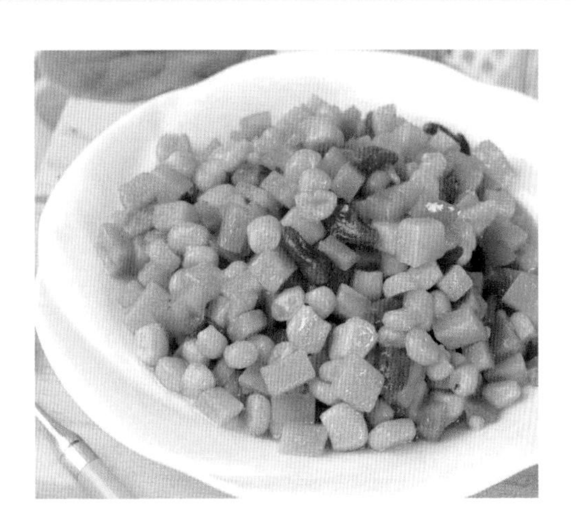

蛋黃燴粟米

原料：熟粟米粒 200 克，熟鹹鴨蛋黃 100 克，麵粉適量

調料：吉士粉、花生油、鹽各適量

做法：

❶ 容器中加 1 匙吉士粉和 3 匙麵粉拌勻，放入熟粟米粒攪拌，使其均勻地裹上麵粉；熟鹹鴨蛋黃碾成末。

❷ 鍋入花生油燒熱，倒入粟米粒，炸成金黃色，撈出控油。

❸ 鍋再次入花生油，放入鹹鴨蛋黃炒至微微起泡後，放入炸好的粟米粒，翻炒均勻，調入適量鹽即可。

番薯燴粟米

原料：番薯 150 克、粟米粒 100 克、青椒 30 克、枸杞子 10 克

調料：植物油、胡椒粉、生粉水、雞精、鹽各適量

做法：

❶ 枸杞子、粟米粒洗淨；番薯去皮，洗淨切丁；青椒洗淨切丁。

❷ 鍋入植物油燒熱，倒入番薯丁，炸至表皮變硬後撈出。

❸ 鍋入植物油燒熱，倒入粟米粒、青椒丁和番薯丁迅速翻炒，加胡椒粉、雞精和鹽調味，將枸杞子倒入鍋中翻炒片刻，用生粉水勾芡即可。

芹菜 宜這樣吃

宜適當多吃芹菜

芹菜是高血壓患者的理想食材，芹菜中不僅含有蛋白質、脂肪、碳水化合物、胡蘿蔔素、維他命 A、B 族維他命、維他命 C 及鈣、鐵、磷等營養物質，還含有豐富的膳食纖維。特別是芹菜中所含的芹菜素具有明顯的降壓功效，富含的鉀元素同樣可以幫助高血壓患者降低血壓。

芹菜拌香乾

原料：芹菜、香乾（豆腐乾）各 150 克，紅蘿蔔 30 克

調料：麻油、白糖、鹽各適量

做法：

❶ 芹菜擇洗乾淨，切丁；香乾、紅蘿蔔分別洗淨，切丁。

❷ 分別將芹菜、香乾和紅蘿蔔入沸水中焯一下，撈出瀝水。

❸ 將芹菜、香乾、紅蘿蔔一起裝入盤中，加適量麻油、白糖、鹽調味，拌勻即可。

芹菜炒木耳

原料：芹菜 200 克、水發黑木耳 100 克

調料：葱段、蒜片、植物油、鹽各適量

做法：

❶ 水發黑木耳洗淨，瀝乾水分；芹菜擇洗乾淨，切成段。

❷ 鍋入植物油燒熱，下葱段、蒜片熗鍋。

❸ 倒入芹菜段、黑木耳，翻炒至熟，加少許鹽調味即可。

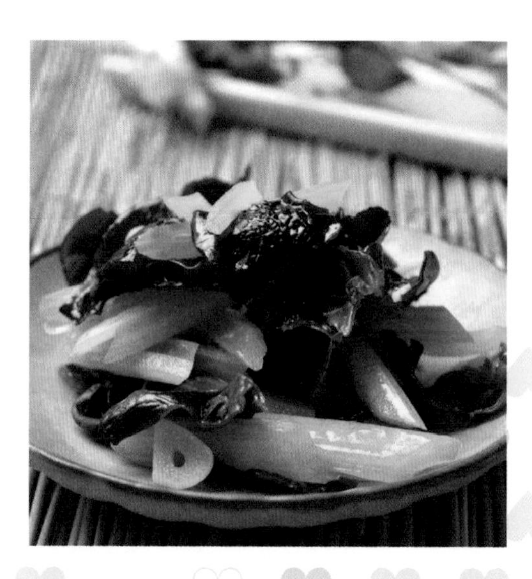

萵筍

宜這樣吃

宜適當多吃萵筍

萵筍含有B族維他命、維他命C、鈣、鉀、鎂等礦物質及微量元素。萵筍屬高鉀低鈉的健康食材，經常食用可防治高血壓。萵筍中所含的維他命C同樣豐富，有助於增強血管韌性。萵筍所含的膳食纖維可減少體內膽固醇和甘油三酯的含量，還能輔助降低血脂。

生拌萵筍絲

原料：萵筍300克、芝麻5克

調料：麻油、醋、雞精、白糖、鹽各適量

做法：

❶ 萵筍去皮，洗淨，切成細絲；芝麻放入鍋中，小火焙香。

❷ 將雞精、醋、鹽、麻油、白糖拌勻，製成調味汁。

❸ 萵筍絲放入容器中，將調味汁澆在萵筍絲上，拌勻，撒上芝麻，裝盤即可。

萵筍丁炒蝦仁

原料：萵筍200克、蝦100克

調料：生粉、植物油、料酒、鹽各適量

做法：

❶ 萵筍去皮，洗淨，切成丁，入沸水中焯燙，撈出瀝水。

❷ 蝦去蝦線、去殼，清洗乾淨，加少許料酒、生粉抓勻備用。

❸ 鍋入植物油燒熱，下蝦仁炒至變色，倒入萵筍丁稍炒，加適量料酒、鹽調味，炒至所有食材熟即可。

糖醋拌萵筍

原料：萵筍250克

調料：白醋、白糖、鹽各適量

做法：

❶ 萵筍去皮，洗淨，切薄片，加少許鹽抓勻，醃製10分鐘。

❷ 取一碗，在碗中放入白醋、白糖攪拌均勻。

❸ 將醃好的萵筍擠乾水分，倒入攪拌好的糖醋汁中拌勻，再醃10分鐘，裝盤即可。

萵筍鯽魚湯

原料：萵筍300克、鯽魚1條

調料：薑片、植物油、鹽各適量

做法：

❶ 萵筍去皮，洗淨，切成塊。

❷ 鯽魚處理乾淨，加少許鹽醃製片刻。

❸ 鍋入植物油燒熱，下鯽魚煎至兩面微黃，加適量清水、薑片、萵筍塊一起燉煮。

❹ 煮至所有食材熟，加適量鹽調味即可。

蘆筍

宜這樣吃

宜適當多吃蘆筍

蘆筍中富含天門冬醯胺和斛皮黃酮，天門冬醯胺可以擴張末梢血管，降低血壓。斛皮黃酮有增強毛細血管彈性、抗血小板凝聚的作用，從而產生降壓效果。蘆筍能擴張冠狀動脈，增加冠狀動脈的血流量，對高血壓併發冠心病有較好的防治作用。

南瓜燴蘆筍

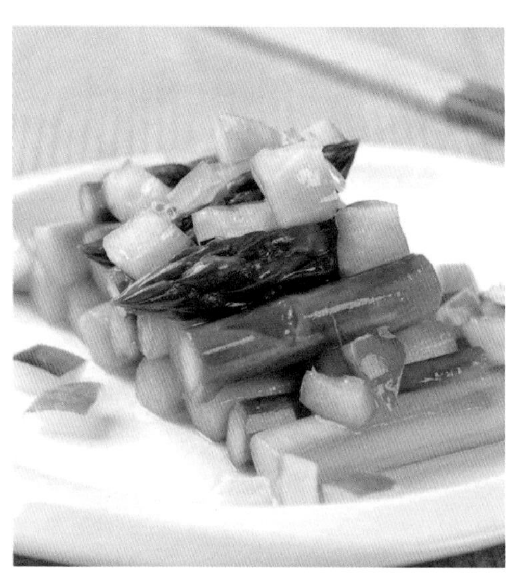

原料：南瓜 400 克，蘆筍 100 克

調料：蒜片、胡椒粉、生粉水、清湯、沙律油、麻油、料酒、鹽各適量

做法：

❶ 南瓜洗淨去皮，切長條；蘆筍洗淨，切段；將南瓜和蘆筍分別入沸水中焯透，冷水過涼，瀝水。

❷ 鍋入沙律油燒至五成熱，下入蒜片炒香，放入南瓜條、蘆筍段略炒，烹入料酒、清湯，加入胡椒粉、鹽調勻，最後用生粉水勾薄芡，淋入麻油即可。

洋葱拌蘆筍

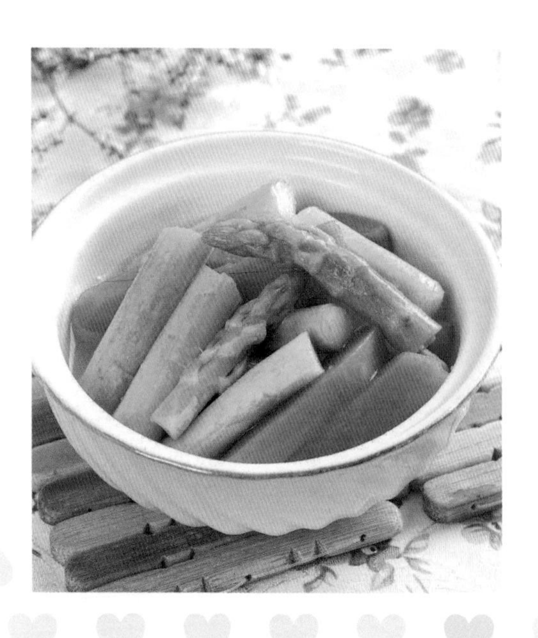

原料：蘆筍 500 克、洋葱 50 克

調料：胡椒粉、食用油、醋、鹽各適量

做法：

❶ 蘆筍洗淨，切段，焯熟瀝乾水分；洋葱洗淨，切粒。

❷ 鍋入食用油燒熱關火，放涼後加入醋、胡椒粉、鹽拌勻，製成調味汁。

❸ 將煮好的蘆筍段和洋葱粒放入盤中，澆上調味汁即可。

菠菜 宜這樣吃

宜適當多吃菠菜

菠菜含有豐富的胡蘿蔔素、維他命C、鈣、鉀、輔酶Q10、膳食纖維。菠菜作為高鉀食材，是高血壓患者降低血壓的好幫手。菠菜還含有豐富的胡蘿蔔素、維他命C及葉黃素等抗氧化劑，經常食用可避免自由基損害血管，延緩血管老化。菠菜中所含的膳食纖維能促進膽固醇排出體外，可降低膽固醇，防止血管硬化。

菠菜山楂粥

原料：菠菜、山楂各60克，粳米150克

調料：冰糖適量

做法：

❶ 粳米洗淨；菠菜洗淨，切段；山楂洗淨，去核。

❷ 鍋中加適量清水，放入粳米大火煮沸轉小火，煮至七成熟時放入山楂。

❸ 繼續煮至粳米熟爛後，放入冰糖、菠菜段，繼續煮2分鐘即可。

菠菜炒豆腐

原料：豆腐100克、菠菜200克

調料：葱花、薑末、植物油、花椒水、鹽各適量

做法：

❶ 菠菜洗淨，入沸水中焯燙，過涼瀝水，切長段；豆腐洗淨，入沸水焯燙，撈出切小塊。

❷ 鍋入植物油燒熱，下葱花、薑末熗鍋，放入豆腐翻炒片刻。

❸ 加入菠菜、花椒水、鹽翻炒至熟即可。

菠菜燉馬鈴薯

原料：菠菜500克，馬鈴薯200克，鵪鶉蛋5個，蝦皮、粉絲適量

調料：葱花、薑末、蒜瓣、八角、植物油、豉油、鹽各適量

做法：

❶ 菠菜擇洗乾淨，入沸水中焯燙，撈出沖涼，瀝乾切段；馬鈴薯去皮、洗淨，切成條塊狀。

❷ 鍋入植物油燒熱，放入蝦皮、葱花、薑末、蒜瓣爆香，放入馬鈴薯翻炒片刻，加適量清水（沒過馬鈴薯）。

❸ 調入八角、豉油、鹽燉至馬鈴薯熟，放入鵪鶉蛋、菠菜、粉絲，燉煮至所有食材熟即可。

菠菜豬血湯

原料：菠菜300克、豬血150克、豆腐50克

調料：麻油、鹽各適量

做法：

❶ 將豬血、豆腐分別洗淨，切塊；菠菜洗淨，切段。

❷ 鍋中加適量清水，放入豬血塊、豆腐塊，大火煮沸。

❸ 將菠菜倒入鍋中，再次煮沸，加適量麻油、鹽調味即可。

油菜
宜這樣吃

宜適當多吃油菜

油菜作為低脂、低糖、低熱量的健康食材，其中含有豐富的鈣質和鉀元素，經常食用有助於降低血壓。油菜中所含的膳食纖維可以與膽固醇、甘油三酯結合後排出體外，可有效降低體內膽固醇含量。油菜還能提高血管的承壓能力，從而減少心血管疾病、腎衰等併發症的發病率。

油菜粥

原料：油菜 200 克、粳米 50 克

調料：蔥花、鹽各適量

做法：

1. 油菜洗淨，切成塊；粳米淘洗乾淨。
2. 鍋中加適量清水，倒入粳米和油菜塊，大火煮沸，改小火熬煮成粥。
3. 粥熟後，加少許鹽調味，撒少許蔥花即可。

豆腐小油菜

原料：油菜 200 克、豆腐 250 克

調料：蒜末、植物油、鹽各適量

做法：

1. 油菜掰開，洗淨；豆腐洗淨，切片。
2. 鍋入植物油燒熱，下豆腐煎至兩面金黃，盛出備用。
3. 鍋入植物油燒熱，下蒜末爆香，放入油菜翻炒至蔫，放入煎好的豆腐翻炒均勻，加適量鹽調味即可。

蝦米扒油菜

原料：油菜 200 克、蝦米 50 克

調料：乾辣椒段、蔥花、薑末、植物油、蠔油、鹽各適量

做法：

1. 油菜去蒂，洗淨，入沸水中焯熟，撈出過涼，將油菜根部和葉子一切為二；蝦米用清水浸泡 5 分鐘，洗淨瀝乾。
2. 鍋入植物油燒熱，放入蔥花、薑末爆香，放入乾辣椒段翻炒，倒入蝦米煸炒。
3. 先倒入油菜根部炒軟，再倒入油菜葉子，調入蠔油、鹽，繼續炒熟即可。

油菜香菇湯

原料：油菜 200 克、香菇 150 克

調料：高湯、麻油、料酒、鹽各適量

做法：

1. 油菜擇洗乾淨，一切為二。
2. 香菇用溫水浸透，去柄洗淨。
3. 鍋中加 6 杯高湯燒沸，放入香菇、料酒，煮至香菇熟軟。
4. 放入油菜繼續煮熟，加適量鹽調味，出鍋前淋少許麻油即可。

白菜

宜這樣吃

宜適當多吃白菜

俗話說「百菜不如白菜」，白菜中含有豐富的營養物質，有利於人體健康。白菜中大量的粗纖維和果膠，能促進膽固醇的排除，保持血管彈性，防止動脈硬化的形成，有利於穩定血壓。白菜含有豐富的維他命 C，可以軟化血管，清除血管內垃圾。

拌海蜇白菜

原料：白菜 250 克、海蜇皮 100 克

調料：蒜泥、麻油、醋、鹽各適量

做法：

1. 海蜇皮放入清水中浸泡 3 小時，撈出洗淨，切成絲，焯水後瀝乾。
2. 白菜洗淨後切成絲。
3. 將海蜇絲、白菜絲和蒜泥放入盤中，加適量醋、鹽調味，淋入麻油即可。

酸甜白菜

原料：白菜 200 克、枸杞子 20 粒

調料：麻油、豉油、醋、白糖、鹽各適量

做法：

1. 白菜洗淨，切絲；枸杞子洗淨。
2. 將白菜絲放入盤中，調入麻油、豉油、醋、白糖、鹽攪拌均勻。
3. 撒上枸杞子裝飾即可。

白菜鮮魚粥

原料：白菜、粳米各 100 克，鯉魚 500 克

調料：葱片、薑片、蒜片、食用油、豉油、醋、白糖各適量

做法：

1. 白菜洗淨切丁；粳米洗淨；鯉魚洗淨，油鍋略炸。
2. 鍋入食用油燒熱，入葱片、薑片、蒜片爆香，加白糖、醋、豉油和清水，將炸鯉魚入鍋煮熟，剔出魚肉。
3. 鍋中加粳米及水，水開後放入白菜丁、魚肉，繼續煮成粥即可。

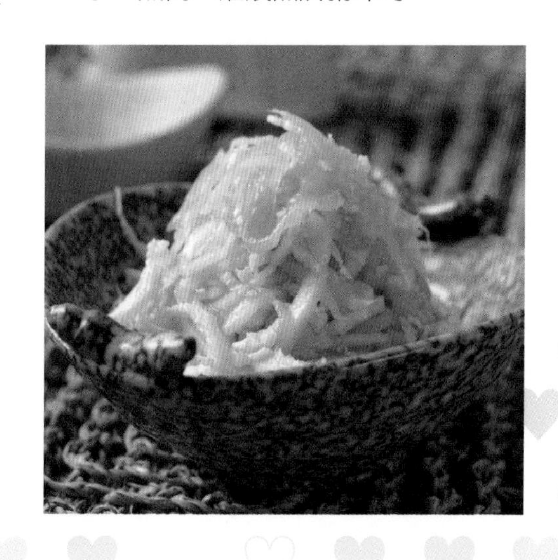

西蘭花 宜這樣吃

宜適當多吃西蘭花

西蘭花中不僅鈣、鉀、維他命C、維他命K、膳食纖維含量豐富，還含有一定量的類黃酮，可清潔血管，對於高血壓、心臟病具有良好的預防作用。西蘭花中含有的大量維他命C可促進血管保持彈性，防止血管壁因脆性而發生破裂，有助於穩定血壓，減少患心臟病與中風的危險。

西蘭花炒蝦仁

原料：西蘭花200克、蝦仁150克

調料：蒜片、植物油、料酒、鹽各適量

做法：

❶ 西蘭花洗淨，掰成小朵，入沸水中焯一下，撈出瀝水；蝦仁去蝦線，洗淨。

❷ 鍋入植物油燒熱，下蒜片熗鍋，倒入蝦仁翻炒至變色，加適量料酒調味。

❸ 倒入西蘭花，加適量鹽調味，炒熟即可。

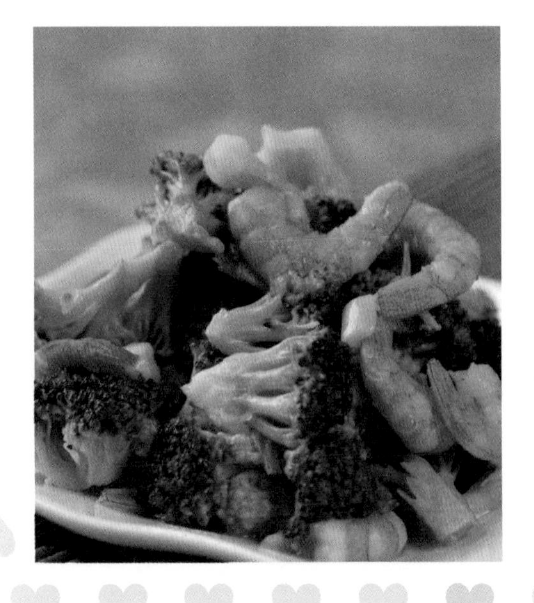

蒜蓉西蘭花

原料：西蘭花300克、花生碎10克

調料：蒜蓉、生粉水、植物油、鹽各適量

做法：

❶ 將西蘭花清洗乾淨，用手掰開，入沸水中焯燙至顏色略變，撈出瀝水。

❷ 鍋入植物油燒至六成熱，放入蒜蓉爆炒出香味，放入西蘭花翻炒，快熟時倒入生粉水和鹽，攪拌均勻，待芡汁黏稠出鍋裝盤，撒上花生碎即可。

茄汁杏鮑西蘭花

原料：西蘭花250克、杏鮑菇15克、番茄50克

調料：薑末、植物油、鹽各適量

做法：

❶ 西蘭花掰小朵，洗淨，入沸水焯至八分熟；杏鮑菇洗淨、切絲；番茄洗淨、切瓣。

❷ 鍋入植物油燒熱，下薑末爆香，倒入西蘭花翻炒，盛出。

❸ 鍋再次入植物油燒熱，下番茄翻炒出汁，倒入杏鮑菇和西蘭花翻炒，加適量清水煮開，調入鹽即可。

馬鈴薯
宜這樣吃

宜適當多吃馬鈴薯

馬鈴薯中含有鈣、鉀、鎂、維他命C、菸酸、膳食纖維等營養成分。鈣元素和鉀元素能維持正常的心肌收縮，防治高血壓。馬鈴薯所含的黏液蛋白對人體具有特殊的保護作用，可以保持血管彈性，預防動脈粥樣硬化的發生。馬鈴薯中富含的膳食纖維能寬腸通便、幫助人體排出毒素，防止高血壓併發症的發生。

孜然洋葱馬鈴薯片

原料：馬鈴薯 200 克、洋葱 50 克

調料：辣椒段、植物油、生抽、鹽各適量

做法：

❶ 馬鈴薯洗淨，去皮，切片；洋葱剝皮，洗淨，切絲。

❷ 鍋入植物油燒熱，放入馬鈴薯片翻炒至馬鈴薯片起焦，撈出控油。

❸ 鍋留底油燒熱，放入洋葱絲、辣椒段小火炒香，放入馬鈴薯片，調入生抽、鹽炒熟即可。

馬鈴薯紅蘿蔔湯

原料：馬鈴薯 150 克、紅蘿蔔 100 克

調料：芫茜末、味精、鹽各適量

做法：

❶ 馬鈴薯去皮、洗淨，切滾刀塊；紅蘿蔔去皮、洗淨，切片。

❷ 鍋中加適量清水，放入馬鈴薯塊、紅蘿蔔片，大火煮沸。

❸ 改小火燉至所·有食材熟，加少許味精、鹽調味，撒上芫茜末即可。

馬鈴薯鮮蘑菇沙律

原料：馬鈴薯 300 克，青、紅椒和鮮蘑菇各 150 克，青瓜 80 克，紅蘿蔔 50 克，洋葱、青菜葉各 30 克

調料：辣椒粉、胡椒粉、橄欖油、沙律醬、鮮蘑菇原湯、醋、鹽各適量

做法：

❶ 馬鈴薯、紅蘿蔔、洋葱去皮，洗淨，切丁；青、紅椒去蒂，去籽，洗淨，切丁；上述材料全部入沸水中焯熟，撈出瀝水。

❷ 青瓜洗淨，切丁；鮮蘑菇焯水，切花刀；青菜葉洗淨。

❸ 將上述處理好的食材放入容器中，加入所有調料一起拌勻即可。

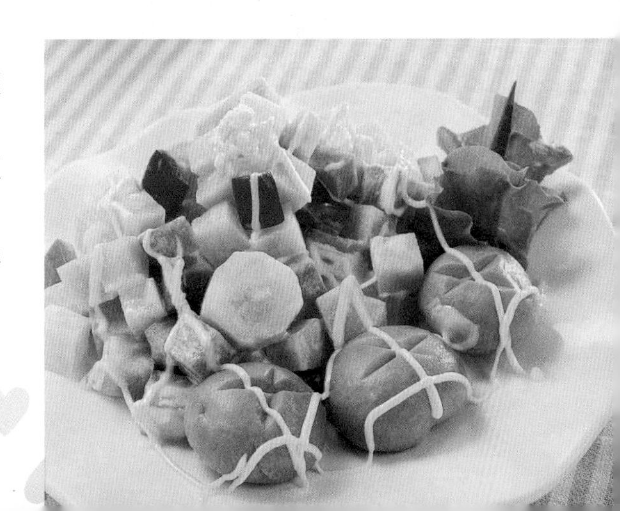

南瓜

宜這樣吃

宜適當多吃南瓜

南瓜是高鈣、高鐵、低鈉的健康食材，還富含維他命、礦物質、果膠，非常適合高血壓患者食用。南瓜中含有的鋅元素、鉻元素和果膠具有降低血管內脂質的作用，能幫助高血壓患者預防糖尿病的發生。南瓜所含的多糖能提高機體的免疫力，增強患者的體質。

紅棗淮山燉南瓜

原料：南瓜 300 克、紅棗 100 克、鮮淮山 80 克

調料：紅糖

做法：

1. 南瓜洗淨，去皮去瓤，切塊；紅棗洗淨，去棗核;鮮淮山洗淨，去皮，切塊。
2. 淮山塊、南瓜塊及紅棗放入燉盅內，加入紅糖和適量清水，大火煮沸，改用小火燉 1 小時左右，至淮山、南瓜熟爛，出鍋即可。

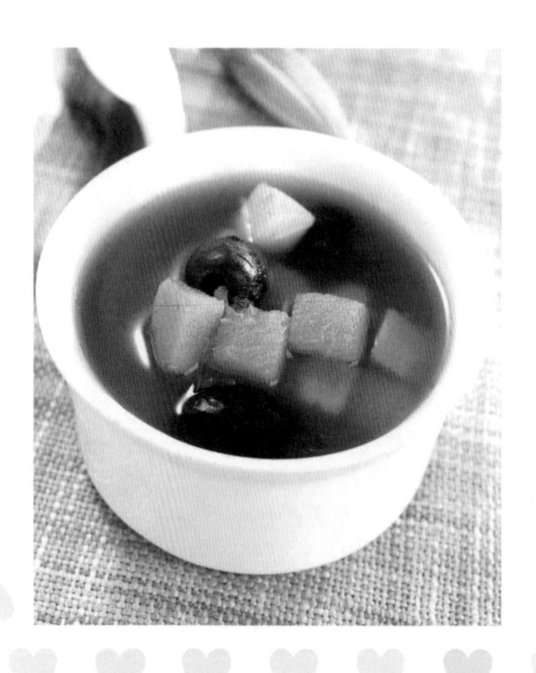

南瓜菠菜粥

原料：南瓜、粳米各 100 克，菠菜 50 克

調料：鹽適量

做法：

1. 粳米洗淨；南瓜去皮洗淨，切丁；菠菜洗淨，切碎。
2. 鍋中加適量清水，放入粳米、南瓜一起煮成粥。
3. 粥煮好後放入菠菜，再次煮沸，加少許鹽調味即可。

芙蓉燴南瓜

原料：老南瓜 200 克、雞蛋 100 克、枸杞子 5 克

調料：芫茜段、蒜瓣、生粉、植物油、白糖、鹽各適量

做法：

1. 老南瓜洗淨，去皮、去籽，切丁，入沸水中煮至八成熟；雞蛋取蛋清打勻成蛋液；枸杞子洗淨。
2. 鍋入植物油燒熱，入蒜瓣爆香，放入南瓜丁、枸杞子翻炒，加適量清水，調入鹽、味精、白糖，中火燴至入味。
3. 用生粉勾芡，淋入蛋液，撒上芫茜段即可。

淮山

宜這樣吃

宜適當多吃淮山

淮山是高鉀低鈉的健康食材，還含有大量B族維他命、維他命C和鈣元素。鉀能夠促進體內多餘的鈉元素排出體外，能幫助高血壓患者穩定血壓。淮山中所含的可溶性膳食纖維同樣非常豐富，可以加速消化道食物排空、降低血液膽固醇含量，具有預防高血壓、糖尿病、高血脂等併發症的作用。

椰汁蒸淮山

原料：淮山500克、椰汁200克、枸杞子5克

調料：白糖適量

做法：

1. 淮山去皮，切條，放在鹽水中浸泡；枸杞子洗淨。
2. 將淮山瀝水後放在盤子中，倒入椰汁，撒上枸杞子，入蒸鍋中蒸10~20分鐘。
3. 放涼後，根據口味添加白糖即可。

涼拌淮山

原料：淮山150克，萵筍、紅蘿蔔各50克

調料：胡椒粉、植物油、鹽各適量

做法：

1. 淮山、紅蘿蔔分別洗淨，去皮，切絲；萵苣剝開葉片洗淨，鋪在盤子中。
2. 鍋入植物油燒熱，放入淮山炸至金黃色時撈出，放在萵苣上。
3. 盤中放入紅蘿蔔絲和所有的調味料，攪拌均勻即可。

枸杞淮山湯

原料：淮山300克、枸杞子20克

調料：葱花、雞湯、鹽各適量

做法：

1. 淮山去皮、洗淨，切塊；枸杞子洗淨。
2. 鍋中加適量清水，大火煮沸，放入枸杞子、淮山、雞湯一起燉煮。
3. 待淮山熟後，加少許鹽調味，撒上葱花即可。

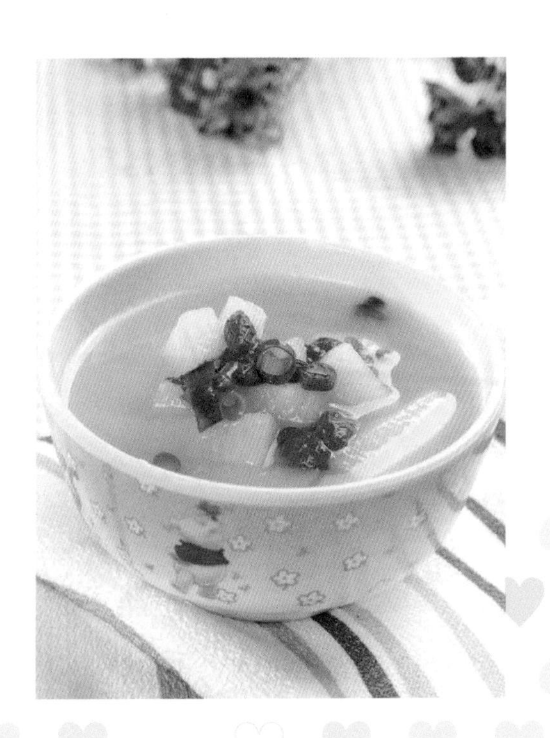

紅蘿蔔 宜這樣吃

宜適當多吃紅蘿蔔

紅蘿蔔所含的琥珀酸鉀能軟化血管，降低膽固醇含量，可輔助降低血壓，常吃能維持血壓穩定。經常食用紅蘿蔔還能降低血脂和血糖，有效維護血管健康。胡蘿蔔素有較強的抗氧化作用，不僅可以防止膽固醇和甘油三酯沉積，還能預防乳癌、肺癌等多種癌症。

銀魚紅蘿蔔蛋羹

原料：銀魚 30 克、紅蘿蔔 40 克、雞蛋 150 克

調料：胡椒粉、麻油、鹽各適量

做法：

❶ 紅蘿蔔去皮洗淨，切末；銀魚洗淨；雞蛋打勻成蛋液。

❷ 將紅蘿蔔末、銀魚放於碗中，加蛋液攪拌均勻，加少許麻油、胡椒粉、鹽調味。

❸ 蒸鍋中加適量清水，放入調好的蛋液，蒸熟即可。

肉碎紅蘿蔔

原料：紅蘿蔔 200 克、豬瘦肉 50 克

調料：葱花、油、鹽各適量

做法：

❶ 豬瘦肉洗淨，剁成肉碎；紅蘿蔔洗淨，切絲。

❷ 鍋入油燒至四成熱，下葱花爆香，倒入肉碎翻炒至變色。

❸ 將紅蘿蔔絲倒入鍋中，繼續翻炒至熟，加適量鹽調味即可。

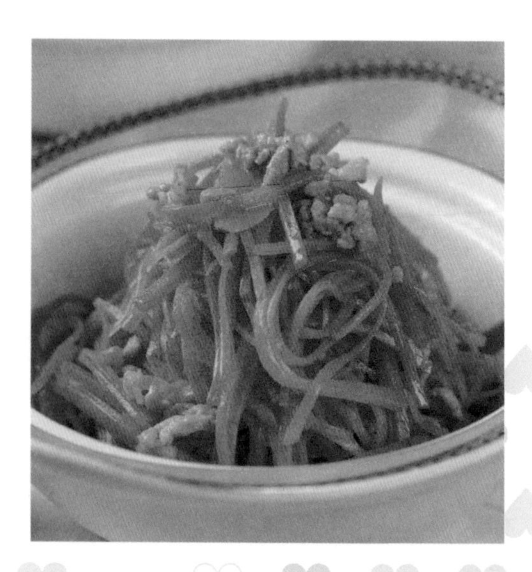

白蘿蔔 宜這樣吃

宜適當多吃白蘿蔔

白蘿蔔中含大量的膳食纖維、澱粉酶、芥子油，能促進腸胃蠕動、促進消化，有預防便秘、排毒的作用。白蘿蔔還具有抗氧化性，可幫助血管壁恢復彈性，防止血栓產生，有助於穩定血壓。

白蘿蔔油菜汁

原料：白蘿蔔 300 克、牛奶 150 克、油菜 100 克

調料：蜂蜜 15 克

做法：

❶ 白蘿蔔洗淨，切塊；油菜洗淨，去根，切段。

❷ 將白蘿蔔塊與油菜段一同放入榨汁機中，攪拌成汁。

❸ 把白蘿蔔油菜汁倒入杯中，加入牛奶和蜂蜜，調勻即可。

糖醋醃蘿蔔

原料：白蘿蔔 250 克

調料：白醋、白糖、鹽各適量

做法：

❶ 白蘿蔔洗淨、去皮，切成厚度約為 2~3 毫米的薄片，放入容器中。

❷ 將適量的白醋、白糖、鹽放在大碗中攪拌均勻，加適量溫水，攪拌至白糖完全融化。

❸ 將製成的調味汁倒入盛放白蘿蔔的容器中，密封醃製 2 天即可。

清燉白蘿蔔

原料：白蘿蔔 250 克

調料：蔥花、植物油、生抽、鹽各適量

做法：

❶ 白蘿蔔洗淨、去皮，切 1.5 厘米左右的厚片。

❷ 鍋入植物油燒熱，倒入白蘿蔔略微翻炒，加適量清水，大火煮沸。

❸ 調入生抽、鹽，改小火慢燉至蘿蔔呈半透明晶瑩狀，撒上蔥花即可。

白蘿蔔冬瓜湯

原料：白蘿蔔 200 克、冬瓜 100 克

調料：蔥末、薑絲、高湯、植物油、鹽各適量

做法：

❶ 白蘿蔔、冬瓜分別去皮，洗淨，切塊。

❷ 鍋入植物油燒熱，下蔥末、薑絲爆香，倒入白蘿蔔、冬瓜翻炒，加適量高湯，大火煮沸後改小火慢燉至熟。

❸ 加適量鹽略煮，撒上蔥花即可。

番茄 宜這樣吃

宜適當多吃番茄

番茄是低脂、低熱量、低糖的食材，富含維他命、膳食纖維及礦物質。番茄中含有的鉀元素可以起到降低血壓的作用，含有的維他命 C 能增強血管的韌性、保護血管。番茄素還具有較強的抗氧化能力，可清除體內的有毒物質，維持血壓的穩定。

番茄黃豆洋葱湯

原料：番茄、洋葱各 150 克，黃豆 100 克

調料：胡椒粉、植物油、雞精、鹽各適量

做法：

❶ 番茄洗淨，切塊；黃豆洗淨，用清水泡 3 小時後煮熟；洋葱洗淨，切片。

❷ 鍋入植物油燒熱，下洋葱炒香，放入黃豆、番茄翻炒，倒入適量清水。

❸ 大火煮沸後改小火繼續煮 5 分鐘，加胡椒粉、雞精和鹽調味即可。

瘦肉番茄粥

原料：番茄、豬瘦肉各 100 克，粳米 250 克

調料：葱花、麻油、鹽各適量

做法：

❶ 番茄洗淨，切塊；豬瘦肉洗淨，切絲；粳米洗淨。

❷ 鍋中加適量清水，放入粳米，大火燒開，改中火煮至八成熟。

❸ 下入豬瘦肉絲，待肉絲變熟改小火，放入番茄熬至熟爛，撒上葱花，加入麻油、鹽調味即可。

番茄番薯粉絲湯

原料：番茄 200 克、番薯粉絲 100 克、乾蝦米適量

調料：芫茜末、植物油、麻油、鹽各適量

做法：

❶ 番茄洗淨，切碎。

❷ 鍋入植物油燒熱，下蝦米炸至微黃，倒入番茄翻炒，加適量清水，大火煮沸。

❸ 放入番薯粉絲煮開，加適量鹽調味，撒上芫茜末，淋上麻油即可。

茄子

宜這樣吃

宜適當多吃茄子

茄子中含有的維他命 P 可有效維持血管壁的彈性，降低毛細血管的脆性及滲透性，可以防治高血壓、冠心病、動脈硬化等心血管疾病。茄子中含的大量鉀元素能調節和穩定血壓。另外，經常食用茄子還可以降低膽固醇，防止動脈硬化的形成。

茄子燜黃豆

原料：茄子 250、黃豆 100 克

調料：蔥花、花椒、麻油、豉油、鹽各適量

做法：

❶ 黃豆洗淨，用清水泡 3 小時；茄子洗淨，切塊。

❷ 鍋中加適量清水，倒入黃豆、花椒煮至八成熟，加入茄子，燒至茄子熟軟。

❸ 最後撒上蔥花，加麻油、豉油、食鹽調味即可。

蘑菇燒茄子

原料：茄子 200 克、蘑菇 100 克、豬肉碎 50 克

調料：蔥末、薑末、蒜片、植物油、豉油、鹽各適量

做法：

❶ 蘑菇洗淨；茄子洗淨，切塊。

❷ 鍋入植物油燒熱，下蔥末、薑末、蒜片爆香，倒入豬肉碎、茄子塊、蘑菇煸炒至茄子變色。

❸ 加入豉油、鹽調味，燜燒片刻即可。

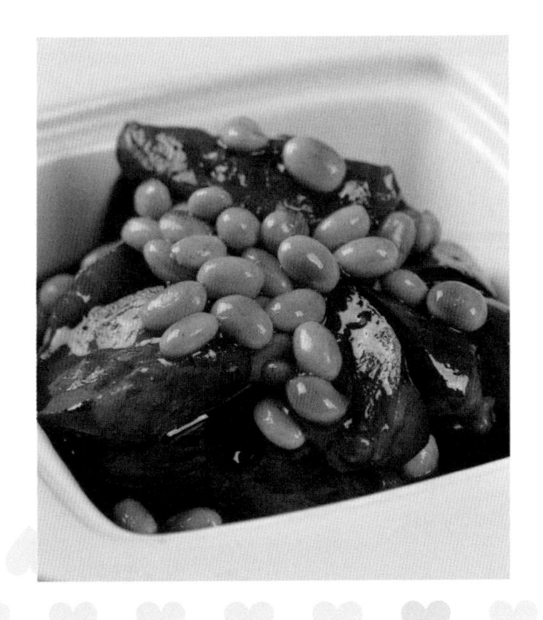

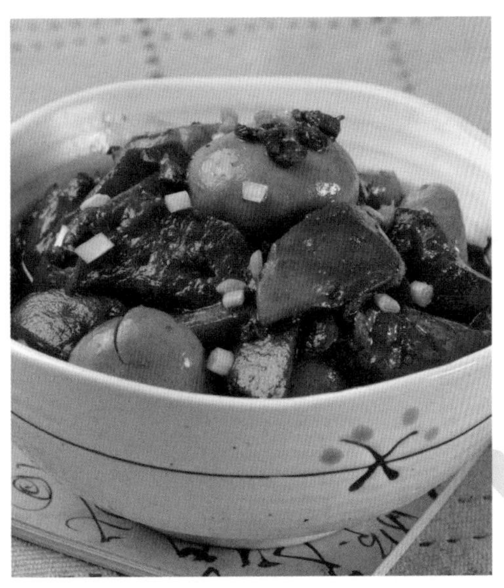

苦瓜 宜這樣吃

宜適當多吃苦瓜

苦瓜富含的維他命C具有抗氧化的作用，能清除血管中的自由基，延緩血管老化，防治心血管疾病。苦瓜中所含的苦瓜素被譽為「脂肪殺手」，能減少人體對脂肪和糖類的吸收，是消除血管壁脂類的得力助手，可以輔助降低高血壓。

絲瓜苦瓜粥

原料：絲瓜、苦瓜各50克，粳米100克

調料：無

做法：

❶ 絲瓜去皮，洗淨切塊；苦瓜洗淨，切塊；粳米洗淨。

❷ 鍋中加適量清水，倒入粳米，大火煮沸，加入絲瓜塊、苦瓜塊。

❸ 改小火熬煮至米熟瓜軟。

苦瓜甘藍

原料：紫甘藍200克、苦瓜100克

調料：白醋、白糖、鹽各適量

做法：

❶ 苦瓜洗淨，切片，去瓤，入沸水中焯2分鐘，撈出過涼，用鹽醃製10分鐘，碼在盤中。

❷ 紫甘藍洗淨，切成碎末，加入白糖、白醋、鹽攪拌均勻。

❸ 將調好的紫甘藍碎整理成球狀，放在苦瓜圈上。

苦瓜釀南瓜

原料：苦瓜150克、南瓜50克

調料：豬油、白糖、鹽各適量

做法：

❶ 苦瓜洗淨，切片，挖去瓜瓤，放入加鹽的沸水中焯燙2分鐘，撈出過涼；南瓜去皮、洗淨，切塊，入沸水中煮熟撈出。

❷ 鍋入豬油燒熱，將南瓜打碎，入油鍋中翻炒均勻，加適量白糖，盛出。

❸ 將炒好的南瓜泥填入苦瓜中，即可食用。

苦瓜煎蛋

原料：苦瓜、雞蛋200克

調料：胡椒粉、鹽、植物油各適量

做法：

❶ 苦瓜洗淨，去籽，切小片；雞蛋打勻成蛋液。

❷ 將苦瓜片放入蛋液中，加鹽、胡椒粉調味，攪拌均勻。

❸ 鍋入植物油燒熱，倒入苦瓜蛋液，煎至兩面呈金黃熟透，切件擺盤即可。

青瓜 宜這樣吃

宜適當多吃青瓜

青瓜中含有一種異槲皮苷，有較好的利尿作用，能促使血管壁細胞的鈉含量下降，輔助降低血壓。青瓜中還含有丙醇二酸，可抑制糖類轉化為脂肪，有效避免脂類沉積在血管壁上，對防治高血壓併發糖尿病、血脂異常均有較好的功效。

青瓜檸檬水

原料：青瓜 100 克、檸檬 50 克

調料：蜂蜜適量

做法：

❶ 青瓜洗淨，切片；檸檬洗淨，用鹽搓洗一下表面。

❷ 將青瓜和適量清水放入榨汁機中榨汁，倒入杯中。

❸ 將檸檬片泡入青瓜汁中，用蜂蜜調味即可。

蝦釀青瓜

原料：青瓜、蝦仁、豬肉、蘑菇、鮮筍各 100 克

調料：蛋清、豆粉、胡椒粉、生粉水、雞湯、雞油、料酒、鹽各適量

做法：

❶ 蘑菇、鮮筍、豬肉分別洗淨，剁細粒，加鹽、料酒、蛋清、豆粉拌成餡。

❷ 青瓜洗淨，切段，去瓤，填入餡心至平，擺上蝦仁，入蒸鍋蒸 5 分鐘。

❸ 鍋入雞湯燒沸，倒入雞油、鹽、料酒、胡椒粉、生粉水勾芡，淋在蒸好的青瓜上即可。

青瓜拌金針菇

原料：青瓜 200 克、金針菇 100 克、紅燈籠椒 30 克

調料：蒜末、麻油、鹽各適量

做法：

❶ 青瓜洗淨，切絲；金針菇切去根部，洗淨撕散；紅燈籠椒洗淨，切細絲。

❷ 將金針菇、紅燈籠椒絲放入沸水中焯燙片刻，撈起用水沖涼，瀝乾水分，裝入容器中。

❸ 加入青瓜絲、鹽、蒜末、麻油拌勻，裝盤即可。

爽口蓑衣青瓜

原料：青瓜 150 克、辣椒 5 克

調料：蒜末、花椒、生抽、醋、白糖、鹽、植物油各適量

做法：

❶ 青瓜洗淨，切青瓜不要切斷，然後將青瓜側翻過來再用同樣方法切；辣椒洗淨，切絲。

❷ 取一碗，放入鹽、白糖、生抽、醋等調料拌勻製成調味汁，澆在青瓜上，放入花椒、蒜末和辣椒絲。

❸ 鍋入植物油燒熱，將油趁熱澆在辣椒和蒜上面，激出香味，拌勻即可。

冬瓜

宜這樣吃

宜適當多吃冬瓜

冬瓜屬低脂、低糖、低熱量的健康食物，所含的丙醇二酸、葫蘆巴鹼能控制糖類轉化為脂肪，並消耗多餘的脂肪，對防治高血壓、高血脂、肥胖均有較好的療效。冬瓜中富含維他命C和鉀元素，鈉元素含量較低，具有利尿的作用，可減少鈉在機體中的瀦留，從而起到降壓的作用。

銀耳冬瓜羹

原料：冬瓜500克、銀耳50克

調料：油、料酒、鹽各適量

做法：

1. 銀耳泡軟洗淨，撕成小朵；冬瓜去皮去瓤，洗淨後切成片。
2. 鍋入油燒至四成熱，倒入冬瓜片翻炒幾下，加適量鹽和清水，燒至九分熟。
3. 將銀耳倒入鍋中，加適量料酒調味，繼續煮沸即可。

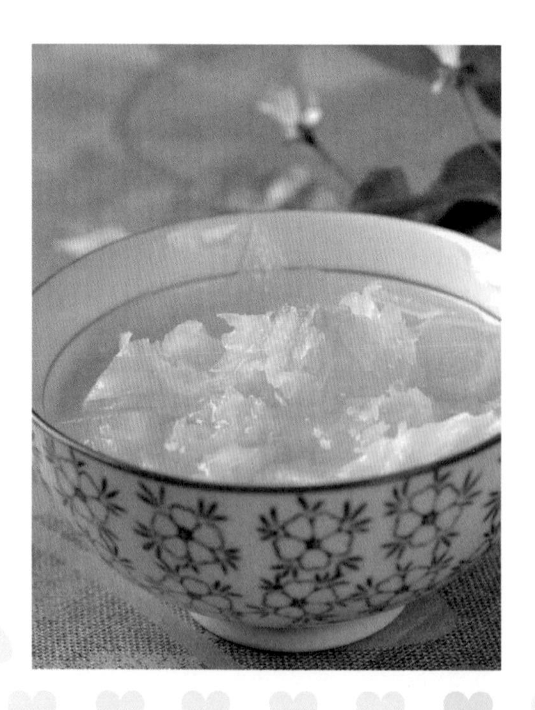

麻醬冬瓜

原料：冬瓜500克、麻醬100克

調料：豉油、麻醬、鹽各適量

做法：

1. 冬瓜去皮去瓤，切成小薄片，入沸水中焯透撈出。
2. 將麻醬、豉油、鹽調成調味汁，澆在冬瓜片上即可。

蘆筍冬瓜羹

原料：蘆筍250克、冬瓜350克

調料：葱絲、薑絲、鹽各適量

做法：

1. 冬瓜去皮去瓤，洗淨切丁，焯水後瀝乾。
2. 蘆筍去皮，洗淨，切丁，焯水後瀝乾。
3. 鍋中加適量清水，倒入蘆筍丁、冬瓜丁，加入葱絲、薑絲，大火煮沸後改小火熬煮半個小時，加鹽調味即可。

洋蔥
宜這樣吃

宜適當多吃洋蔥
洋蔥所含的前列腺素 A 是優質的血管擴張劑，能降低血管所受的阻力、促使鈉元素排出體外，有擴張血管、降低血液黏度的作用。經常食用洋蔥，可降低血壓，預防血栓形成，降低血管脆性，減少心血管併發症的產生。

洋蔥圈雞蛋餅
原料：雞蛋、洋蔥各 100 克，蝦米 20 克，麵粉適量

調料：胡椒粉、鹽、香蔥末、植物油各適量

做法：

❶ 洋蔥洗淨，取圈；蝦米洗淨，放入碗中，打入雞蛋，加入適量胡椒粉、鹽攪拌均勻，加入麵粉拌勻製成蛋麵糊，撒上香蔥末。

❷ 平底鍋入植物油燒熱，放入洋蔥圈，改小火，在洋蔥圈中倒滿蛋麵糊，將兩面煎熟即可。

香辣洋蔥炒魷魚
原料：洋蔥 200 克、魷魚 150 克、青椒 50 克

調料：胡椒粉、植物油、料酒、生抽、蠔油、雞精、鹽各適量

做法：

❶ 魷魚洗淨，切圈，用料酒、生抽、蠔油、胡椒粉醃製半小時；洋蔥洗淨，切絲；青椒洗淨，去籽，切絲。

❷ 鍋入植物油燒熱，放入洋蔥和青椒翻炒，倒入醃製好的魷魚，炒到魷魚卷起，調入雞精、鹽調味即可。

酸甜洋蔥鱈魚
原料：洋蔥 100 克、鱈魚 250 克

調料：檸檬汁、茄汁、植物油、鹽各適量

做法：

❶ 洋蔥去皮，洗淨後切絲。

❷ 鍋入植物油燒熱，放入鱈魚煎至兩面金黃，裝盤備用。

❸ 鍋入植物油燒熱，下洋蔥煸炒至熟，加入鹽、茄汁、檸檬汁調味，出鍋倒在鱈魚塊上。

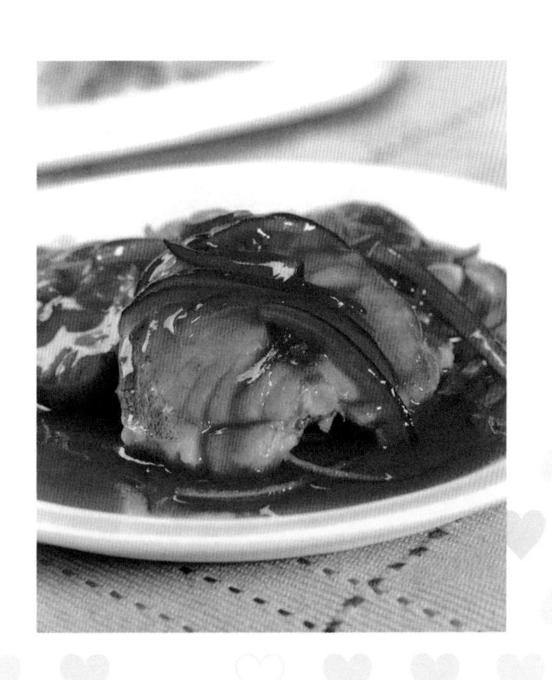

金針菜 宜這樣吃

宜適當多吃金針菜

金針菜含有豐富的卵磷脂，經常食用可以健腦益智、延緩衰老。金針菜是高血壓患者的健康食材，經常食用可降低血清膽固醇含量。豐富的膳食纖維還可以幫助腸道排出毒素和廢物，預防高血壓併發症。

金針菜肉粥

原料：金針菜 50 克，豬瘦肉、粳米各 100 克

調料：薑絲、食鹽各適量

做法：

❶ 粳米洗淨，用浸泡 30 分鐘；豬瘦肉洗淨，切片；金針菜洗淨。

❷ 鍋中加適量清水，倒入泡好的粳米，大火煮沸。

❸ 將豬肉片、金針菜和薑絲放入鍋中，再次煮沸後改小火熬煮成粥，加適量鹽調味即可。

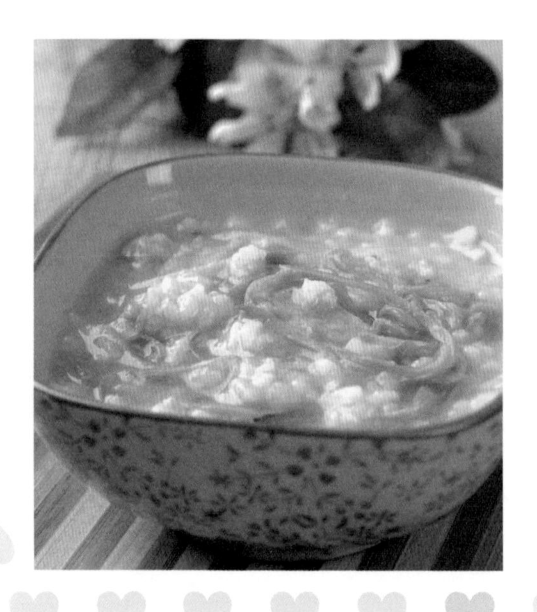

金針菜木耳拌腐皮

原料：黑木耳 5 克、金針菜 50 克、腐皮 1 張

調料：葱花、薑末、蒜末、剁椒醬、植物油、豉油、麻油、白糖、鹽各適量

做法：

❶ 將黑木耳、金針菜洗淨，用清水泡 4 小時，入沸水中焯 2 分鐘，木耳掰成小朵；腐皮洗淨，用清水浸泡幾分鐘，切寬條。

❷ 將葱花、薑末、蒜末放入大碗中，加入 1 匙剁椒醬，鍋入植物油燒熱，將熱油倒入碗中，加入白糖、鹽、豉油、麻油調勻。

❸ 將調味汁倒在木耳、金針菜和腐皮的容器中，拌勻即可。

涼拌金針菜

原料：乾金針菜 150 克，紅椒絲、青瓜絲各 50 克

調料：蒜泥、麻油、辣椒油、鹽各適量

做法：

❶ 將乾金針菜的硬頭剪去，用清水浸泡 5 分鐘，洗淨，用開水焯熟，撈出用水沖涼，控乾水分。

❷ 將金針菜、紅椒絲、青瓜絲放入盛器內，加蒜泥、鹽、麻油、辣椒油拌勻，裝盤即可。

香菇
宜這樣吃

宜適當多吃香菇

香菇中含有豐富的維他命、菸酸、膳食纖維、鈣、鉀等營養元素，能為高血壓患者補充豐富的營養物質。香菇中所含的膳食纖維具有降低血糖、減少體內膽固醇的作用，可維持腸道健康，幫助身體排出毒素。經常食用香菇可有效降低血壓，減少高血壓併發症的產生。

香菇熗翠筍

原料：香菇 100 克、萵筍 300 克

調料：植物油、蒜末、乾紅椒、花椒、鹽各適量

做法：

1. 萵筍洗淨，切絲；香菇洗淨，切絲，焯水後瀝乾涼涼。
2. 鍋入植物油燒熱，花椒爆香，關火，放入蒜末、乾紅椒製成熱油。
3. 將萵筍絲放在容器內，撒上鹽、香菇絲，將熱油淋在上面，拌勻即可。

香菇蛋撻

原料：新鮮香菇 15 朵、鵪鶉蛋 15 個

調料：葱花、麻油、鹽各適量

做法：

1. 香菇去蒂，洗淨裝盤。
2. 香菇撒少許的鹽，每個香菇中打進一個鵪鶉蛋，將香菇放入蒸鍋中蒸 10 分鐘。
3. 在蒸熟的香菇蒸蛋上滴幾滴麻油提味，撒葱花點綴即可。

扒香菇鵪鶉蛋

原料：水發香菇、菠菜、紅蘿蔔各 50 克，鵪鶉蛋 300 克

調料：生粉水、植物油、麻油、豉油、白糖、鹽各適量

做法：

1. 鵪鶉蛋煮熟去殼，淋上豉油；菠菜焯水後瀝乾；紅蘿蔔洗淨，切薄片焯熟。
2. 鍋入植物油燒熱，下香菇、紅蘿蔔、菠菜，加適量清水、白糖與鹽，煮至開鍋。
3. 放鵪鶉蛋，生粉水勾芡，淋麻油即可。

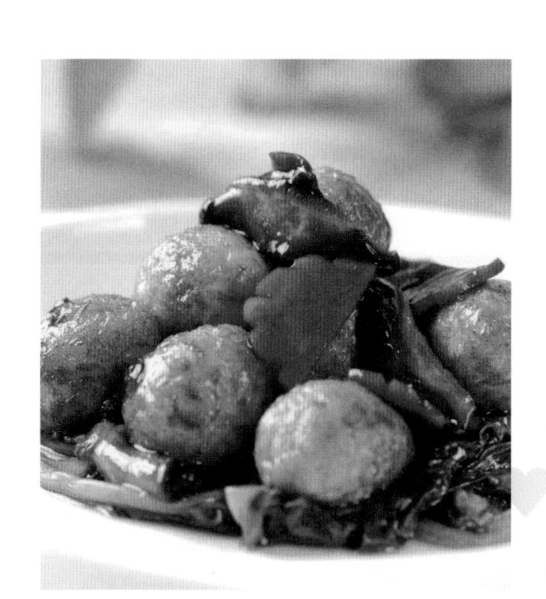

猴頭菇 宜這樣吃

宜適當多吃猴頭菇

猴頭菇是一種低熱量、低脂肪、高蛋白、高維他命和礦物質的優質食材，其中含有的不飽和脂肪酸能改善血液循環，降低血液中膽固醇的含量，是高血壓、心血管疾病患者的理想食材。猴頭菇中豐富的膳食纖維，還能降低血液中的膽固醇含量，以免血管堵塞加重高血壓病情。

油菜燴猴頭菇

原料：猴頭菇 300 克、油菜 200 克

調料：葱花、薑片、生粉水、植物油、蠔油、豉油、白糖、鹽各適量

做法：

❶ 猴頭菇洗淨，切片；油菜洗淨。

❷ 鍋入植物油燒熱，入油菜炒熟，加少許鹽調味後，盛出。

❸ 鍋入植物油燒熱，薑片爆香，入猴頭菇翻炒加水煮熟，加蠔油、豉油、白糖、鹽調味，生粉水勾芡，撒上葱花，倒在油菜上即可。

牙籤猴頭菇

原料：水發猴頭菇 4 朵

調料：白芝麻、麵粉、粟米粉、豉油、鹽、雞湯、植物油各適量

做法：

❶ 猴頭菇洗淨，切片，在雞湯中蒸半小時，直至無硬心，擠乾水分，用牙籤穿起來。

❷ 猴頭菇中調入豉油、鹽醃漬半小時；麵粉中加入少量粟米粉，滴入植物油，加適量清水製成麵糊。

❸ 將猴頭菇滾上麵糊，蘸上白芝麻，入油鍋中炸至芝麻變色即可。

猴頭菇炒青椒

原料：水發猴頭菇 4 朵，青椒、雞蛋液各 50 克

調料：花椒、植物油、鹽各適量

做法：

❶ 猴頭菇洗淨，撕成小塊，入沸水中焯熟，撈出瀝乾；青椒洗淨，切成塊；雞蛋液入熱油鍋攤成蛋餅備用。

❷ 鍋入植物油燒熱，下花椒爆香，下青椒稍炒，放入猴頭菇翻炒。

❸ 倒入蛋餅炒散，加少許鹽調味，翻炒片刻即可。

猴頭菇雞湯

原料：猴頭菇 60 克、雞肉 200 克、黃芪 10 克

調料：胡椒粉、料酒、鹽各適量

做法：

❶ 猴頭菇、黃芪分別洗淨，切成片；雞肉洗淨，切成塊。

❷ 砂鍋中加適量清水，放入雞肉塊、黃芪、料酒，大火煮沸，改小火慢燉 40 分鐘。

❸ 放入猴頭菇，繼續燉煮 20 分鐘，加少許鹽、胡椒粉調味即可。

金針菇 宜這樣吃

宜適當多吃金針菇

金針菇是高鉀、低鈉的健康食材，非常適宜高血壓患者食用。金針菇中含有豐富的蛋白質、多醣和香菇嘌呤，具有降低血液中膽固醇的作用，其中蛋白質和多糖還能幫助降低血壓，對於高血壓、糖尿病、動脈硬化均有食療功效。

金針菇炒雞絲

原料：金針菇 50 克、雞胸脯肉 300 克

調料：薑末、乾紅辣椒絲、生粉、植物油、麻油、料酒、鹽各適量

做法：

1. 將金針菇去根，洗淨備用。
2. 將雞胸脯肉洗淨、切絲，放入碗中，加薑末、生粉、料酒攪勻醃製。
3. 鍋入植物油燒熱，下乾紅辣椒絲熗鍋，下雞絲煸炒，下金針菇煸炒，加少許鹽調味，所有食材熟後淋少許麻油即可。

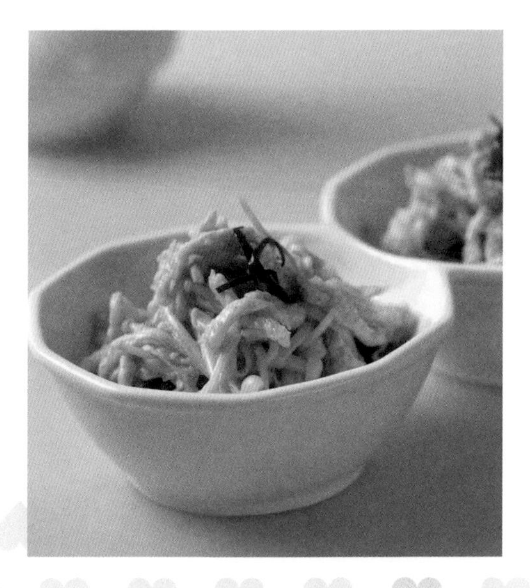

百合拌金針菇

原料：金針菇 200 克、百合 50 克

調料：橄欖油、鹽各適量

做法：

1. 將百合洗淨，剝瓣，放入沸水中焯至透明狀，撈出瀝水。
2. 將金針菇洗淨，切成寸段，放入沸水中焯熟，撈出瀝水。
3. 在焯燙好的金針菇、百合中加入橄欖油、鹽調味，拌勻裝盤即可。

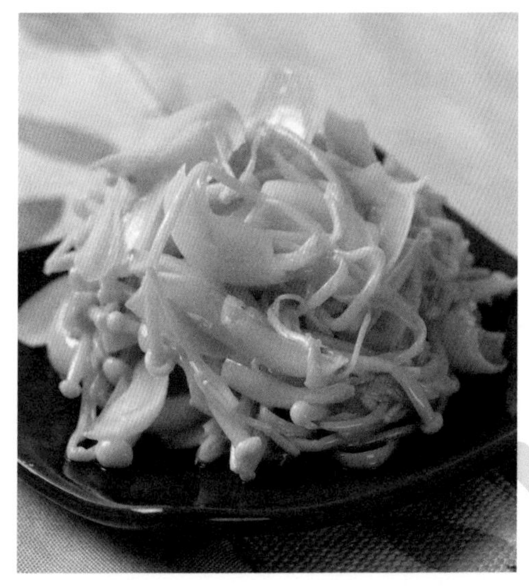

黑木耳宜這樣吃

宜適當多吃黑木耳

黑木耳含有豐富的維他命 K、鈣和鎂等營養素，具有抗血小板聚集的作用，能阻止血液中的膽固醇在血管壁上沉積和凝結，可減少血液凝塊、防止血栓的形成，有助於保護心腦血管。長期食用黑木耳可以有效降低血壓，防止心腦血管併發症的發生。

蘆筍黑木耳湯

原料：黑木耳 50 克、蘆筍 250 克

調料：麻油、鹽各適量

做法：

1. 將黑木耳泡發後擇洗乾淨，撕成小朵；蘆筍洗淨，切片。
2. 鍋中加適量清水，煮沸後倒入黑木耳和蘆筍片，加適量鹽調味，繼續煮 3 分鐘，最後淋入麻油即可。

海帶木耳瘦肉湯

原料：黑木耳 30 克、豬瘦肉 50 克、海帶 150 克

調料：鹽各適量

做法：

1. 黑木耳泡發後洗淨，切絲；海帶洗淨，切絲；豬瘦肉洗淨，切絲。
2. 鍋中加適量清水，煮沸後放入豬肉絲、海帶絲和黑木耳絲，大火煮沸後改小火繼續煮 2 分鐘。
3. 最後加適量鹽調味即可。

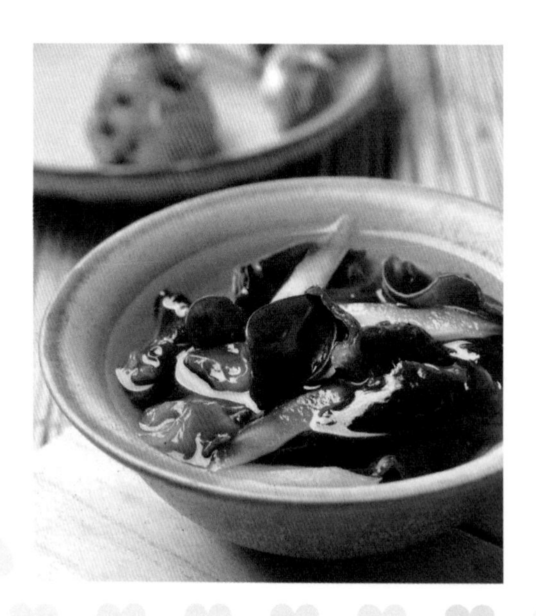

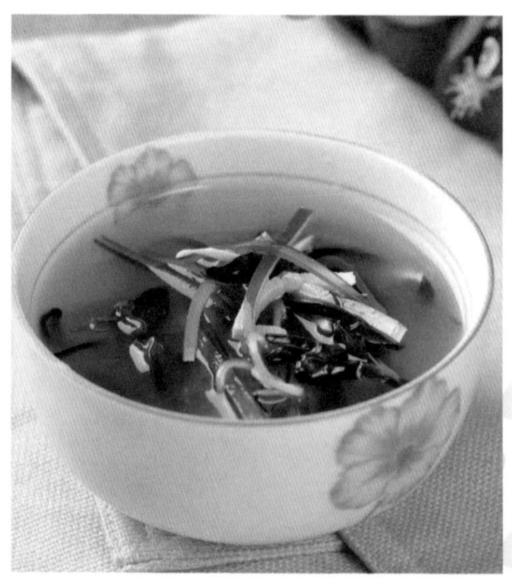

大蒜
宜這樣吃

宜適當多吃大蒜

大蒜的主要活性成分「蒜素」，含有豐富的抗氧化成分，可加速身體組織內部的脂肪代謝，防止血管中的脂肪沉積，降低膽固醇。大蒜還能夠抑制血小板的聚集，降低血漿濃度，促進血管舒張，增加血管的通透性，有利於調節血壓，並進一步抑制血栓的形成和預防動脈硬化的形成。

大蒜檸檬蝦

原料：大蝦 15 隻、檸檬汁適量

調料：蒜末、黑胡椒、料酒、植物油、鹽各適量

做法：

❶ 將大蝦處理乾淨，洗淨，加入料酒、鹽醃製。

❷ 鍋入植物油燒熱，下蒜末爆香，倒入大蝦翻炒，撒上黑胡椒，炒至蝦變紅後，將少量檸檬汁淋在蝦上即可。

蒜香苦瓜

原料：苦瓜 200 克、大蒜 30 克

調料：麻油、辣椒油、白糖、鹽各適量

做法：

❶ 苦瓜去籽，洗淨，切絲；大蒜去皮，洗淨，製成蒜末。

❷ 苦瓜絲入沸水中焯一下，撈出瀝乾。

❸ 將焯好的苦瓜絲和蒜末放入碗中，加麻油、辣椒油、白糖、鹽調味，拌勻即可。

蒜泥萵筍肉

原料：豬瘦肉 400 克、萵筍 150 克、蒜泥 30 克

調料：麻油、豉油、醋、鹽各適量

做法：

❶ 豬瘦肉洗淨煮熟，涼涼，切大薄片。

❷ 萵筍去皮洗淨，切成菱形片，焯水後瀝乾。

❸ 將豬瘦肉片和萵筍片碼放好，加入豉油、醋、麻油、鹽、蒜泥調味，拌勻即可。

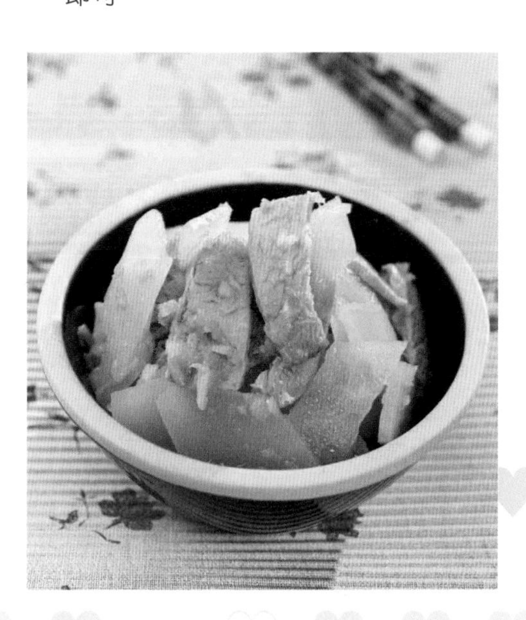

大葱

宜這樣吃

宜適當多吃大葱

大葱中含有前列腺素 A，有舒張小血管、促進血液循環的作用，有助於防止血壓升高所導致的頭暈。大葱中含有的鉀和鈣，對於降壓也有一定療效。大葱中還含有很多果膠，能吸附腸道中的有害物質，預防腸癌的發生。大葱中的酸辣素可抑制癌細胞生長，具有防癌抗癌的功效。

大葱荔枝肉

原料：葱白 400 克，荔枝肉、豬瘦肉各 100 克，蝦米 15 克

調料：薑絲、生粉、植物油、豉油、料酒、白糖、鹽各適量

做法：

❶ 葱白洗淨，切段，入熱油鍋炸至金黃，盛盤備用。

❷ 豬瘦肉洗淨，切絲，加生粉、豉油拌勻醃製。

❸ 鍋入植物油燒熱，下薑絲爆香，下肉絲炒熟，加入料酒、白糖、鹽，大火燒開，倒在大葱盤中，擺上荔枝肉，撒上蝦米，入蒸鍋蒸 15 分鐘即可。

葱香藕片

原料：蓮藕 200 克

調料：葱花、薑絲、植物油、黃豆醬、白醋、鹽各適量

做法：

❶ 蓮藕去皮，洗淨，切片，倒入白醋和清水浸泡 10 分鐘。

❷ 鍋入植物油燒熱，下薑絲、葱花炒出香味，倒入藕片翻炒，加入黃豆醬、鹽翻炒至藕片熟即可。

葱煸牛肉

原料：牛肉 400 克、大葱 2 根

調料：芫茜段、薑末、蒜末、豉油、料酒、白糖、鹽、植物油各適量

做法：

❶ 牛肉洗淨切片，加豉油、鹽、白糖、薑末、蒜末、料酒醃製；大葱洗淨，切段。

❷ 鍋入植物油燒熱，將牛肉片煸炒變色，放葱段炒至肉熟。

❸ 加芫茜段，煸炒收汁即可。

葱燒鰻魚

原料：鰻魚 300 克、大葱 100 克

調料：辣椒醬、麻油、豉油、料酒、鹽、植物油各適量

做法：

❶ 鰻魚去內臟，洗淨，切成段；大葱洗淨，切段。

❷ 鍋入植物油燒熱，下入鰻魚段滑熟，放入葱段煸炒。

❸ 調入適量的鹽、料酒、辣椒醬、豉油，大火燒開轉小火燜 2 分鐘，淋入麻油即可。

海帶

宜這樣吃

宜適當多吃海帶

海帶含有豐富的胡蘿蔔素、鈣、膳食纖維和褐藻膠等營養物質，可軟化血管、減少血液中膽固醇含量，輔助治療高血壓、冠心病等疾病，還可以降低血液黏稠度、防止血管硬化、有助於保護心血管健康。

涼拌海帶藕片

原料：乾海帶 20 克、蓮藕 150 克、熟芝麻 5 克

調料：蒜蓉、胡椒粉、花椒粉、辣椒油、陳醋、白糖、鹽各適量

做法：

❶ 乾海帶浸泡 30 分鐘，清洗乾淨，入沸水中焯 3 分鐘，撈出過涼，切絲；蓮藕去皮，切薄片，入沸水中焯 1 分鐘，撈出過涼。

❷ 將海帶和蓮藕放入大碗中，倒入所有調料攪拌均勻，最後撒上熟芝麻即可。

香酥海帶

原料：海帶 300 克、雞蛋清 100 克

調料：五香粉、生粉、料酒、鹽、植物油各適量

做法：

❶ 海帶洗淨，入沸水中焯熟，撈出瀝水，切成寬 2 厘米、長 5 厘米的段。

❷ 海帶段中加入鹽、料酒、五香粉、生粉抓勻，醃 30 分鐘。

❸ 雞蛋清中加濕生粉攪拌成糊狀，將海帶放入蛋清糊中滾一下。

❹ 鍋入植物油燒熱，放入海帶炸至金黃即可。

海帶排骨湯

原料：水發海帶 150 克、排骨 400 克

調料：葱段、薑片、料酒、鹽各適量

做法：

❶ 排骨洗淨，切塊，入沸水中焯一下；海帶洗淨，切塊。

❷ 砂鍋中加適量清水，放入排骨、葱段、薑片、料酒大火煮沸，改小火燉 30 分鐘。

❸ 放入海帶，繼續煮 15~20 分鐘，加少許鹽調味即可。

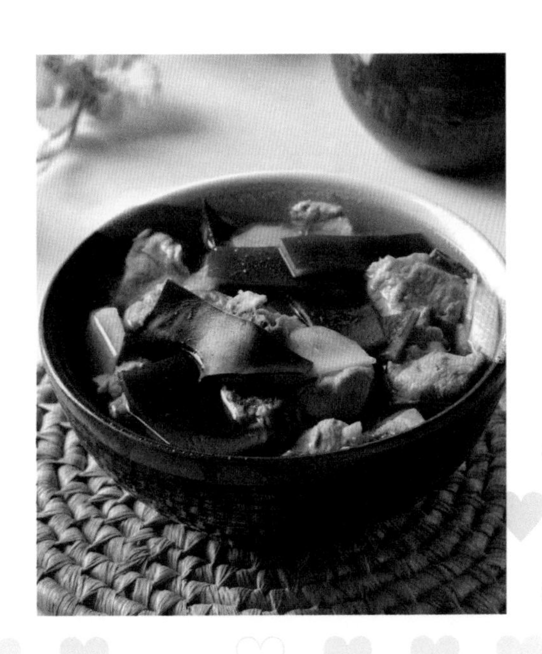

紫菜 宜這樣吃

宜適當多吃紫菜

紫菜中所含的鈣質十分豐富，可以起到血液的稀釋劑和防凝劑的作用，能降血壓、降血脂和防止血栓形成。紫菜所含的甾醇可防止動脈硬化，經常食用紫菜可以抑制膽固醇的吸收，降低膽固醇含量，有效地保護血管，防止血壓升高。

紫菜蝦仁湯

原料：紫菜 50 克、蝦仁 200 克

調料：蔥花、薑絲、胡椒粉、生粉水、鹽各適量

做法：

1. 蝦仁洗淨，用胡椒粉和生粉水醃製片刻；紫菜用清水中浸泡後，撈出瀝乾。
2. 鍋中加適量清水，大火煮沸後倒入蝦仁，放入薑絲，再次煮沸。
3. 放入紫菜，加適量鹽調味，繼續煮沸，撒上蔥花即可。

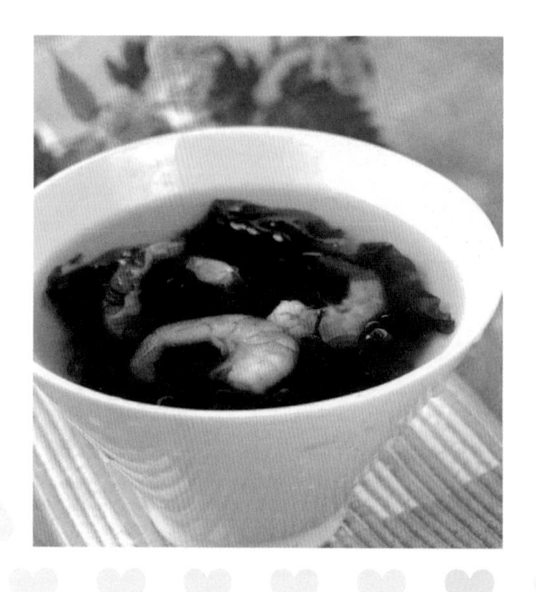

烤紫菜

原料：紫菜半包、白芝麻適量

調料：芝麻油適量

做法：

1. 紫菜洗淨，用剪刀剪小塊，放入烤盤，刷一層薄薄的芝麻油，撒上白芝麻。
2. 將烤盤放到預熱 150℃的烤箱烤 10 分鐘左右，放涼後即可食用。

紫菜包飯

原料：米飯、雞蛋各 100 克，青瓜、紅蘿蔔、香腸各 20 克，紫菜 1 張

調料：壽司醋、鹽適量

做法：

1. 雞蛋打勻成蛋液，調入適量鹽，入油鍋煎成雞蛋皮，切絲；青瓜、紅蘿蔔分別洗淨，切絲，紅蘿蔔絲入沸水中焯一下，撈出瀝水；香腸切絲。
2. 米飯中加入壽司醋攪拌均勻。
3. 將紫菜放到竹簾上，紫菜上面鋪滿米飯，米飯上均勻地放上蛋皮絲、青瓜絲、紅蘿蔔絲、香腸絲，將竹簾捲好，用刀切成大小相同的卷即可。

蝦

宜這樣吃

宜適當多吃蝦

蝦中雖然膽固醇含量很高，但同時含有能降低人體血清膽固醇的牛磺酸，不會引起人體膽固醇升高，還能起到預防代謝綜合症的作用。蝦中富含鎂，能很好地保護心血管系統，降低血清膽固醇值，擴張冠狀動脈，對於降低血壓、預防心肌梗塞有積極作用。

開背椒鹽蝦

原料：基圍蝦 300 克

調料：蔥花、薑末、蒜蓉、植物油、椒鹽各適量

做法：

❶ 基圍蝦開背，剪掉蝦須，抽掉蝦線，洗淨，加薑末和蒜蓉醃 10 分鐘。

❷ 鍋入植物油燒熱，下醃好的基圍蝦翻炒，調入椒鹽。

❸ 快熟時，加入蔥花炒勻後關火即可。

芝心蝦球

原料：蝦 8 隻、雞蛋 1 個、麵包屑 100 克

調料：芝士片 2 片、生粉 2 湯匙、植物油、鹽、白胡椒粉適量

做法：

❶ 蝦去頭，剝殼，尾巴前面留一到兩節殼，清洗乾淨，用鹽、白胡椒粉醃製 10 分鐘；雞蛋打勻成蛋液；每片芝士片切成等分的四份。

❷ 蝦蘸一層生粉，卷上一片芝士，用牙籤固定，依次蘸上蛋液、生粉、蛋液、麵包糠。

❸ 鍋入植物油燒熱，下蝦仁炸至金黃色，撈出控油。

鳳梨蝦球

原料：蝦 500 克、菠蘿汁 700 克

調料：蔥花、薑末、乾生粉、濕生粉、植物油、麻油、白醋、料酒、白糖、鹽各適量

做法：

❶ 將蝦剝殼，處理乾淨，用料酒、蔥花、薑末醃製 15 分鐘。

❷ 醃製好的蝦仁擇去蔥薑，依次在乾生粉、濕生粉裡裹一下。

❸ 鍋入植物油燒熱，下蝦仁略炸，倒入菠蘿汁、白糖、白醋、鹽攪拌均勻，滴入麻油，待湯汁濃稠後翻炒均勻即可。

蒜蓉蒸蝦

原料：蝦 200 克

調料：蔥花、蒜末、豉油、米酒、鹽各適量

做法：

❶ 將蝦剪開背部，洗淨，用牙籤從尾部插至蝦頭，加入少許鹽、豉油和米酒醃製 15 分鐘。

❷ 將醃好的蝦擺盤，撒上蔥花和蒜末，入蒸鍋中蒸 10 分鐘。

鱈魚 宜這樣吃

宜適當多吃鱈魚

鱈魚中含有大量的蛋白質，脂肪含量只佔 0.5%，在幫助高血壓患者補充優質蛋白質的同時不會造成脂肪攝入超標，富含的鎂對心血管系統有很好的保護作用，有利於預防高血壓、心肌梗塞等心血管疾病。鱈魚具有降低血液中膽固醇、甘油三酯及低密度脂蛋白的作用，經常食用有助於防治心腦血管疾病。

西芹炒鱈魚

原料：西芹、鱈魚各 150 克，蟹肉 50 克

調料：葱花、紅辣椒段、薑末、蒜末、生粉、料酒、鹽、植物油各適量

做法：

❶ 將鱈魚洗淨，加鹽、生粉拌勻醃製片刻；蟹肉洗淨，切片。

❷ 西芹擇洗乾淨，斜刀切成段。

❸ 鍋入植物油燒熱，下入葱花、薑末、蒜末、紅辣椒段爆出香味，放入鱈魚、蟹肉、西芹，加入料酒、鹽翻炒至熟，即可。

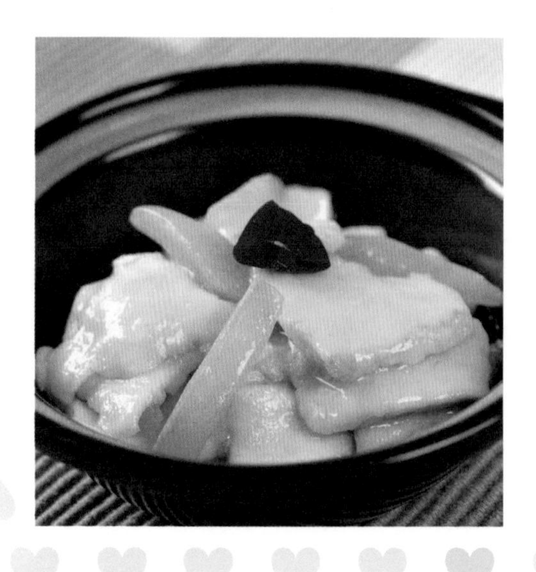

鱈魚燉豆腐

原料：鱈魚 500 克、豆腐 200 克

調料：芫茜段、葱花、薑片、蒜瓣、花椒、植物油、豉油、料酒、醋、白糖、鹽各適量

做法：

❶ 鱈魚洗淨，切塊，入油鍋煎至兩面金黃；豆腐洗淨，切塊，入沸水中焯一下。

❷ 鍋入植物油燒熱，放入花椒爆出香味，撈出不要，放入葱花、薑片、蒜瓣爆香，放入炸好的鱈魚，調入豉油、白糖、料酒、醋，加適量清水大火煮沸，改小火燉 10 分鐘。

❸ 加入豆腐塊煮至湯汁快乾，出鍋前加鹽，撒上芫茜段即可。

香煎鱈魚

原料：鱈魚 300 克、雞蛋 50 克

調料：葱末、薑末、麵粉、油、麻油、料酒、鹽各適量

做法：

❶ 雞蛋打成蛋液；鱈魚洗淨，切成厚片，加料酒、鹽醃製。

❷ 醃好的鱈魚片蘸滿麵粉，裹上蛋液。

❸ 鍋入油燒熱，入鱈魚片煎至金黃，下葱末、薑末、料酒、麻油、鹽、水調味，收汁即可。

三文魚
宜這樣吃

宜適當多吃三文魚

三文魚含有豐富的蛋白質、ω-3 不飽和脂肪酸以及礦物質和微量元素。其中 ω-3 脂肪酸能降低血液中甘油三酯的水平，升高高密度脂蛋白水平，增強血管彈性，從而起到降低血壓、防治心血管疾病的作用。

檸汁黑椒三文魚

原料：三文魚 400 克、檸檬汁 15 克

調料：葱花、黑椒汁、番茄醬、植物油、白糖各適量

做法：

❶ 三文魚洗淨，切成塊，入熱油鍋煎至兩面金黃，撈出控油。

❷ 另取一鍋入植物油燒熱，倒入黑椒汁、番茄醬和白糖熬成均勻的醬汁，放入三文魚，使其表面均勻地裹上醬汁，再澆上檸檬汁，撒上葱花即可。

三文魚炒飯

原料：三文魚 250 克，米飯 200 克，雞蛋 100 克，洋葱丁、紅蘿蔔丁各 50 克

調料：葱花、黑胡椒粉、植物油、生抽、鹽各適量

做法：

❶ 三文魚洗淨，切成小塊；將雞蛋打散在米飯中，攪勻。

❷ 鍋入植物油燒熱，倒入米飯翻炒，加入三文魚、洋葱丁、紅蘿蔔丁繼續翻炒。

❸ 待快熟時，加入鹽、生抽、黑胡椒粉調味，撒上葱花即可。

清蒸三文魚

原料：三文魚 200 克、蘆筍 100 克、洋葱 50 克

調料：胡椒粉、蒸魚豉油、橄欖油、豉油、雞精、鹽各適量

做法：

❶ 將三文魚洗淨，切片，用少量鹽、豉油、胡椒粉、雞精醃製；蘆筍洗淨去皮，切段，加少鹽醃製；洋葱洗淨，切片。

❷ 將三文魚、蘆筍和洋葱間隔擺盤，入沸水蒸鍋中蒸熟。

❸ 鍋中倒入橄欖油、蒸魚豉油，油熱後淋在三文魚上即可。

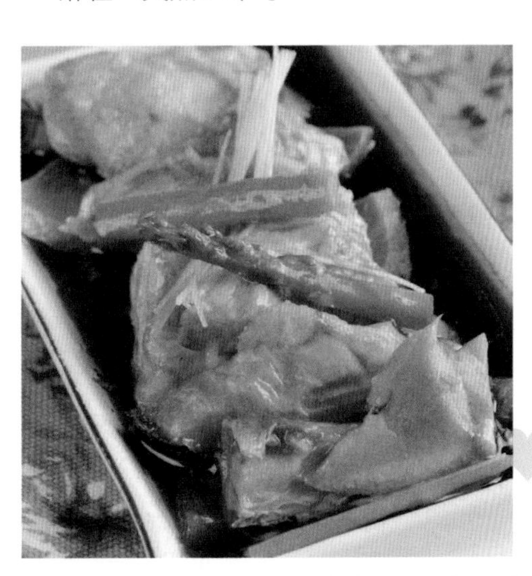

蘋果 宜這樣吃

宜適當多吃蘋果

蘋果中富含的果膠有助於降低膽固醇，可以保護心血管、預防動脈硬化。蘋果中富含的維他命 C 可以保護心臟和心血管，所含的鉀元素可促進鈉的排泄，有效地防治高血壓。蘋果特殊的清香還有提神醒腦的功效，有助於高血壓患者穩定血壓。

苦瓜蘋果飲

原料：苦瓜、蘋果各 100 克

調料：蜂蜜、鹽水各適量

做法：

1. 苦瓜洗淨，去瓤，切丁，放入鹽水中浸泡 10 分鐘。
2. 蘋果洗淨，去皮，切小塊。
3. 將蘋果、苦瓜放入榨汁機中，加入適量溫水，榨汁，過濾後倒入杯中，根據口味添加蜂蜜即可。

蘋果蘆薈湯

原料：蘋果 300 克、蘆薈 150 克

調料：枸杞子、冰糖、白糖各適量

做法：

1. 蘋果削皮，去核洗淨，切成小塊；枸杞子洗淨。
2. 蘆薈去皮，洗淨，切成條狀，撒上白糖醃製片刻。
3. 鍋中加適量清水煮沸，倒入蘋果塊、蘆薈條、冰糖、枸杞子，小火燉至酥軟即可。

杏仁蘋果瘦肉湯

原料：豬瘦肉 500 克，蘋果 100 克，無花果、杏仁、銀耳各 15 克

調料：白醋、鹽各適量

做法：

1. 蘋果洗淨，切塊；銀耳泡發，洗淨撕小朵。
2. 豬瘦肉洗淨，切大塊，焯水瀝乾。
3. 湯煲加適量清水，大火煮沸，放入蘋果塊、豬肉塊、無花果、杏仁燉 2 小時，放入銀耳燉至軟爛，調入鹽、白醋即可。

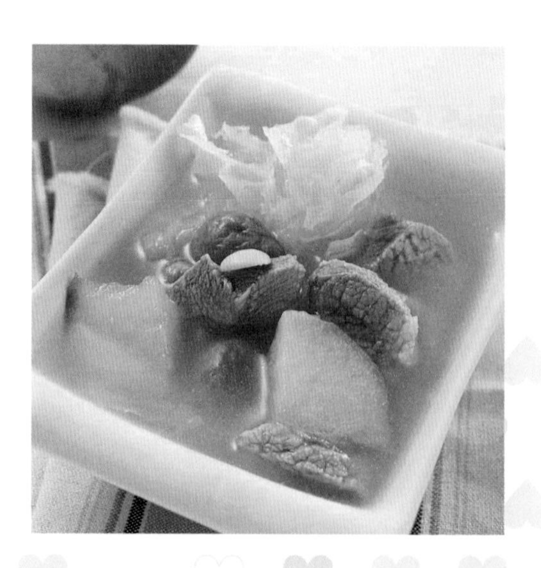

檸檬 宜這樣吃

宜適當多吃檸檬

檸檬富含維他命 C 和維他命 P，能增強血管彈性和韌性，可以防止膽固醇氧化後沉積於血管內壁，是高血壓、心肌梗塞等心血管疾病患者的理想食材。檸檬還能促進胃中蛋白分解酶的分泌，能促進腸胃蠕動，保持腸胃健康。

檸檬瓜條

原料：青瓜 400 克，蜜棗、檸檬各 50 克

調料：白糖適量

做法：

❶ 青瓜洗淨，去皮，切條；蜜棗切塊；檸檬洗淨，切丁，放入榨汁機中榨汁。

❷ 將青瓜條、蜜棗塊置於容器中拌勻。

❸ 將檸檬汁加入白糖，調拌成澆汁，澆入青瓜條和蜜棗中拌勻即可。

檸檬薄荷茶

原料：檸檬半個、綠茶 1 包、薄荷葉適量

調料：無

做法：

❶ 檸檬洗淨，切片；薄荷葉洗淨。

❷ 將檸檬片、綠茶包放入杯中，加入沸水沖泡，加蓋悶幾分鐘。

❸ 待水不燙時，加入薄荷葉浸泡即可飲用。

檸檬煨嫩雞

原料：嫩雞 1 隻、檸檬 50 克

調料：薑片、植物油、白糖、鹽各適量

做法：

❶ 嫩雞處理乾淨，剁成塊，焯水後瀝乾。

❷ 檸檬洗淨、切丁，放入榨汁機中榨汁。

❸ 鍋入植物油燒熱，下薑片爆香，入雞塊煎至金黃，加入適量清水、檸檬汁、白糖、鹽，小火燜燉至熟爛即可。

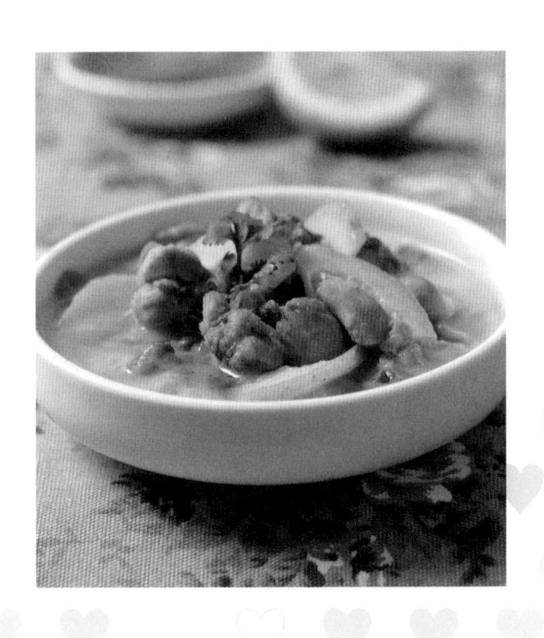

梨

宜這樣吃

宜適當多吃梨

梨中含有豐富的B族維他命，具有保護心臟、增強心肌活力、降低血壓的功效，所含的苷類同樣有助於高血壓患者降低血壓。梨中富含果膠，促消化、預防便秘。此外，梨含的木質素會結合腸道中的膽固醇並排出體外。

雪梨雞絲

原料：雪梨200克、雞胸肉100克、彩椒20克

調料：蛋清、生粉、植物油、料酒、白糖、鹽各適量

做法：

1. 雞胸肉洗淨，切絲，用蛋清、水、鹽、料酒、生粉漿好；雪梨洗淨，削皮切絲；彩椒洗淨，切細絲。
2. 鍋入植物油燒熱，入雞絲滑熟，撈出瀝油。
3. 雞絲、雪梨絲、彩椒絲放入盤中，加鹽、白糖拌勻即可。

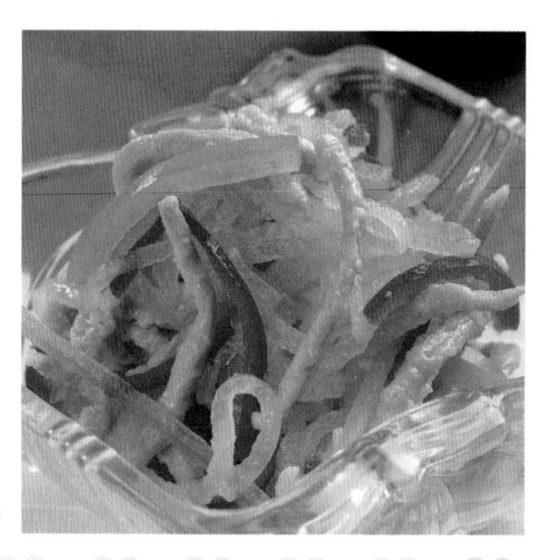

蓮藕拌梨絲

原料：蓮藕、梨各100克

調料：檸檬汁10毫升、白糖適量

做法：

1. 蓮藕去皮，洗淨，切絲，入沸水中焯2分鐘；梨去皮，切絲。
2. 將蓮藕絲、梨絲放入大碗中，加入白糖、檸檬汁拌勻即可。

生薑甜梨湯

原料：鴨梨200克、生薑10克

調料：花椒、白糖、蜂蜜各適量

做法：

1. 鴨梨洗淨，去皮，切瓣狀；生薑去皮，切薄片。
2. 鍋中加適量清水，放入生薑片，煮成生薑水，放入鴨梨塊、花椒，調入白糖和蜂蜜，繼續煮至鴨梨呈透明即可。

香蕉

宜這樣吃

宜適當多吃香蕉

香蕉屬高鉀食物，豐富的鉀元素能促進體內多餘的鈉元素的排出，幫助穩定血壓。香蕉富含的胡蘿蔔素、B族維他命、維他命C以及果膠都具有維護心血管健康的作用，能防止心血管併發症的發生。另外，香蕉中還含有豐富的血管緊張素轉化酶抑制物質，可以抑制血壓的升高。

香蕉粥

原料：糯米50克、粳米50克、香蕉150克。

調料：無

做法：

❶ 將糯米、粳米分別洗淨；香蕉剝皮，切成丁。

❷ 鍋中加適量清水，倒入糯米和粳米，大火煮沸後改小火煮至八成熟。

❸ 將香蕉丁倒入鍋中，繼續煮沸即可。

香蕉蝦仁

原料：香蕉500克、蝦仁100克、蛋清50克

調料：蔥花、生粉、植物油、豉油、料酒、鹽各適量

做法：

❶ 蝦仁洗淨，用料酒、生粉醃製；香蕉去皮切丁，用蛋清、生粉拌勻。

❷ 鍋入植物油燒熱，炸熟香蕉丁，撈出瀝油。

❸ 鍋入植物油燒熱，下蔥花爆香，入香蕉丁、蝦仁翻炒，加豉油、鹽調味即可。

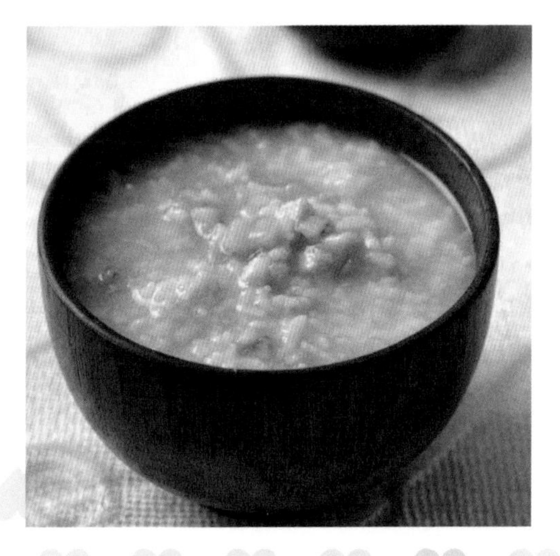

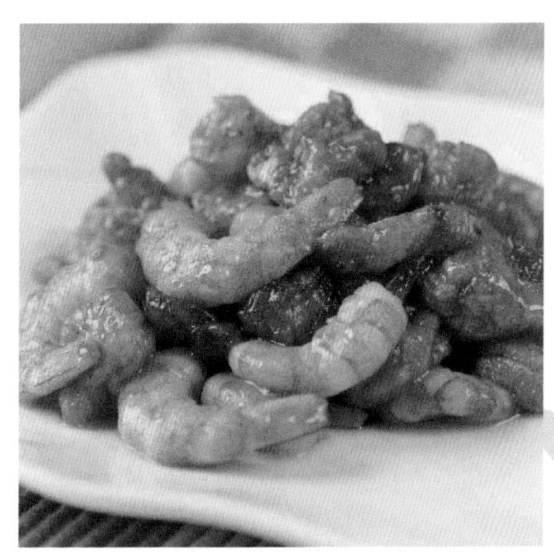

奇異果

宜這樣吃

宜適當多吃奇異果

奇異果中富含的精氨酸可以改善血液流動、阻止血栓的形成，有助於降低冠心病、高血壓、心肌梗塞、動脈硬化等心血管疾病的發病率。奇異果中所含的維他命 C 是一種很強的抗氧化劑，能擴張血管、抑制膽固醇和甘油三酯在血管壁上沉積，從而保護心血管健康。高血壓患者經常食用奇異果，對於穩定血壓十分有益。

奇異果洋蔥沙律

原料：奇異果 150 克、洋蔥 50 克

調料：橄欖油、鹽各適量

做法：

❶ 洋蔥去皮，洗淨，留洋蔥白皮，切成絲。

❷ 奇異果去皮，洗淨，切成薄片。

❸ 將洋蔥絲和奇異果片一起放入碗中，加適量鹽調味，淋少許橄欖油拌勻即可。

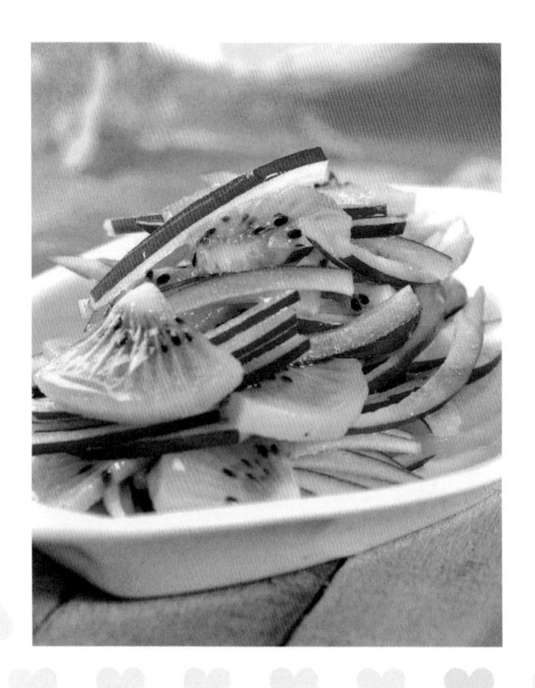

奇異果乳酸果汁

原料：奇異果 150 克、乳酸 60 毫升

調料：奇異果濃縮汁、蜂蜜、冰水、碎冰各適量

做法：

❶ 奇異果去皮，洗淨，切小塊。

❷ 將奇異果塊、乳酸、奇異果濃縮汁、冰水、碎冰一起放入果汁機中，攪拌 30 秒左右，過濾去渣，倒入杯中。

❸ 加入適量蜂蜜調味，攪拌均勻即可。

奇異果銀耳羹

原料：奇異果 100 克、銀耳 2 克、蓮子 20 克

調料：冰糖適量

做法：

❶ 奇異果去皮，切小塊；銀耳泡發，撕成小朵；蓮子洗淨，去芯。

❷ 鍋中加適量清水，放入銀耳煮沸，倒入蓮子，改中火燉 1 小時至銀耳呈膠狀、蓮子膨大。

❸ 加入適量冰糖煮化，關火放入奇異果，攪拌均勻即可。

山楂
宜這樣吃

宜適當多吃山楂

山楂能有效預防心血管疾病，這是因為山楂中含有豐富的胡蘿蔔素、維他命 C、黃酮類物質及乙醯膽鹼等營養素，適量食用可擴張血管、軟化血管、改善心臟活力、降低血壓以及減少膽固醇含量。

山楂果凍

原料：瓊脂、山楂乾各 50 克

調料：白糖適量

做法：

❶ 將山楂乾放在冷水中浸泡 1 小時。

❷ 鍋中加適量清水，倒入山楂乾和適量白糖，煮至湯汁呈濃稠的紅色，撈去山楂不要。

❸ 放入瓊脂，繼續大火煮至瓊脂化開，冷卻後倒入果凍模中，放入冰箱中冷凍，待完全凝結後即可脫模食用。

山楂粥

原料：粳米 100 克、山楂 20 克

調料：鹽適量

做法：

❶ 粳米淘洗乾淨；山楂洗淨，切片。

❷ 鍋中加適量清水，放入粳米，大火燒沸，改小火煮半小時。

❸ 下入山楂片，繼續煮 10 分鐘，加鹽調味即可。

山楂陳皮茶

原料：山楂乾 20 克、陳皮 10 克

調料：冰糖適量

做法：

❶ 將山楂乾、陳皮分別洗淨，用冷水浸泡 20 分鐘。

❷ 鍋中加適量清水，倒入山楂和陳皮，大火煮沸。

❸ 加入冰糖煮化，關火，涼至溫熱後即可飲用。

山楂鯉魚湯

原料：山楂 25 克、蛋清 50 克、鯉魚 500 克

調料：蔥花、生粉水、料酒、鹽各適量

做法：

❶ 鯉魚洗淨切片，用蛋清、生粉水、料酒、鹽醃製片刻。

❷ 山楂洗淨後去核，切成片。

❸ 鍋中加適量清水，入山楂片，煮沸後將魚片放入鍋中，煮熟，加鹽調味，撒上蔥花即可。

核桃

宜這樣吃

宜適當多吃核桃

核桃中含有的 ω-3 脂肪酸，不僅能降低膽固醇，防止動脈硬化，改善血液循環，保護心血管系統，還可以減少心理壓力，使舒張壓明顯下降，對於心理壓力造成的血壓升高有緩解的作用。核桃中含有的維他命 E，能有效清除自由基，延緩人體衰老。

核桃明珠

原料：鮮蝦 300 克，核桃仁 100 克，蘆筍、紅蘿蔔各 50 克

調料：蛋白、蒜蓉、生粉、胡椒粉、植物油、蠔油、紹酒、白糖、鹽各適量

做法：

❶ 蘆筍、紅蘿蔔洗淨切塊；核桃仁炸熟。

❷ 蝦仁洗淨，用蛋白、生粉、胡椒粉、蠔油、白糖、鹽醃製。

❸ 鍋入植物油燒熱，下蒜蓉爆香，放入蝦仁、核桃仁、蘆筍塊、紅蘿蔔塊、紹酒大火炒熟即可。

奶湯鮮核桃仁

原料：牛奶 500 毫升、核桃仁 200 克、蘑菇 50 克、椰菜花 20、火腿 10 克

調料：麻油、鹽各適量

做法：

❶ 核桃仁去膜皮，洗淨，入沸水中焯一下，撈出瀝水。

❷ 蘑菇洗淨，從中間切開，焯水；椰菜花洗淨，掰成小朵，焯水；火腿切片。

❸ 鍋中加牛奶煮沸，放入核桃仁、椰菜花、蘑菇，大火燒沸，放入火腿片稍煮，加適量鹽調味，淋少許麻油即可。

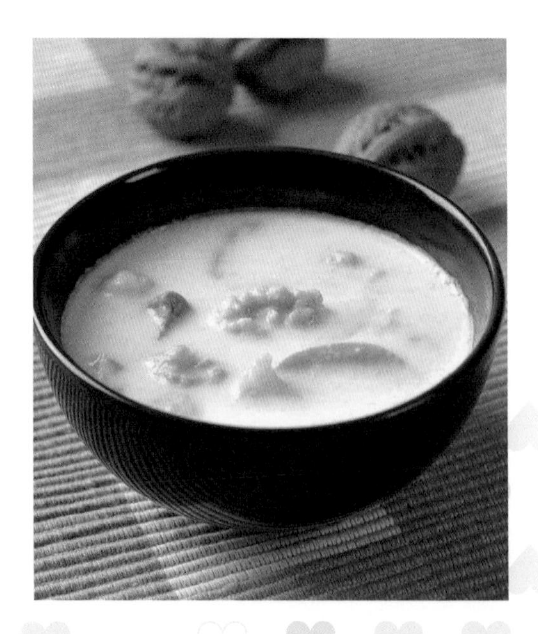

蓮子

宜這樣吃

宜適當多吃蓮子

蓮子中不僅富含鈣、磷、鉀等礦物質，還含有一種非結晶形生物鹼 N-9，這種物質可以增加血管彈性，促進血管擴張，從而降低血壓。蓮子中還含有一種 β - 穀甾醇和生物鹼，可以促進膽固醇降解代謝，對高血壓、動脈粥樣硬化均具有顯著療效。

銀耳蓮子西米羹

原料：蓮子、西米各 50 克、水發銀耳 20 克

調料：冰糖適量

做法：

❶ 蓮子洗淨，去蓮芯；銀耳洗淨，撕成小朵；西米洗淨。

❷ 鍋中加適量清水，放入西米，煮至西米呈半透明狀，關火，悶 15 分鐘，撈出過涼；鍋洗淨加水煮沸後，再次倒入西米，煮 5 分鐘，盛出。

❸ 高壓鍋中加適量清水，放入蓮子、銀耳煮 30 分鐘，倒入西米，加冰糖調味即可。

檸檬銀耳蓮子湯

原料：銀耳 5 克、蓮子 10 克、檸檬 20 克

調料：無

做法：

❶ 銀耳、蓮子分別用水浸泡 1 小時，銀耳撕成小朵，蓮子去芯；檸檬洗淨，切片。

❷ 鍋中加適量清水，放入銀耳、蓮子小火慢燉 40~60 分鐘，煮至湯黏稠，盛出。

❸ 將檸檬片泡在煮好的銀耳蓮子湯中，即可飲用。

百合蓮子炒牛肉

原料：牛肉 250 克，百合、蓮子各 30 克，青、紅辣椒 50 克

調料：蛋黃、葱段、薑片、生粉水、植物油、鹽各適量

做法：

❶ 牛肉洗淨切片，用蛋黃、鹽、生粉水醃製，過油。

❷ 將蓮子、百合及青、紅辣椒洗淨。

❸ 鍋入植物油燒熱，下葱段、薑片爆香，放入牛肉，百合，蓮子及青、紅椒，清水煸炒收汁，加鹽調味即可。

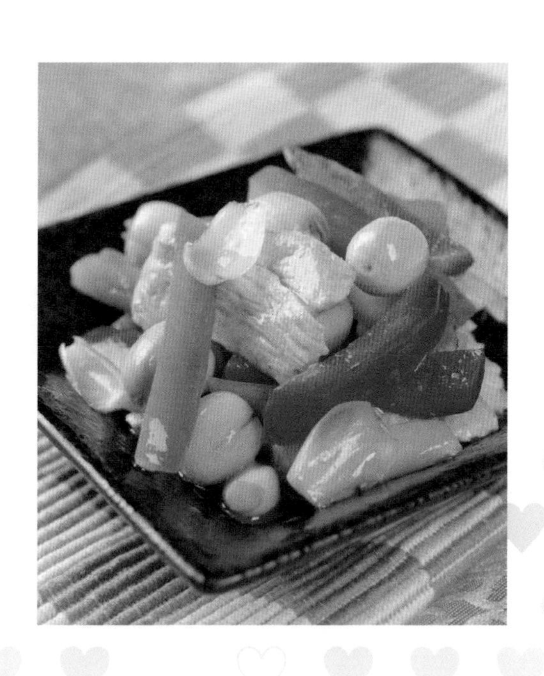

忌 經常節食

有些人為保持理想的身材而節食減肥，長期如此，容易造成營養不良，導致機體代謝紊亂，血壓容易升高。高血壓患者節食還會導致體內缺乏鈣、鉀和優質蛋白質等營養成分，加重原有病情。因此，高血壓患者不宜採用節食方法來減肥或降壓，而是要合理飲食並搭配適量運動。

忌 吃得過飽

一次性吃得過飽，會加重腸胃功能的負擔，而且飯後全身血液較多地集中在胃腸道，會使冠狀動脈供血不足，加重心肌缺血、缺氧，易導致血壓升高，誘發心絞痛、心律失常，甚至發生急性心肌梗塞。經常吃得過飽還會引起過剩的脂肪沉積在血管中，易引起動脈粥樣硬化的形成，進而加重高血壓的病情。一般情況下，高血壓患者每餐吃八分飽對身體健康更有益處。

忌 盲目進補

高血壓患者長期患病，體質較虛弱，有的患者認為自己宜適當進補。但服用肉類、人參等補品或補藥後，可能會導致血壓升高；所以高血壓患者不宜盲目進補。高血壓患者進補應以清補、溫補為主，選擇既含有豐富營養的，又具有降壓作用的食物，如淮山、蓮子、銀耳、芹菜、燕麥、百合等。

飲食忌 吃全素

高血壓患者飲食宜清淡，但是不是就要遠離肉類食物呢？如果長期食用素食，導致體內脂肪含量較低，會影響脂溶性維他命的吸收。所以高血壓患者飲食應以素食為主、葷食為輔，既可以保證食物中的營養成分全面、互補，還有利於保持體液的酸鹼平衡。如果堅持吃素，最好多吃些豆類來補充優質蛋白，還應該多吃富含鐵質和維他命C的食物。

忌 不吃早餐

有些人早晨起床後時間緊張，常常不吃早餐，有些人甚至沒有吃早餐的習慣，這樣到了中午，身體需要大量的熱量，大腦就會釋放出需要高熱量的信號，使人產生較強的食慾，容易造成午餐一次性攝入過多的飲食，會增加血流量，增加血液黏稠度，導致血壓升高，還增加了肥胖症、高血脂、糖尿病等疾病的發病率。

忌 晚餐過晚

現在很多人，晚上需要應酬或加班，晚餐吃得過晚，常常是吃完晚飯就到了上床睡覺的時間。這樣腸胃就會放棄休息時間來消化食物，影響腸胃功能和睡眠質量，而且體內的蛋白質、脂肪含量增多，加上睡眠時血流緩慢，易形成血栓，加重高血壓病情。
進餐後 4~5 小時是人體排鈣的高峰時段，如果晚餐吃得太晚，當排鈣高峰到來時人們已經入睡，尿液不能及時排出，尿中大量的鈣就會沉積下來，久而久之易形成腎、輸尿管、膀胱和尿道結石。一般宜在晚上 6 點左右吃晚餐，最遲不要超過晚上 8 點。

忌 節日期間飲食不當

節日期間，菜餚比平時更為豐富、美味，加上親朋好友一起聚餐，氛圍融洽，食慾大增，不知不覺中就容易攝入過多的食物，尤其是攝入較多高脂肪、高蛋白、高鹽的食物，不僅會增加腸胃的負擔，而且心臟也會分配大量的血液流向腸胃，使血流量增多、血壓升高。另外，血液中血脂增高，會導致血液黏稠、血流速度減慢，容易誘發心絞痛、心肌梗塞等疾病。需要提醒的是，患者在節日期間不要忘記服用降壓藥。

飲食 忌 烹調方式不當

燒、烤、炸、煎屬高溫油炸類烹調方式，會造成動物性蛋白分解產生致癌的誘變劑，還會因為油脂使用過多導致食物含油量超標，不利於穩定血壓、保護血管。而煮、燉、蒸的烹調方式可以較完整地保留食材中的營養成分，用這些烹調方式製作的食物更為健康，更適合高血壓患者食用。

忌 飲食過辛辣

生活中，有不少人喜歡辛辣的口味，喜歡用辣椒、花椒、胡椒、生薑、八角、韭菜、蒜等來調味，但對於高血壓患者來說，最好不要吃辛辣食物。
醫學專家表示，常吃辛辣食物容易導致血壓不穩，尤其是當高血壓患者在頭昏、頭脹、焦躁等狀態下，更不能吃辛辣食物，否則容易誘發腦卒中（中風）、心肌梗塞等急性心腦血管疾病。另外，高血壓患者往往需要控鹽、控油，而辛辣食物味道厚重，會加速身體的血液循環，容易使血壓升高，增加了患各種併發症的風險。

忌 多攝入味精

味精的主要成分是穀氨酸鈉，可以在體內分解成穀氨酸和鈉離子。味精食用過多，會造成體內鈉瀦留，導致血管管腔變細，血管阻力升高，同時血容量升高，會進一步使血壓升高，並加重心、腎負擔。而往往越是血壓高的人，味覺越不靈敏，越會要求味道厚重，久而久之很容易形成惡性循環。為了控制血壓，應該從忌口開始，少吃味精，慢慢糾正不健康的飲食習慣。

忌 過量食用豉油

豉油是將豆類蒸熟後加入米麴黴菌發酵而成，能使豆類分解出游離氨基酸，營養價值也高。但發酵還需加水煎煮，期間為防止變質就添加大量的食鹽，為了色澤美觀又會添加焦糖。過量食用豉油易導致高血壓、腎病等疾病，而吃多焦糖（紅糖燒焦）對身體更不利，會帶來一系列疾病。所以，高血壓患者食用豉油也應適量，炒菜時能少放就少放。

忌 常吃油炸食品

油炸食品是在極短時間內經過熱油高溫烹製而成，油脂經反復高溫加熱後增加了致癌物和有害物質的含量。其中不飽和脂肪酸經高溫加熱後產生的聚合物毒性較強，易產生亞硝酸鹽類物質。油炸食品含有大量的油脂和脂肪酸，長期食用會導致體內膽固醇升高，給身體各器官增加代謝負擔，堆積的脂肪可以引發動脈硬化，對高血壓患者的健康極為不利。所以，高血壓患者最好不要吃油炸食品。

忌 經常吃快餐

很多加工和快餐食品中，往往添加了大量的鹽分和防腐成分，即使吃起來不太鹹，但其實裡面的含鹽量已經超出了人體所需；這是由於快餐食品中也加入了其他調料，可以抵消一部分鹹味。另外，經常食用這些加工和快餐食品，會降低舌頭對鹽味的敏感性，致使對高鹽食物的需求進一步增加，易加重高血壓病情。因此，高血壓患者為了自身的健康，應儘量減少鹽分的攝入，少吃加工和快餐食品。

忌 常吃方便食品

方便食品的主要成分是碳水化合物、少量味精、食鹽和調味品，其香濃誘人的味道多數來自香精，真正的肉類含量很少，嚴重缺乏蔬菜。並且很多方便食品還含有對人體健康不利的食品色素、防腐劑等。常見的方便食品包括方便麵、速凍食品等，生產廠家為了讓食物的保質期長一點兒，都會加入鈉製鹽，一包方便麵就含有 2.3 克鹽。所以高血壓患者要儘量少吃方便食品。

忌 多吃糯米

糯米中的澱粉基本上都是支鏈澱粉，黏性高、不易消化，如果食用方式不對，很容易增加胃腸負擔，造成消化不良，引起體內的血液急劇上升，導致血壓升高。另外，糯米做成的湯圓、粽子、糯米雞之類的食品，都含有大量的脂肪、鹽和糖，這不利於高血壓患者過多食用，所以每次食用最好不要超過 50 克。

忌 多吃豬蹄

豬蹄中脂肪和膽固醇含量很高，食用後不僅會增加腸胃功能負擔，還會導致體內膽固醇含量升高，易形成動脈粥樣硬化，進而引起血壓升高。尤其是豬蹄的豬皮中脂肪含量高達 20%，高血壓患者更應避免食用。另外，肥豬肉、豬肝、豬大腸、豬腎、豬血等食物均不適宜高血壓患者食用。

忌 食用肉皮

無論是豬皮，還是雞皮、鴨皮，這些動物的皮中都含有大量的飽和脂肪酸和膽固醇，高血壓患者應避免食用。經常吃這種食物不僅會造成血液中膽固醇含量增加，還會誘發動脈硬化和心肌梗塞。因此，高血壓患者食用肉類時，儘量不要食用肉皮。

忌 過量吃瘦肉

雖然瘦肉中的飽和脂肪酸含量低於肥肉，但瘦肉脂肪含量也不低。並且瘦肉中含有較多的蛋氨酸，高溫加熱後會產生半胱氨酸，會對動脈血管壁的內皮細胞造成損害，使血液中的膽固醇和甘油三酯等脂質沉積在動脈血管壁內，易導致血壓上升。因此，高血壓患者平時忌過量吃瘦肉。

忌 食用豬油

高血壓患者飲食應以低鹽、低脂肪為主，豬油中富含飽和脂肪酸，經常食用容易導致患者血管內的膽固醇、甘油三酯、低密度脂蛋白的含量增高。時間長了，這些脂類在血管壁上堆積就會形成動脈硬化，血管壁腔狹窄就會導致血壓升高，加重病情，甚至損害其他臟器，所以高血壓患者最好不吃豬油。

忌 多吃香腸

香腸是肉類加工食品，是高鈉、高脂肪的食品，大量攝入會使體內鹽分過高，造成血壓波動，增加腎功能負擔。香腸中含有的飽和脂肪酸、膽固醇含量比新鮮的肉類還要高，經常食用易引起肥胖、高血脂等疾病。另外，為了使香腸色澤美觀和延長保質期，會添加防腐劑、增色劑和保色劑，不僅會加重人體肝臟的代謝負擔，而且其中致癌物質含量很高，過多食用會增加患心臟病和癌症的風險。

忌 食用魚子（魚卵）

魚子是一種營養豐富的食品，含有大量的蛋白質、維他命、礦物質和核黃素，能增強體質、補鈣健腦。但魚子也是高膽固醇的食物，高血壓患者食用後會增加體內膽固醇含量，而且低密度膽固醇沉積在血管壁還可誘發動脈硬化，易加重高血壓患者的病情。所以，高血壓患者要少吃或者不吃魚子。

忌 多吃蛋黃

蛋黃雖然營養豐富，但並非人人適宜；因為蛋黃中含有較多的膽固醇，攝入過多的蛋黃，容易引起高膽固醇血症、動脈粥樣硬化等併發症。如果已合併有上述的併發症，更應積極地限制蛋黃的攝入。一般高血壓患者每天吃一個雞蛋即可，對於蛋黃餅乾、蛋黃麵包等含有蛋黃的食物也應加以限制。

忌 多吃鹹鴨蛋

鹹鴨蛋是醃製食品，其中含有較多的鹽分，食用後易引起血壓升高，加重高血壓病情。鹹鴨蛋的蛋黃中含有較多的油脂和膽固醇，會引起體內膽固醇含量升高，易導致動脈硬化，誘發高血脂。另外，鹹鴨蛋中還含有較多的亞硝酸鹽等有害物質，長期大量吃，會引發癌症等細胞突變。

忌 多吃鹹菜

鹹菜是由蔬菜醃製而成，其中含有的維他命被大量破壞，營養價值極低，並且鹹菜中含有大量的鹽分，高血壓患者食用後容易引起血壓升高。蔬菜在醃製的過程中，會產生亞硝酸鹽和亞硝酸化合物，食用亞硝酸鹽過多會使血液中的血紅蛋白失去攜氧能力，亞硝酸化合物易誘發癌症。另外，鹹菜含有大量的草酸和鈣，食用後易在腎臟產生不易溶解和吸收的草酸鈣，從而形成結石。

忌 多吃豆腐乳

豆腐乳是屬發酵製成的豆製品，由於微生物的發酵作用，其中含有的活性物質具有保健成效。但是吃豆腐乳要適量，不能多吃，因為豆腐乳在發酵過程中有可能被有害的黴菌侵入，其中黃麴黴素是一種劇毒及強致癌物質。並且豆腐乳還含有大量的鹽分，多吃易導致血壓升高、動脈硬化。

麵包食用禁忌

很多麵包在加工過程中都會添加鹽，尤其是鹹味的麵包。有調查表明，全麥麵包是含鹽量最高的麵包，100 克麵包中含鹽量高達 1.5 克。另外，牛角麵包、麥圈中含鹽量也很高。所以，高血壓患者最好少吃或者不吃鹹味麵包，儘量選擇無鹽、低鹽麵包。

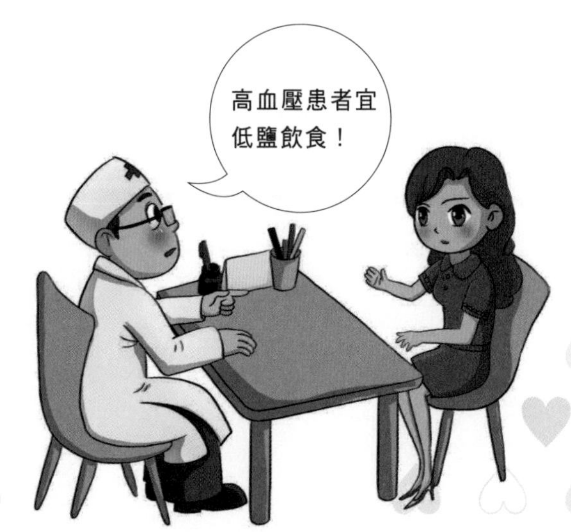

忌 吃西柚

高血壓患者在服藥期間不宜吃西柚。因為西柚含有一種活性成分 CYP-3A4，這種物質可以和卡托普利、硝苯地平片在腸道結合，激化藥物的藥效，相當於加大了藥量。並且 CYP-3A4 還會影響肝臟解毒的功能，干擾體內正常的代謝過程，增強了藥物的毒副作用。若服降壓藥的同時吃西柚，有可能發生多種毒副反應，血壓降低、頭暈心慌、倦怠無力，甚至誘發心絞痛、心肌梗塞或者中風。

忌 吃零食過多

大多數的零食都是加工食品，這些食品在製作過程中，為了增加色澤和口感，往往會加入色素、香精、糖、鹽之類的添加劑。所以大多數零食都是高熱量、高脂肪、高鹽、高糖的垃圾食品，這些零食不僅會導致人發胖，還不利於血壓的穩定，易誘發其他疾病。如果無法控制吃零食的慾望，最好選擇一些新鮮水果，如香蕉、蘋果等，不僅可以解決口腹之慾，還可以幫助穩定血壓。

忌 經常吃蜜餞

大多數蜜餞在製作過程時都會經過鹽水浸泡，再用糖料醃製，口感是不錯，但是鹽分含量卻很高。尤其鹽津口味的蜜餞，含鹽量要遠遠高於人體對鹽分的需求量。鹽量過多會導致血壓升高，還會增加患動脈硬化的概率。
並且，很多蜜餞還會添加甘草，甘草中含有甘草酸，會導致鉀過量流失，而使鈉瀦留在腎臟無法排出，易出現水腫、血壓升高、影響降壓藥藥效。另外，除了蜜餞，其他零食如鹽焗腰果、杏仁等也含有較多的鹽分，高血壓患者應儘量少吃或不吃。

忌 食用薯片

薯片的主要成分是脂肪、澱粉和鹽，它的油、鹽、糖的含量都比較高，是一種營養素含量低，但熱量高的食品。很多人覺得油炸的薯片含油量大，而選擇食用非油炸的薯片，其實即便是非油炸的薯片，含油量也在 21% 以上，且非油炸薯片的含鹽量還要高於油炸薯片。
不管是否為油炸薯片，其中都含有丙烯醯胺、溴酸鉀和過量的鋁。丙烯醯胺是一種致癌物質，而溴酸鉀過量食用會損害人的中樞神經、血液及腎臟。高血壓患者如長期食用薯片，不僅血壓易升高，還易誘發高血壓的併發症。

忌 吃冰淇淋

冰淇淋是一種高脂肪、高糖分食品，往往含有過量的色素、香精和防腐劑，並且含有大量的飽和脂肪和反式脂肪酸。反式脂肪酸是導致心腦血管疾病的主要因素，會危害人體健康。另外，冰淇淋的溫度一般在 0℃左右，食用後會導致血管收縮，引起血壓迅速升高激化病情，很容易誘發心腦血管疾病。

忌 食用奶油

甜點、蛋糕上的奶油多是人造奶油，也稱之為植脂奶油，主要由植物油、水、鹽、奶粉、砂糖、香精等調和而成。植脂奶油很難被身體分解，也不容易被代謝出去，經常會留在體內，囤積在細胞或血管壁上，增加血液黏稠度和凝聚力，易加速血栓的形成。經常食用奶油，還會增加血液中低密度脂蛋白的濃度，高密度脂蛋白的濃度降低，引起血液的黏稠度增高，增加動脈粥樣硬化的發病率。奶油中還含有大量反式脂肪酸，這種脂肪酸對人體危害極大，不僅很難被人體消化，還極易在腹部堆積導致肥胖，引發多種疾病，危害身體健康。

忌 一次性喝水過多

高血壓患者不宜一次性喝水過多，尤其是純淨水，否則會使血容量增加，引起血壓升高。同時，血液中的水分還會快速進入體細胞，如果腦細胞中水分過多，就會引起顱內壓增高，導致出現頭暈、噁心、嘔吐等不適症狀。高血壓患者飲水時，最好採取少量多飲，並且注意水的溫度不宜過熱或過涼。

忌 飲用濃茶

茶葉中含有豐富的維他命、兒茶素、茶多酚以及多種礦物質，這些營養物質有助於抑制血小板凝聚，促進脂肪代謝，降低血壓和膽固醇，預防心血管疾病。但濃茶裡的茶鹼含量較高，會引起大腦興奮，易出現失眠、不安、心悸等不適，使血壓上升。另外，茶葉中含有一種鞣酸，它會和食物中的蛋白質結合生成鞣酸蛋白，易導致便秘，並引起血壓升高，所以高血壓患者最好吃完飯一個小時後再喝茶。

忌 過量飲用咖啡

咖啡中的咖啡因不僅可以促使血壓上升，還會造成情緒興奮、緊張，加重高血壓的症狀。尤其是有遺傳病史的高血壓患者，飲用咖啡以後血壓更會急速上升。所以，高血壓患者要避免喝咖啡，尤其是在加班時不要喝咖啡，否則壓力和咖啡因相遇，更易使血壓飆升。

忌 用藥後過量飲酒

高血壓患者要嚴格控制飲酒，尤其切忌在服用降壓藥後過量飲酒。因為降壓藥是通過肝臟中的酶進行代謝，以減少藥物所含毒性對身體的傷害。而過量飲酒會對造成肝臟細胞受損，減弱肝臟對藥物解毒的能力，激發身體對降壓藥產生的不良反應。酒中的乙醇還具有擴張血管的作用，服藥後飲酒，乙醇還會增強降壓藥的功效，易造成低血壓。

忌 喝碳酸及運動型飲料

高血壓患者不宜喝運動型飲料和碳酸飲料。運動型飲料中一般都會含有鈉離子等電解質成分，飲用後容易加重血液、血管和腎臟的負擔，導致血壓升高，並增加心臟負荷，引發身體不適。碳酸飲料中糖、鈉的含量都很高，也易引起血壓升高，並加劇動脈硬化。即便是喝低糖可樂，也會增加患高血壓的風險。

高血壓患者 忌 抽煙

煙草中所含的尼古丁能刺激心臟和腎上腺素釋放大量的兒茶酚胺，會使心跳加快、血管收縮，導致血壓升高。吸煙還會促使鈣鹽、膽固醇等物質在血管壁沉積，會加速動脈硬化的形成，對控制高血壓十分不利。另外，有吸煙習慣的高血壓患者會逐漸降低對降壓藥物的敏感性，也會影響降壓效果。

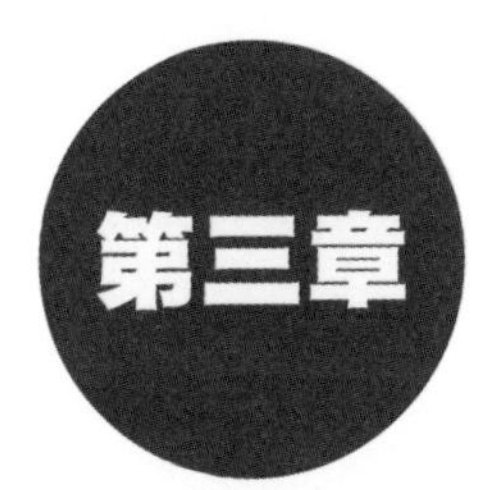

高血壓患者康復運動宜/忌

有些高血壓患者認為自己有頭暈、頭痛的症狀，應該多休息，能不活動就儘量不活動。其實，適量的運動能輔助高血壓患者降低血壓，延緩疾病的發展進程。所以，高血壓患者應根據自己的身體情況選擇合適的運動。運動過程中還要掌握正確的方法，以免運動方式不當，對身體造成傷害。

宜 認識適當運動的益處

適量運動可以放鬆情緒，調節自主神經系統的功能，提高心臟的儲備能力，增加血管的彈性，可起到預防高血壓的作用。運動可以擴張外圍血管，降低交感神經興奮性，從而達到降低血壓的效果。運動同時還能改善骨骼肌代謝，減輕心臟的負荷，增強免疫力。

宜 把握好運動的強度

運動是否能夠幫助血壓恢復正常，運動強度起到了決定因素。大量案例表明，從事中等強度以下的耐力性運動，降壓效果最佳。運動強度一般以心率小於「170 －年齡」為適宜的運動量。例如 60 歲老年人運動後的心率不宜超過 110 次 / 分鐘（170 － 60 ＝ 110）。運動強度以停止活動後心率在 3~5 分鐘內恢復正常較為合適，即在運動後微汗小喘，但是講話時不感覺疲憊。一般每週運動 3~5 次即可，如果每天都運動，則要求第二天感覺精力充沛為宜。

宜 掌握好運動的時間

高血壓患者運動時，要選擇好合適的時間，一般上午的 9~11 點，或者下午 16~20 點比較適合運動。這段時間內，高血壓患者進行規律的運動，既能保證運動的安全性，也能達到良好的運動效果。一般運動需達到最大運動強度的 70%，持續 20~30 分鐘；如果高於此強度，需持續運動 10~15 分鐘；如果低於此強度，需持續運動 45~60 分鐘。另外，高血壓患者不要在氣溫過低或過高的時間段運動，以免影響血壓平穩。

宜 選擇合適的運動地點

運動場地宜選擇空氣好、環境好、具有一定活動空間，路面較為平緩安全的地方，如公園、學校、廣場等都是不錯的選擇。應儘量避免在街道、巷子、馬路邊等有安全隱患的地方運動，尤其是馬路邊，過往的車輛不僅會造成精神緊張，導致血壓升高，而且車輛經過時產生的尾氣還不利於呼吸系統的健康。

運動宜循序漸進

高血壓患者運動時，要以循序漸進為原則。開始運動時，一定要避免大動作、高強度的運動，運動時間可以先從 10~15 分鐘開始。隨著身體狀況的改善，再逐漸增加運動時間和強度，而不要一開始就要求自己達到某個運動強度。如果在運動中出現頭暈、眼花，應在緩衝動作後停下來休息。

服藥後運動 宜/ 注意

一些藥物會使患者的心率減慢，如心得安、倍他樂克，患者在安靜狀態下的心率可減慢至 50~54 次 / 分。如果患者本身活動量較少，進行有氧運動後，其心率會迅速上升，出現心慌、氣短、血壓升高等不適，所以服用類似藥物的患者在運動時宜將心率控制在 90 次 / 分。

而有些藥物服用後會加快心率，如心痛定，患者在服藥後應避免運動，只做一些腹式呼吸或舒緩的運動。

運動前 宜/ 檢查身體

高血壓是一種易發生意外，具有一定危險性的疾病。在確定要進行健身鍛煉之前，要檢查身體，記錄下血壓、心率變化、心電圖等情況，這樣可以先確定血壓處於穩定狀態，再開展運動鍛煉。還可以與運動後身體發生的變化進行對照，並根據變化調整運動的強度，避免在運動時發生意外。

需要提醒的是，最好在每次運動前也測量血壓，確定血壓處於正常安全值時再進行運動。並且在運動結束後也要測量血壓，如果經過一段時間的運動後，血壓不降反升，就要逐漸減少運動量甚至停止運動。

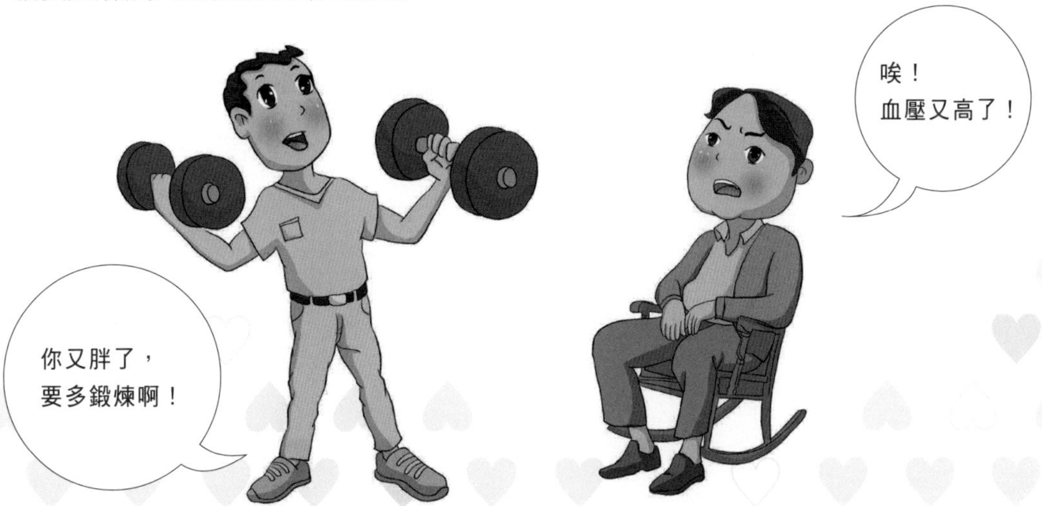

運動前 宜 做好準備工作

高血壓患者在進行運動鍛煉時，需要提前做準備活動，以免血壓不穩引發意外。除了常規的從頭至腳的徒手準備熱身方式外，身體各部位的關節、韌帶、肌肉也要進行充分的活動。一般準備活動以 10 分鐘為宜，冬天可活動 15 分鐘左右。如果時間太短，身體準備得不充分，易造成運動損傷；如果活動時間太長，體力消耗過多，則正式鍛煉很難堅持完成。

輕度高血壓 宜 做的運動

輕度高血壓是指收縮壓在 140~159 毫米汞柱，和（或）舒張壓在 90~99 毫米汞柱。這個類型的患者若處於中青年時期，且身體無器質性器官損傷，健康情況較好，宜在血壓穩定的情況下，積極參與運動鍛煉，有利於穩定血壓、維護身體健康。
輕度高血壓患者宜選擇中等強度的運動方式：如游泳、打球、登山、慢跑等。運動開始時間不宜過長，視個人體力而定，一般每次運動 15~30 分鐘即可。以後每隔 2~3 週可逐漸增加運動量，以不感覺過度疲勞為宜。

中度高血壓 宜 做的運動

中度高血壓是指收縮壓在 160~179 毫米汞柱，和（或）舒張壓在 100~109 毫米汞柱。對於中度高血壓患者，要在血壓降到安全範圍內才可進行適當運動。中度高血壓宜選擇強度較低的運動方式進行鍛煉，如慢步行走、打太極拳、健身操等。待身體逐漸適應後可慢慢加大運動量，延長散步時間和距離，慢走可改為慢跑。還可以嘗試進行一些如游泳、打乒乓球等強度稍高的運動，但是運動時間不宜過長，稍稍出汗即可。

重度高血壓 宜 做的運動

重度高血壓是指收縮壓≧ 180 毫米汞柱，和（或）舒張壓≧ 110 毫米汞柱。此類患者高壓狀態下不適宜運動，應該好好休息。只有血壓都控制在安全範圍內後，才可以適當進行體育鍛煉。運動方式宜以散步、室內活動、舒緩的肢體動作為主，然後根據具體情況逐漸增加運動量。如果在運動過程中出現身體不適，應立即停下來休息。

宜 做「微笑輕鬆運動」

「微笑輕鬆運動」即在運動過程中，保持呼吸平穩規律，能一邊持續地運動，一邊和朋友談笑聊天。這樣的運動強度，不會導致氣喘吁吁，心臟也不會出現劇烈跳動，有利於高血壓患者血壓的穩定。高血壓患者在進行微笑輕鬆運動時，可以適當延長運動時間，可以選擇散步、拉伸等運動項目。

宜 做有氧運動

有氧運動是指以有氧代謝提供能量的運動，能提高機體的耗氧量，氧氣能充分地分解體內的糖分，消耗體內脂肪，增強和改善心肺功能。長期堅持適量的有氧運動，可促使大腦皮層釋放出特殊的神經遞質，有助於降低血壓。低強度有氧運動強度低、有節奏、持續時間較長，長期堅持，能有效地防治高血壓。

宜 做深呼吸運動

研究表明，深呼吸能有效降低血壓。這是因為深呼吸不僅能促使血管放鬆，增加吸進的氧氣，使血液循環順暢；更重要的是它能夠促進前列腺素的產生，從而使血管擴張、血壓降低。高血壓患者可以經常做做深呼吸，先慢慢吸氣，感覺到氣至丹田，然後再緩慢地把氣吐出來。高血壓患者堅持每天 3 次，每次 5~10 分鐘即可。

宜 經常散步

散步是一種非常適合高血壓患者的運動方式，各種類型的高血壓患者都可以採用。堅持一段時間的散步，舒張壓會明顯下降，高血壓的症狀也會隨之改善。散步的時間可選擇在早晨、黃昏或臨睡前進行，散步時間可以在 15~40 分鐘，每天 1~2 次，步行的速度可按個人身體狀況而定。最好選擇在空氣新鮮的地方散步，能放鬆情緒、舒張血管。

宜 堅持走鵝卵石

走鵝卵石這項運動非常適合高血壓患者，每天堅持走 15 分鐘鵝卵石既能健身又能降血壓。走鵝卵石的運動強度不大，並且鵝卵石凹凸不平的表面可以有效刺激足底穴位，增強神經的敏感性，促進全身的氣血循環。與正常散步相比，走在鵝卵石上，不僅可以增強前庭系統的平衡能力，提高身體的穩定協調性，而且有助於降血壓，改善末端微循環，強身健體。

宜 適度爬樓梯

爬樓梯是一項很好的有氧運動，適度爬樓梯，能加速血液循環，保持心血管系統的健康，有助於穩定血壓。高血壓患者運動前應先針對膝、踝關節進行準備活動；下樓時，前腳掌先著地，再過渡到全腳掌著地，以緩衝對膝關節產生的壓力；運動過程中若出現胸悶、心悸、關節酸痛等不適症狀，應立即停止鍛煉。初次運動宜進行 3~5 分鐘，堅持鍛煉一段時間後，可以延長時間，但是不能過於劇烈，以免增加心肺負擔。

輕度患者 宜 慢跑

慢跑的運動強度要高於散步，適用於輕度高血壓患者。慢跑時的最高心率每分鐘可達 120~136 次，長期堅持鍛煉，可使血壓平穩下降，脈搏平穩，消化功能增強，症狀減輕。跑步時間可由少逐漸增多，以 15~30 分鐘為宜，每週至少 3~5 次。跑的時候兩手緊握拳，身體自然放鬆，精神也要放鬆，跑步的時候呼吸不能太急促。

宜 經常打太極拳

太極拳對防治高血壓有特別明顯的作用，任何階段的高血壓患者都可以練習。太極拳動作柔和，可以放鬆全身肌肉，血管放鬆，促使血壓下降。太極拳注重用意念引導動作，打拳的時候思想集中，心境寧靜，能有效緩解緊張情緒對人體的刺激，利於平穩血壓。太極拳的種類很多，可繁可簡，宜根據自己實際狀況進行選擇。

宜 打乒乓球降壓

打乒乓球可以通過促進血液循環、鍛煉肌肉、消耗體內脂肪來達到穩定降壓的目的。打乒乓球時不僅要運用手臂的力量，還需要腰、腿的協調配合。手臂要揮拍擊球，腳步也需要根據對方來球落點迅速移動。長期鍛煉可使上下肢的關節更靈活，腰背部的肌肉更健壯，整個人的身體機能被充分調動，協調性和靈活性也都能得到提高。

高血壓患者宜游泳

游泳會對身體血管產生一定刺激，令血管反復收縮和舒張，可以大大改善血管的功能，促進血液再分佈。並且游泳時身體處於水平狀態，能減輕心臟的負擔，可以幫助高血壓患者平穩血壓。但是高血壓患者一定要選擇在血壓平穩的時候去游泳。游泳的水溫在 26~27℃為宜，高血壓患者適合選擇仰泳、蛙泳等輕鬆的游泳姿勢。游泳時速度要慢，動作要緩，時間最好控制在 1 小時以內。

游泳宜量力而行

高血壓患者游泳時，如果運動量過大或動作劇烈，導致血液供應不足，容易出現冠狀動脈缺血、血管痙攣等現象，從而導致血壓突然升高。所以，高血壓患者游泳時，要注意動作不能太劇烈，運動量不宜太大，儘量避免採用自由泳、蝶泳等消耗能量較多的泳姿。另外，游泳的場地儘量選擇室內，且要在他人陪同下進行游泳鍛煉，游泳前要進行準備活動。

宜進行釣魚活動

垂釣的地方大多都在郊外，清新的空氣能起到鎮靜、降壓、緩解疲勞的作用。釣魚時注意力必須高度集中、全神貫注，這時大腦的中樞神經系統就會得到良性的刺激，起到調節神經平衡、消除疲勞的作用。下餌、起鉤時又需要全身協調配合，可活動四肢、手、足乃至手指等各部位關節，達到活動筋骨、振奮精神、增強體質、穩定血壓的目的。

宜適度跳舞

跳舞是有節奏的全身運動，具有舒筋活絡、流通氣血、滑利關節、改善機體功能等作用。很多舞蹈動作是需要踮起腳尖走步的，這種姿勢不但使小腿肌肉和足踝關節得到了較好的鍛煉，還可以通過反射作用於大腦以調節血壓，從而達到降低血壓的效果。有節奏的舞步帶給人的歡樂情緒，能鬆弛神經、緩解肌肉的緊張度，可以改善高血壓患者的情緒。

練習瑜伽宜/適度

瑜伽是一項充分舒展肢體的全身運動，不僅可以安穩情緒，瑜伽中的伸展運動和調節呼吸等姿勢，還可以將更多氧氣帶入身體，達到穩定和降低血壓的作用。高血壓患者經常練習瑜伽，可以緩解壓力，降低壓力激素水平。高血壓患者在練習過程中要注意體會自己的身體反應，如果出現呼吸急促、大汗淋漓等不適症狀就要停止。高血壓患者練習瑜伽，要儘量選擇簡單易行的動作，每次運動 20~30 分鐘即可。

宜/練健身球降壓

玩健身球能鍛煉指掌力量，通過指掌不停地旋轉健身球，可以促進手指、手掌、手腕靈活，通過指、腕、肘等上肢肌肉的運動，可防止上肢麻木無力、顫抖、握力減退等症狀。指頭的末梢以及手掌，都分佈很多穴位，對這些穴位進行刺激，能通過反射作用經脈及絡脈，傳遞到相應的臟器，並影響到全身，使氣血得以順暢流通，對降血壓有非常好的療效。

宜/騎健身單車

騎健身單車是一項適合高血壓患者的簡易運動，可以改善心肺功能的耐力性，可以促進腿部血液循環，有助於把血管末梢沉積的血液抽回心臟，強化肢體末端的微血管組織，增強心臟功能，可有效防治高血壓。在騎健身單車的時候，注意騎速適中，不要過快，每次 30~60 分鐘為宜。

宜/每天手指梳頭降壓

經常用手指梳頭，能促進任督二脈氣血通暢，增加大腦的供血量，緩解高血壓引起的頭暈等症狀，並具有良好的降壓效果。雙手十指分開如梳，插入髮際，由前向後梳全頭，尤其要注意兩鬢、額角、耳後等部位一定要照顧到。當兩手推到頭後面時，兩拇指可以按壓兩風池穴，揉一揉。高血壓患者每次梳 2~3 分鐘或 49 次就會感覺到頭皮發熱、神清氣爽。

宜 乾洗臉降壓

乾洗臉做法非常簡單，先兩手掌心相對，搓至掌心發熱，以掌心緊按兩腮下部，手指向上，兩個中指分別按緊鼻兩側，沿鼻翼向上搓擦，經過雙眼逐漸上移至髮際，反復搓擦 20~30 次。手法宜輕鬆柔和，經過額頭印堂穴時稍加壓力，以局部產生溫熱感為度。乾洗臉可起到明目通竅、鎮靜醒腦的作用，能較好地緩解高血壓引起的頭痛、眩暈等症狀，並可輔助降壓。

宜 經常做擦頸動作

高血壓患者可以經常做擦頸動作來幫助穩定血壓，並可減輕高血壓患者頭暈頭痛、心煩失眠等症狀。在做擦頸動作的時候，身體自然站立，兩腳分開與肩同寬，兩臂屈肘放於後頸部，兩手掌先來回輕輕拍打頸部 1 分鐘，至後頸部有溫熱感。再將兩手手掌貼後頸，兩手形成倒「八」字形，並沿「八」字的延長線來回摩擦頸部 100 個來回。

宜 按揉降壓溝降壓

在耳廓的背面，內上方斜向下有一處凹溝，具有穩定血壓的作用，被稱為「降壓溝」。耳穴按摩療法可預防高血壓，還可對輕度高血壓具有良好的治療效果，對中度和重度高血壓具有較強的輔助治療作用。具體按摩方法：雙手食指或食指及中指指腹，從上而下按摩雙耳背之降壓溝，速度約為 90 次 / 分，有紅熱的感覺為佳。輔以用兩指撚揉耳尖，或以手掌外側摩擦耳背，速度約為 120 次 / 分即可。

宜 按摩手指甲根部

按摩手指可有效促進血管擴張，使血壓下降，穩定血壓。按摩時，可用一隻手的大拇指與食指夾住另一隻手的大拇指指甲根部月牙部位，然後一邊旋轉一邊揉捏，並沿著指甲邊緣向指根方向慢慢地揉推下去，不必太用力。按摩時要配合呼吸，吸氣時放鬆力度，呼氣時加重力度。這個動作適宜在早上起床後、中午、晚上睡覺前各做 1 次，每次 5~10 分鐘。

宜 每天按捏手掌

按捏手掌能使手掌及局部周圍血管擴張，使局部組織需氧量增加，導引血氣下降，從而使血壓下降。在按捏手掌的過程中，要保持心情平靜，呼吸均勻。具體做法是：先用左手拇指用力按住右手掌心，依次從掌心按推至大拇指、食指等五指的指尖，五個手指均按捏一遍，然後換左手掌進行。高血壓患者宜每天堅持按捏 10 分鐘，利於促進血壓平穩。

宜 做甩手運動

甩手動作能疏導經絡，使氣血通暢。甩手時，要身體站直，兩腳距離等於肩寬，兩臂一起前後搖甩，向後時雙臂要用力，向前時借力自行擺回，兩臂伸直不宜彎曲，凝神靜氣，正視前方。剛開始時，可以每次做 50~100 個，隨著身體的適應逐漸增加運動量，一般每天 1 次，每次 10~30 分鐘。經常做這個動作，可有效刺激大腦細胞，促進新陳代謝，緩解痙攣的肌肉，促進改善體內微循環，有利於穩定血壓。

宜 經常做踮腳動作

踮腳是簡便易行的有氧運動，非常適合高血壓患者。每天做踮腳尖的動作，可使人的心率保持在 150 次 / 分左右，讓血液可以供給心肌足夠的氧氣，有益人的心臟、心血管健康，幫助高血壓患者穩定血壓。做踮腳運動時，宜保持身體立正的姿勢，兩腳併攏，雙手放在身體兩側。然後慢慢踮起腳尖，再將重心從腳尖落到前腳掌，放鬆身體，最後做自由落體運動，讓腳跟輕撞地面。

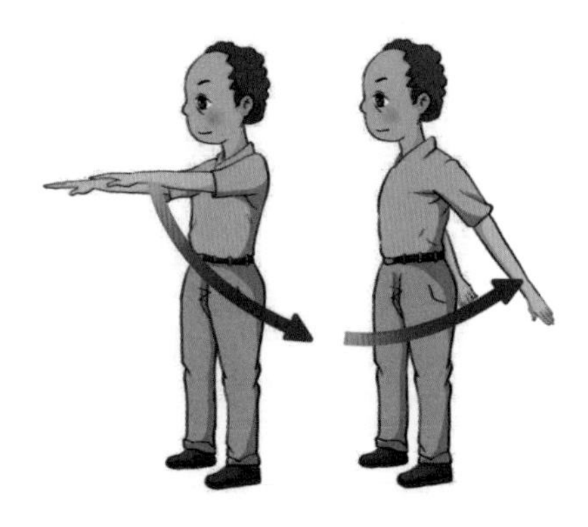

宜 做四肢伸展運動

四肢伸展運動，通過四肢伸展的運動方式，使存留在四肢的血液迅速回流心臟，給心腦系統提供足夠的氧氣和血液。這個動作不僅可以預防急慢性心、腦血管疾病，防止高血壓併發症的發生，還可有效增強四肢大小關節的靈活性。高血壓患者宜經常做做伸展運動，可每天早晚各進行一次，還可以在上班累了時做做伸展運動，起到緩解疲勞的作用。

宜/ 做降壓「腳踝操」

腳踝不僅是人體重量的支撐點，而且是腳部血液流通的關鍵部位。如果腳踝血管老化僵硬，易誘發高血壓，就會形成下肢動脈血管梗死，甚至造成偏癱。因此，高血壓患者宜經常堅持做做「腳踝操」，能促進全身的血液循環，利於降壓，並對預防高血壓引起的下肢血管病變非常有效。

- 伸踝運動：身體採取跪姿，腳背朝下，上身緩緩向後仰，這個動作可拉伸腳踝前端肌肉和踝骨周圍組織，保持約 1 分鐘。
- 腳掌運動：身體採取坐姿，單腳著地，將一隻腳慢慢抬起伸直，呼氣時腳尖向下壓，吸氣時腳尖往上勾。這個動作可以舒展小腿肌肉和腳踝血管，兩腳各運動 10 次。
- 旋轉運動：身體採取二郎腿坐姿，將左腳抬起，置於右側大腿上，右手握左前腳掌，左手握左腳踝，將腳掌從右至左，從左至右慢慢旋轉 10 次，再換右腳。
- 溫馨提示：老年人在做這套腳踝操時，要循序漸進，剛開始動作幅度不宜過大，以免摔倒。

宜/ 做鍛煉手臂降壓操

這套手臂降壓操不受場地和時間的限制，隨時隨地都可以進行，可穩定血壓。

- 背後舉臂：兩臂伸直交叉於背後，盡力上舉，保持 2 秒後，兩臂猛地落下，重複 5~10 次。
- 叉手前伸：屈肘，十指交叉於胸前，兩手迅猛前伸並迅速向前低頭，使頭夾於兩臂之間，重複 5~10 次。
- 前後曲肩：先擴胸，兩肩儘量向後，兩肩胛骨儘量夾緊；再微微含胸，兩肩向前彎曲，兩隻手背靠在一起。重複 5~10 次。
- 溫馨提示：做這套操時，要保證周圍無其他阻礙物，以免手臂伸展或垂落時碰到。另外，老年人在做的時候，要根據自己的身體情況進行，不可過分強求。

宜 做鍛煉肩膀降壓操

這套操不僅能鍛煉肩膀、頸椎，緩解肩膀酸痛，還能改善大腦供氧，保證大腦的血液循環通暢，緩解高血壓引起的頭暈、頭痛等不適。

- 上下聳肩：兩腳分開與肩寬，兩肩上提，使腦貼於兩肩之間，稍停，肩頭突然下落，重複 5~10 次。
- 叉手轉肩：十指交叉於胸前，掌心朝下，左右轉肩，頭跟著轉，轉動幅度要等於或大於 90 度，重複 5~10 次。
- 前後轉肩：曲肘、呈直角，旋轉肩部，先右轉向後，轉正，再左轉向後，轉正，左右各轉 5~10 次。
- 溫馨提示：在做轉肩運動時，動作儘量放緩，以免轉得過快、過猛，損傷肌肉。

宜 做鍛煉手掌降壓操

運動手指和抻拉手臂，都能促進經絡的通暢，使大腦保持血流順暢，防止血壓升高。

- 攥　　拳：全身放鬆，兩手慢慢攥成拳頭，握緊、鬆開、再握緊、再鬆開，重複 10~15 次。
- 甩　　手：將兩隻手慢慢抬起，抬到胸部的高度，輕輕向後甩，然後返回到下垂的位置，再開始第二次抬起，甩動，重複 10 次。
- 前 推 掌：將兩手臂向胸前伸直，掌心向外，用力往前伸，如同手掌向前推牆壁的姿勢，直到雙臂無力的時候，再放下。這個動作重複做 3 次後，休息 10 秒鐘，再連做 3 次。
- 溫馨提示：做前推掌的時候，儘量讓手臂向前拉伸。

宜 鍛煉十指降壓操

手指是我們肢體的末端部分，通過活動手指，牽動手臂和大腦，對調節神經和改善血液循環十分有益，可以幫助預防高血壓。

- 兩隻手模仿彈奏鋼琴，每個手指分別向下點擊 5~10 下。
- 全身放鬆，抬起雙手，用兩手的十個手指尖敲打桌子 60 下。
- 全身放鬆，輕輕彎曲手指，速度不要過快，當指尖將要接近手掌心的時候，將手再慢慢伸直，重複 3~5 次。
- 手臂自然下垂，兩手指交叉，掌心向下，用力向下按壓，每次按壓 15 次。

- 溫馨提示：這套十指降壓操想起來就可以做，而且也不會消耗老年高血壓患者較多的體力。

宜 做太陽發光降壓操

這套太陽操，能鍛煉腳趾、手臂和手掌，可全面改善身體的血液循環，達到降壓的效果。具體動作如下：

- 兩腳分開站立，兩手在體前自然交叉，手指張開。
- 雙腳分別有節奏地踮起、落下，胳膊跟著節奏，從體側向上抬起，在頭上交叉。
- 鬆開雙手，兩臂從體側緩緩放下，同時雙手跟著節奏抓放，這個動作猶如太陽發光。每天傍晚做 2~3 次，每次做 20~30 分鐘，能很好地控制血壓。

- 溫馨提示：做這套操的重點是找到雙腳和雙臂的節奏，兩者節奏相吻合，能起到事半功倍的降壓效果。

宜 做肌肉鬆緊降壓操

這套肌肉鬆緊操，能幫助我們放鬆平時緊繃的身體，改善身體機能，穩定血壓，還能改善心情。

- 全身放鬆而直立，兩手下垂，十指自然伸張。
- 用力使全身緊張，包括頭、頸、胸、背、四肢、雙腿及面部，感受身體緊繃的狀態。
- 同時口叫一、二、三、四、五、六後，將全身緊繃的肌肉迅速鬆弛下來，反復緊繃、放鬆的動作每次重複 3 次，每天分別在吃飯前各做 1 次。
- 溫馨提示：做這套操的時候，儘量將注意力拉回到身體的感覺上來，感受身體緊繃和放鬆的狀態。

宜 做手指轉球降壓操

這套操借助小球，來達到按摩、活動手掌的目的，在降壓的同時，也可令心情平靜下來。

- 提前準備兩個乒乓球或核桃，放鬆全身，兩手各握一個球，用力握住小球，呼氣，然後深呼吸並將手慢慢放鬆，重複這個動作 10 次。
- 將兩個球都放在一隻手中，用手指讓兩個球上下交換位置轉動，反復轉動 10 次。將兩個球放在另一隻手中，做同樣的動作，重複 10 次。
- 溫馨提示：選擇球的時候最好選擇表面有楞且無刺的核桃，能按摩手心的多條經絡。

宜 做通暢氣血降壓操

這套操可以有效促進血液循環、使氣血暢通，高血壓患者多做能穩定血壓。

- 雙腳自然分開站立，保持與肩同寬，雙手自然垂放在身體兩側。
- 吸氣，雙臂掌心相對向上伸展；呼氣，右腳向外轉動 90 度，左腳轉 30 度，同時帶動上身向右轉。
- 呼氣，右腿彎曲成直角，左腿腳跟觸地伸直，仰頭向上伸展頸部，保持該姿勢，正常呼吸。吸氣，按相反方向順序恢復至初始姿勢。重複上述步驟做另一側。
- 溫馨提示： 仰頭伸展頭頸的動作不宜過猛，以免引起血壓的波動。

宜 做旋臂擴胸降壓操

劃著圈旋轉手臂，並在此過程中擴展胸部，不僅鍛煉了肩部肌肉和胸部肌肉，還有助吸入更多的氧氣，促進身體進行新陳代謝。

- 自然站立，雙腳稍稍分開，抬頭、挺胸、目視前方，伸直手臂，雙掌放在身後，掌心相對。
- 按逆時針方向，從後向前轉動手臂。這一過程中，能充分感受到胸部也在做不同程度的擴展運動。
- 雙手同時轉動 1 圈回復到起始動作為 1 組，每次進行 8~10 組。可逆時針、順時針方向交替進行。
- 溫馨提示： 整個運動過程中，手臂始終伸直、不要彎曲。動作不要過快或過猛，宜緩緩進行。

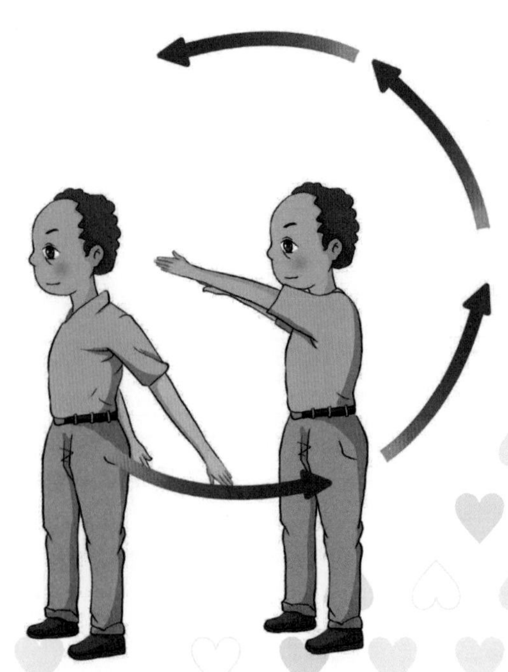

宜 按摩湧泉穴降壓

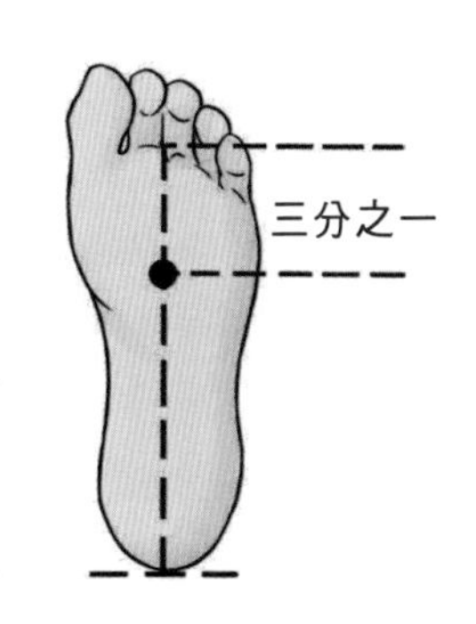

- 取穴方法：湧泉穴位於足底部，蜷足時足前部凹陷處，約當足底第 2、3 蹠趾縫紋頭端與足跟連線的前 1/3 與後 2/3 交點上。
- 按摩手法：取坐姿，用兩手拇指指腹按住湧泉穴，由湧泉穴向足根推壓，反復進行直到出現熱感，每天進行 1~2 次。
- 主要功效：按摩湧泉穴是一種既簡單又方便的降壓方法，可以有效地緩解身體疲勞，提高睡眠質量，有利於血壓的平穩。

宜 按摩百會穴降壓

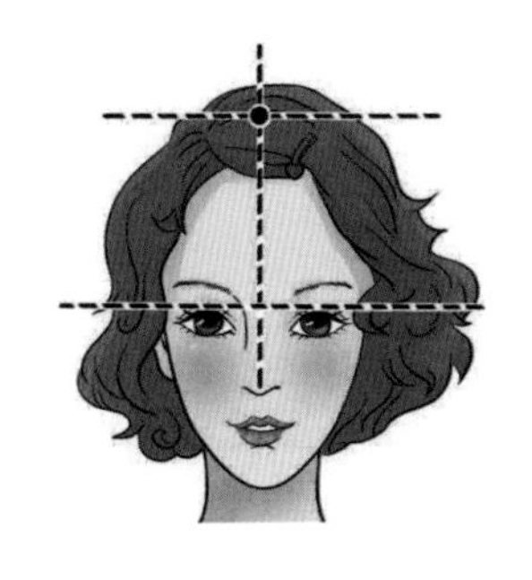

- 取穴方法：百會穴位於人體的頭部，兩眉頭中間向上一橫指起，直到後髮際正中點。
- 按摩手法：高血壓患者每次按順時針方向和逆時針方向各按摩百會穴 50 圈，每日 2~3 次，
- 主要功效：百會穴的意思是百脈在此穴位聚集交匯，它是人體非常重要的大穴之一。堅持按摩，就可寧神清腦、降低血壓。

宜 按摩太陽穴降壓

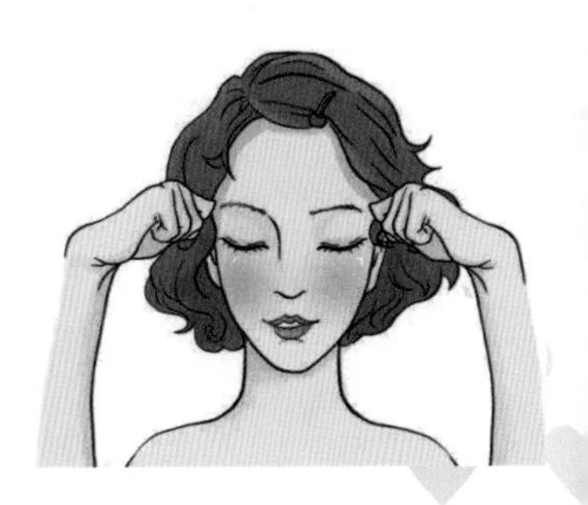

- 取穴方法：太陽穴位於眉梢和外眼角之間，向後約 1 寸處。
- 按摩手法：按摩時，將雙手拇指指腹分別放在太陽穴上，其餘四指自然放於兩側，拇指稍用力按壓至微感疼痛，按順時針和逆時針方向各旋轉 30~60 秒。
- 主要功效：太陽穴是頭部的重要穴位，按壓太陽穴可改善腦部的血液循環，可有效消除疲勞，並緩解因高血壓引起的頭暈、頭痛等症狀。

宜 按摩曲池穴降壓

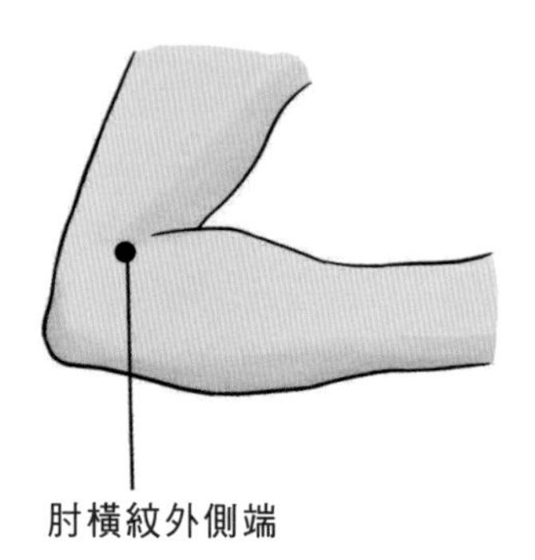

- 取穴方法：曲池穴位於肘部，尋找穴位時手臂要彎曲，在橫紋盡處，即肱骨外上髁內緣凹陷處。
- 按摩手法：高血壓患者宜先找準肘關節處的曲池穴，用右手按揉左側曲池穴，然後再按壓右側，每側各點按 2~3 分鐘，經常堅持可有效地清熱、降壓。
- 主要功效：曲池穴對血管舒縮功能有一定的調節作用，輕微的刺激能引起血管收縮，刺激加重時可引起血管擴張。

宜 按摩內關穴降壓

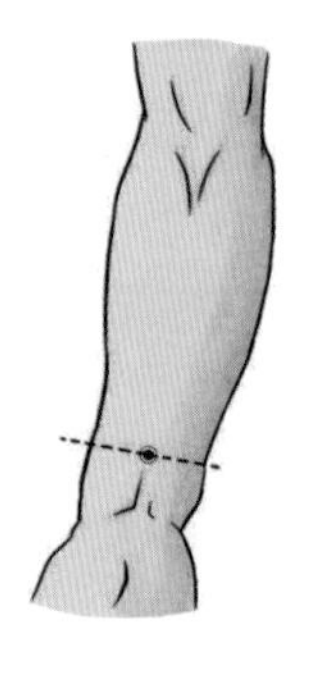

- 取穴方法：內關穴位於前臂正中間，手腕橫紋上面大概 2 寸的位置，在兩個肌腱凹陷的位置。
- 按摩手法：用大拇指以順時針方向按揉內關穴，先揉左臂，隨後再揉右臂，直至產生酸麻脹痛的感覺。
- 主要功效：內關穴可以舒心開胸，調節內氣，如果能針刺內關穴，治療效果會更好，因為強度較高的刺激可以使舒張壓下降。

宜 按摩足三里穴降壓

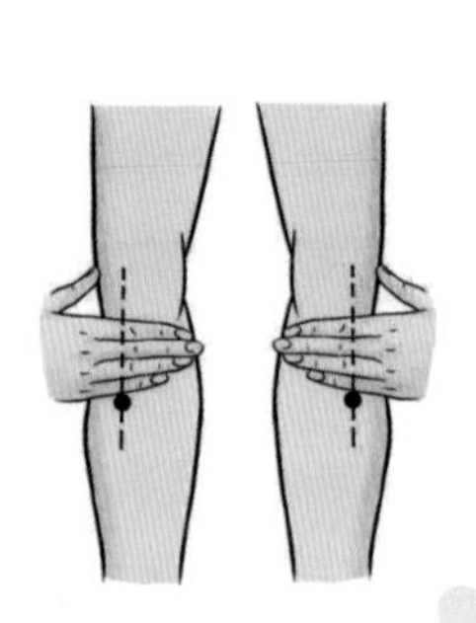

- 取穴方法：足三里位於膝蓋外側下方四橫指、脛骨邊緣的位置。
- 按摩手法：高血壓患者每天可用大拇指或中指按壓足三里穴 1 次，每穴按壓 5~10 分鐘，按壓的力度要達到有酸麻、脹熱的感覺為佳。
- 主要功效：足三里是人體的保健要穴，按壓足三里具有補腎益精、調和脾胃、養血養陰的功效，堅持按壓足三里還可穩定血壓。

宜 按摩合谷穴降壓

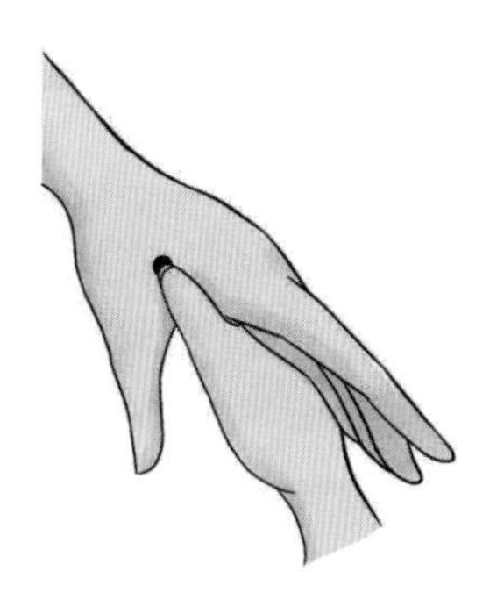

- **取穴方法：** 合谷穴位於手背大拇指與食指指骨的交匯處。
- **按摩手法：** 按壓時，以右手拇指在左手穴位按壓，一鬆一緊，直至產生酸脹感，然後左右手互換。
- **主要功效：** 刺激合谷穴能通過經絡反射，達到與直接刺激人迎穴的同樣效果，可以緩解血管緊張，尤其是脖頸血管的緊張度，從而起到降壓的功效。

宜 按摩後溪穴降壓

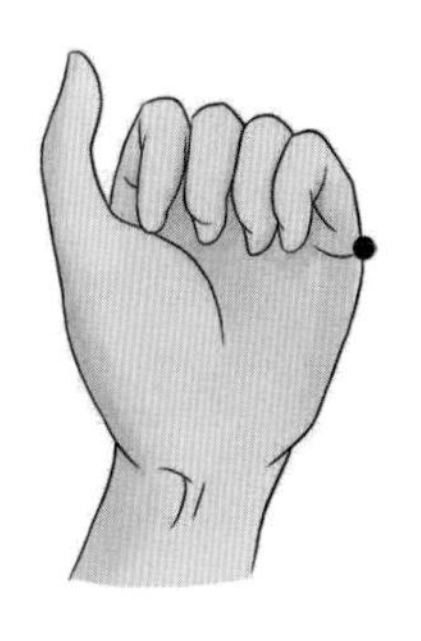

- **取穴方法：** 後溪穴位於微握拳，小指指尖所指的手掌橫紋外側突起的赤白肉際處。
- **按摩手法：** 刺激強度以雖有疼痛之感，但感覺舒服為準，左右手交替各進行 4~5 分鐘。
- **主要功效：** 由於小腸經與脖頸外側到腦後部這一區域相聯通，所以一旦刺激後溪穴，就可以達到緩解頸部肌肉緊張的目的，從而減輕高血壓引起的頭痛、頭暈等症狀。

宜 按摩風府穴降壓

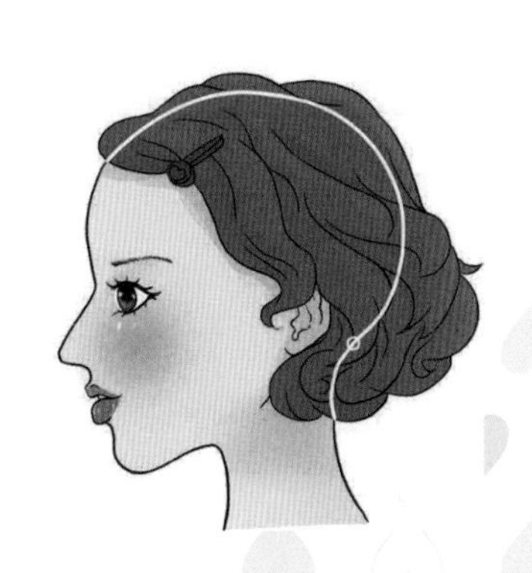

- **取穴方法：** 風府穴在頸後正中線上，自頭頂正中線往下摸，突摸到一凹陷處。
- **按摩手法：** 用雙手中指點按或者拇指點按，注意力道深沉，每天點按 2 次，每次 3~5 分鐘。
- **主要功效：** 風府穴有行氣活血開竅作用，常按可以起到調節血壓的作用。高血壓患者常伴有反復頭暈、頭痛的症狀，也可以點按風府穴來緩解。

忌 忽視運動鍛煉

如果忽視運動鍛煉，胸腔血液長期不足，易導致人的心、肺功能逐漸下降。而人的全身血管血容量減少，心臟功能減退，會加快動脈硬化、冠心病和高血壓等併發症產生。長期不運動還會使大腦供血不足，易導致腦供氧和營養物質減少，加重人體乏力、失眠、記憶力減退，並增大患老年性癡呆症的可能。所以高血壓患者千萬不要忽視運動鍛煉，在身體條件允許的情況下，適當運動，有利於降壓、強身。

忌 運動時間過長

經常運動可以幫助高血壓患者穩定血壓，並維持身體各器官保持良好運轉。但是高血壓患者在運動時也要注意安全，如果運動時間過長，除了會造成身體肌肉酸痛、過度疲勞外，還會導致心腦等重要器官供血、供氧不足，引起血壓波動，反而不利於控制病情。一般情況下，高血壓患者運動時間以 30~40 分鐘為宜，運動時間不要過長。

忌 運動頻率過密

高血壓患者在做運動的時候，要把握運動的節奏，不要因為運動頻率過密造成運動損傷。高血壓患者進行運動，至少要保證每週 3 次，最多不能超過 5 次，這種頻率有助於提升運動降壓的效果。運動的頻率是因人而異的，如果在運動過程中有明顯的疲勞感，説明運動時間過長，需要適當減少運動時間或次數。

忌 進行劇烈運動

運動量過大對高血壓患者的危害十分嚴重，如劇烈運動時血管收縮會導致血壓急劇上升，腦血管破裂出血，嚴重時可誘發腦血管意外；劇烈運動時大量出汗可導致血液黏滯度增高，加重心臟負擔，易造成心肌供血不足，引起中風及心絞痛發作，危及高血壓患者的健康。所以，像仰臥起坐、舉重、快跑等這類大運動量、高強度的劇烈運動，高血壓患者儘量不要做。

嚴重高血壓患者忌運動

如果高血壓患者伴有頭暈、目眩，則不宜進行運動，以免發生危險；高血壓患者病情不穩定，也不宜進行運動；如果病情穩定者，已經發生了心、腦、腎等併發症，如合併高血壓心臟病、冠心病、不穩定心絞痛等，也不宜進行運動。對於經皮冠狀動脈腔內成形術後、冠狀動脈旁路術後、心臟起搏器置入術後都不宜進行運動。

忌認為運動不需服降壓藥

有些患者認為運動能起到降壓的效果，就沒有必要服用降壓藥。其實運動鍛煉起到的降壓作用非常有限，而且時效較短。運動只能起到輔助降壓的功效，不能代替藥物治療。即使是運動鍛煉後，血壓在一段期間內維持了穩定狀態，也不能擅自停藥。正確的做法是，根據運動後檢測血壓的狀況，由醫生決定是否有必要調整降壓藥劑量。

忌空腹運動

人在運動的過程中，四肢和肌肉進行充分活動，消耗了體內大量的能量、熱量。如果空腹運動，身體供給能量不足，就會出現肌肉顫抖、頭暈眼花，甚至造成虛脱、昏迷。在空腹運動時，血液中會產生游離脂肪酸，如果脂肪酸過量，還會產生損害心肌的物質，引起心律異常，不僅血壓升高，甚至可能會出現猝死的情況。因此，高血壓患者不能空腹運動，宜在運動前半小時適當補充一些水果、牛奶、糕點之類的食物。

忌吃飽後運動

吃飽後，人體的大量血液都流向了消化系統，確保腸胃在工作時所需的氧氣和養料的供應。如果此時進行運動，大量的血液就會流向四肢，從而導致消化系統供血不足，會影響到食物的消化和吸收。如果經常吃飽後進行運動，不僅會導致消化不良、潰瘍等胃腸消化疾病，還會引起呼吸系統和心血管系統等疾病。另外，吃飽後運動腸胃和四肢都需要大量的血液，無疑會加重心臟負擔，易加重高血壓病情。

忌 運動時不注意保暖

如果運動時，感到身體發熱但是沒有出汗，可以脫掉外衣。在出汗的情況下，不要隨意地脫掉外衣，以免冷空氣刺激皮膚，導致血管收縮，引起血壓升高，並且還容易著涼感冒。所以，高血壓患者運動時應穿薄厚適中的衣物，尤其是在秋冬季節，外出運動一定要做好保暖措施。

運動時 忌 用嘴呼吸

高血壓患者運動過程中需注意，儘量不要用嘴呼吸，要養成用鼻子呼吸的習慣。空氣中有大量的塵埃、病菌，如果用嘴呼吸，直接吸入的塵埃、細菌會引起咳嗽、氣管炎、岔氣腹痛、胃寒等不適。用鼻子呼吸，進入肺部的氣體會被鼻毛和鼻黏膜過濾、加溫、加濕，可以減輕塵埃、病菌等對氣管和肺部的侵害。高血壓患者如果在運動時感覺鼻子吸入的氧氣量不足，想用嘴呼吸時，就說明運動強度有些大了，需要休息一下。

忌 運動時大量飲水

運作過程中身體會大量出汗，導致機體缺水，人容易感到口渴，所以運動過程中補充水分十分必要。但是，如果一次性飲水過多，導致體內血液被突然稀釋，血容量驟然增加，不僅增加了心臟的負擔，還容易使血壓升高。因此，運動時補水也要注意方法，應以少量、多次為原則，每次 150 毫升左右，20℃左右為宜，以防對胃腸道和血壓產生不良刺激。

忌 運動後立即停下休息

高血壓患者運動結束後，不能立即停下來休息。在運動時，人的心跳加快，肌肉、毛細血管擴張，血液流動加快，肌肉有節律性地進行收縮。此時如果馬上停下來休息，肌肉的節律性收縮也會停止，進入肌肉的大量血液就不能通過肌肉收縮流回心臟，會造成血壓突然降低，易導致腦部暫時性缺血，出現心慌氣短、頭暈眼花，甚至休克昏倒。所以在運動結束後適當做一些調整、放鬆的動作，如慢跑、步行及一些伸展練習，給身體一個緩衝的時間，要讓心率緩慢地減至正常，再停下來休息。

忌 運動後立即洗熱水澡

運動完後大汗淋漓，洗個熱水澡讓人倍感舒適，但是這樣並不利於身體健康。因為高血壓患者運動過後馬上洗澡，會使血液大量湧向肌肉與皮膚，易造成心臟和腦部缺血，嚴重時可誘發急性心腦血管疾病的發生。不管是不是高血壓患者，運動後都不宜立即洗澡，應先休息一會兒，再用溫水淋浴，洗澡時間宜控制在 5~10 分鐘內完成。

忌 運動後喝冰凍飲料

運動過後喝冰鎮飲料，對健康非常不利。因為劇烈運動時，身體的溫度增高，口腔、咽喉及消化道的黏膜溫度也升高，倘若這時大量吃冷飲，寒冷的突然刺激就會使這些地方的血管猛烈收縮，血壓升高，容易加重病情。另外，還會導致正常的生理功能發生紊亂，出現嗓子乾、刺癢，肚子疼，甚至發生咳嗽、瀉肚現象。所以，不管是不是患有高血壓，運動後千萬不要喝冰凍飲料。

忌 運動後立即進餐

運動時，大量血液分佈在四肢和肌肉，而消化系統的血液較少，胃腸蠕動減弱，消化液分泌減少，消化功能下降。即使停止了運動，全身的血液仍需要一段時間進行重新分配。運動量越大、運動強度越高、持續時間愈長，消化器官的活動就需要更長的時間恢復至正常。運動後立即進食不僅會影響食物的消化吸收，還會影響血壓的穩定。所以，運動後至少休息 30~40 分鐘後，再進餐。

忌 運動後吃雞鴨魚肉

運動會消耗很多體能，有些人會通過雞鴨魚肉來補充消耗的能量，幫助恢復體力。其實這些食物不僅不能消除疲勞，反而會造成肌肉發脹、關節酸痛、精神疲乏，甚至血壓波動。這是由於在體力勞動或大運動量過後，身體會產生大量乳酸，使人感覺疲憊，而雞鴨魚肉之類的屬酸性食物，會加重血液酸化，減緩酸性代謝產物的分解，加重了疲勞的程度。所以，運動後應食用鹼性食物，如豆製品、蔬菜、水果等。

忌 大霧天氣鍛煉

正常的霧是由無數微小的水珠組成的，也叫做「水霧」。但由於現在的空氣受到污染，其中含有大量的污染物質、塵埃、致病菌等有害物質，多為「污染霧」。如果在大霧天氣進行鍛煉，由於呼吸量的增加，會吸進較多的有毒物質，影響身體中氧的供給。輕者可出現胸悶、呼吸困難，嚴重者會出現呼吸困難、胸悶、心悸等，繼而還會引發血壓升高及其他心腦血管疾病。

忌 清晨鍛煉身體

高血壓患者儘量不要選擇在清晨進行運動，因為清晨時人的血液在一天中最為黏稠，並且清晨體內的交感神經處於興奮的狀態，多數人的血壓和心率處於一個相對較高的狀態。過早進行鍛煉，特別是進行運動強度較大的動作時，可能會引起血壓急速升高，造成急性的腦淤血、心肌梗塞等嚴重的疾病。另外，早晨空氣中二氧化碳含量相對較高，空氣中的有害物質較多，不利於呼吸系統健康。所以，高血壓患者最好等到太陽出來後再鍛煉，下午 4~6 點也非常適合運動鍛煉。

忌 炎炎夏日外出運動

在炎熱的夏季，人體的周身血管舒張、血流加快、阻力減少，同時人體夏季出汗較多，所以不少高血壓患者在夏季時血壓會下降，有的還可降至正常。高血壓患者仍要堅持運動鍛煉，但運動時要注意避開高溫的時間段；因為高溫下運動，機體出汗較多，還可能造成虛脱。因此，高血壓患者在夏季早晨活動的時間應提前，傍晚可選擇在太陽落山後再運動，還要適當減少運動強度。

忌 低溫天氣外出運動

天氣寒冷氣溫較低時，人體的末梢循環血量減少，外圍血管收縮，血壓升高，心臟負荷增加，易引起心血管併發症。此時運動，體內腎上腺素、皮質激素都會升高，又會加劇全身小動脈收縮和心臟負荷加重，更容易導致血壓升高。當全身血液心血管循環系統超過負荷，還容易發生心臟性猝死。因此，高血壓患者寒冷天氣外出時，一定要注意保暖，在溫度較低時，最好不要外出運動。

忌 做無氧運動

無氧運動是指機體在運動過程中，完成運動的過程不需要氧氣的參與。無氧運動多屬高強度劇烈運動，如賽跑、舉重、拳擊等。無氧運動易導致心搏加速，產生強烈的疲勞感，尤其是爆發性的動作需要在瞬間使用肌肉、屏住呼吸全身發力，會造成血壓升高，易出現危險。所以，高血壓患者儘量不要做無氧運動。

忌 進行長跑運動

長跑是一項耗時耗力、高強度的運動方式，不適合高血壓患者。長跑不僅會消耗體內能量，產生自由基，還會引起血壓波動，增加損傷血管壁風險，這對高血壓患者無疑是十分危險的。高血壓患者如果經常長跑，讓心臟長期處於危險狀態中，還會大大增加高血壓併發心血管疾病的概率。

忌 登山不自量力

爬山運動是一項高耗氧量、高強度的運動，對高血壓患者來説是個不小的挑戰。高血壓患者進行登山運動，一定要量力而行，登山的速度宜緩慢，如果感到身體不適，要立刻停下休息。高血壓患者進行登山運動的時候，不要強求登頂；因為登山時間過長，體力負荷過大，還可能會造成血壓不穩，誘發心肺疾病。另外，山頂溫度相對較低，會加重血管收縮和血小板聚集，促使血壓升高，所以高血壓患者登山要適可而止。

忌 經常打哥爾夫

哥爾夫運動看似舒緩悠閒的運動，其實並不省力，打哥爾夫時會運動到全身的每塊肌肉，一場球打下來也會大汗淋漓。打球時需要保持精神與注意力高度集中，精神經常處在緊張狀態，加上擊球時的運動強度也較大，容易引發血壓波動，所以高血壓患者不適宜打哥爾夫。如果高血壓患者有打哥爾夫的愛好，也要注意每次連續運動的時間不宜過長。

高血壓患者忌冬泳

當秋天天氣變冷以後，人的血管就會因低溫刺激而收縮，血壓也會隨著升高。高血壓患者在秋、冬季節的血壓會相對偏高，此時再進行冬泳，心臟和血管受到突然低溫的刺激，易加重血管收縮，導致血壓出現異常波動。如果本身血管彈性較差，還會危及生命。所以，高血壓患者不宜進行冬泳鍛煉。

忌盲目練瑜伽

高血壓患者練習瑜伽要根據自身的實際情況出發，有些動作不能盲目練習，以免練習不當導致拉傷或引發其他疾病。瑜伽中的有些動作不適宜高血壓患者練習，如倒立會使血液湧入大腦，對於高血壓患者比較有危險。尤其是高溫瑜伽，較高的室溫會使人心跳加速、體內水分大量流失，患有心腦血管疾病的患者最好不要嘗試。

高血壓患者忌倒著走

倒著走可以刺激不經常活動的肌肉，改善人體的平衡力，但是高血壓患者不宜倒著走。因為倒著走會增加心臟的壓力，刺激壓迫血管壁，易加重高血壓病情。另外，倒著走需要經常轉動頸部，頸動脈受到壓迫、管腔變窄、血流減少變緩，還易造成腦部供血減少、大腦缺氧，甚至可能在轉頸時突然暈倒。

高血壓患者忌練掌上壓

掌上壓可以鍛煉上肢、腹部和下肢的肌肉群，還可以增強心肺功能。但是做掌上壓時需要閉氣用力，易引起心臟供血不足，造成血壓急劇升高。有數據表明，正常人做掌上壓時血壓與心率比平靜時要高出 20%~30%。對於高血壓患者來説，進行掌上壓鍛煉有可能造成心絞痛、心律失常、心功能不全、心腦血管出血等，所以高血壓患者應避免練習掌上壓。

忌迅速低頭彎腰

由於重力作用，血液由上向下流動較為容易。而當人迅速低頭彎腰的時候，血液就會大量、迅速地流向腦部，從而造成腦部血壓爆發式增高。如果腦血管彈性較差，就會造成腦出血，引發生命危險。對於高血壓患者而言，更要避免突然低頭彎腰的動作。

忌 迅速改變體位

高血壓患者在日常生活中要注意，不宜迅速改變體位。因為迅速改變體位，血液來不及重新分配，易造成腦供血不足，出現頭暈、眼花等狀況。尤其高血壓患者的血管彈性較差，心臟的適應能力較弱，當體位改變、血容量和血氧量減少時，還可能引發生命危險。因此，高血壓患者變換體位時，動作宜緩慢，動作幅度要小。

忌 做憋氣動作

高血壓患者運動時要避免做憋氣動作。因為憋氣時，氧氣吸入量和吸入頻率都會受到影響，易加重心臟的負擔，還會造成心臟供氧不足引起胸悶和心悸等不適。憋氣之後，回心血量驟然增加，直接引起血壓升高，易突發心、腦血管急症。所以，高血壓患者平時要避免做憋氣的運動，比如舉重、拔河、引體向上等。

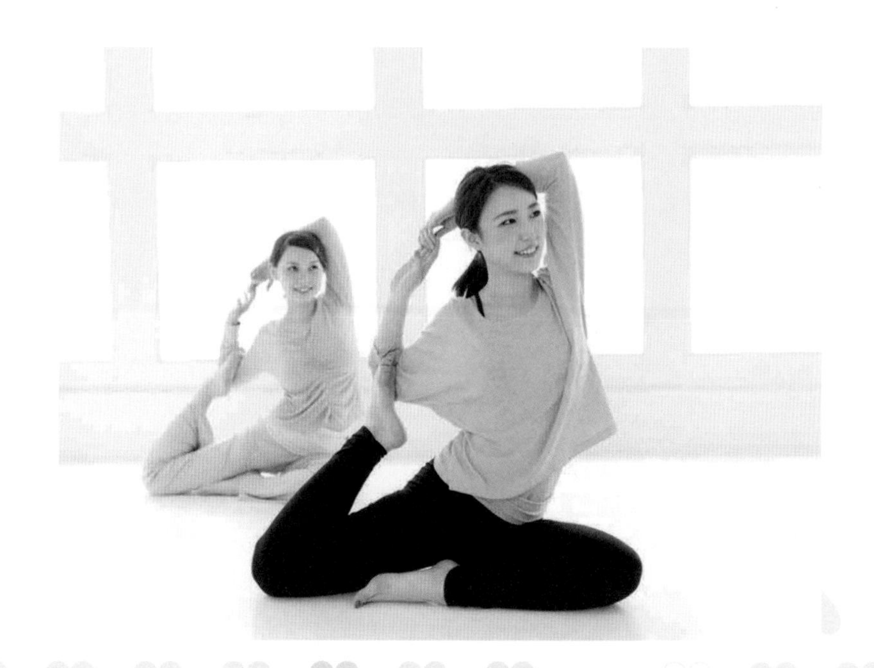

第四章

高血壓患者生活起居宜/忌

日常的生活調養是控制血壓非常重要的措施，血壓非常容易受到外界刺激的影響，可能某個不經意的小習慣，卻會引起血壓升高。因此，高血壓患者宜在日常生活中控制好血壓，忌做影響血壓穩定的事情。

宜/ 家庭和睦

家庭是我們溫暖的港灣，溫馨的家庭環境有利於家庭成員的身心健康。如果高血壓患者整天處於吵吵鬧鬧的家庭氛圍中，那麼血壓也容易波動。另外，高血壓患者患病期間，情緒不穩定，容易急躁、焦慮，偶爾還會提出不合理要求，此時需要家人多一點兒耐心，儘量給予患者心理上的支持和關愛，有助於增強患者戰勝疾病的信心，並利於血壓穩定。

生活環境 宜/ 清淨

研究發現，當噪音大於 85 分貝時，就可以對人的神經及心血管系統產生明顯的損害。過高分貝的噪音還會給心臟、大腦帶來強烈刺激，易引起精神緊張，血管收縮加劇，導致血壓升高，還可以使體內微血管循環出現障礙。所以，高血壓患者宜生活在清淨的環境中，清靜的生活環境有助於消除精神緊張因素、放鬆心情，使血壓保持穩定。

室內顏色 宜/ 淡雅

色彩在帶給人們感官享受的同時，也會影響人的情緒，而情緒也會影響血壓的波動。一般來説，紅色使人活躍，紫色使人壓抑，玫瑰色使人振奮，橙色可增強人的活力，藍色可使人冷靜，綠色可緩解人的緊張……高血壓患者不宜居住在紅色、橙色、紫色等刺激性強的室內顏色中，更宜選擇藍色、綠色等讓人感覺平靜、放鬆的顏色。

宜/ 定時作息

養成定時的作息習慣，身體機能在睡前的各項生理指標也會為入睡做好準備，如體溫下降、血壓降低、心率和呼吸速度減慢，能使緊張了一天的血管得以放鬆、修復。所以，高血壓患者養成定時作息的生活習慣，有利於維護心血管健康。

宜/ 保證充足睡眠

睡眠好的時候，不僅精神好，血壓也相對穩定；一旦失眠，血壓馬上升高，出現各種不適，甚至需要加大降壓藥劑量。人體在睡眠過程中，體溫、呼吸、心率以及全身代謝都降到最低，腎上腺素及副腎皮質激素，其分泌也是處於最低值。另外，白天勞累的臟器、受到損傷的血管，在睡覺時也能得到休息和修復。所以，高血壓患者一定要保證優質、充足的睡眠。

宜 積極防治失眠

長期失眠會誘發高血壓，而血壓不穩定也會導致失眠，二者是相輔相成的關係。如果長期失眠或熬夜，就容易出現頭暈、心悸、血壓升高，甚至引起心腦血管併發症，而良好的睡眠質量可以保證高血壓患者血壓穩定。所以，高血壓患者要避免熬夜，積極防治失眠，平時可以適當多吃一些有益改善失眠的食物，如牛奶、小米、燕麥、全麥麵包、百合、核桃、香蕉、蜂蜜等。

宜 睡前泡腳

在睡覺前用熱水泡腳不僅可以解除疲勞、改善睡眠，還能促進血液循環，防止腿部供血不足和靜脈回流障礙。泡腳時，熱水會促使腳部變熱，使下肢血液循環加快，幫助頭部血壓往下舒解，能預防高血壓、心臟病和中風。泡腳可以用一定溫度的熱水泡至轉涼，也可以邊泡邊加熱水，泡至雙腳皮膚微紅且流汗為宜，時間控制在 20~30 分鐘即可。

睡前宜先睡心

如果睡前心裡想著事情，或精神緊張，則容易失眠，引起血壓的波動。高血壓患者在睡前宜先放鬆心情，只有心情放鬆下來，身體才能放鬆下來，血壓、心率等生理指標才會逐漸降下來為睡眠做好準備。另外，睡前可以聽聽音樂或冥想一下，讓自己的心情放鬆。

睡覺時手機宜關機

很多人在睡覺時習慣將手機放在床頭，這種做法會對人體健康產生不良的影響。因為手機輻射會干擾我們睡眠時的腦電活動，容易出現頭痛、頭暈、噁心、耳鳴及睡眠障礙等症狀。如果正在熟睡時，手機鈴聲突然響起，會刺激大腦突然清醒，容易使人血壓迅速升高，這對高血壓患者而言是十分危險的事情。另外，手機中含有大量的藍光，睡前玩手機會使人更加清醒，最好在上床前 2~3 個小時就將手機關機。

宜 保證臥室安靜、黑暗

要想保證優質的睡眠質量，營造一個良好的睡眠環境必不可少。首先，臥室應足夠安靜，宜選擇隔音效果好的門窗，儘量避免噪音的產生，可以把產生「嘀嗒」聲的鐘錶或「嗡嗡」的電器請出臥室。另外，黑暗的環境有助於褪黑激素的分泌，能使人放鬆，更好地進入睡眠狀態，所以儘量不要開燈睡覺，最好將小夜燈放在遠離床頭的地方，並選擇不透光的窗簾、眼罩來遮光。

宜 保證適宜的溫度和濕度

溫度和濕度是決定環境是否舒適的重要因素。如果溫度過高或過低，人體在睡眠過程中都會感覺不適。濕度也是如此，當濕度過低時，人會感覺空氣乾燥；當濕度過高時，濕氣又容易進入人的體內。適宜夜間睡眠的溫度是 27~29℃，室內相對濕度為 65% 左右，並且要注意夏季睡眠時不宜將冷氣機調得過低，冬季時暖氣溫度不宜過高，必要時可使用加濕器。

宜 給臥室通風

睡前應適當給室內通通風，使室內氧含量充足，如果室內缺氧，人就會睡不踏實。所以，不管是在哪個季節，都應保持室內通風。另外，睡前最好把植物搬到臥室外，因為植物在夜晚只進行呼吸作用，會釋放出大量的二氧化碳，使空氣質量下降。

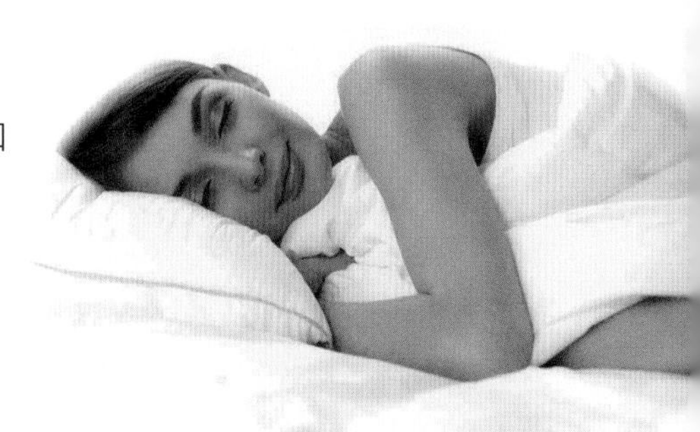

宜 選擇木板床

高血壓患者在選擇床的時候，宜選擇硬一點兒的木板床，木板床可以保持脊椎處於正常生理弧度狀態，利於體內血液的循環回流。如果長期睡軟床，會加重脊柱周圍的韌帶和椎間各關節的負荷，加大脊柱的生理弧度。時間長了，易引起腰背肌勞損而發生疼痛，並容易因血液流通不暢引起血壓升高。如果覺得木板床太硬，可以在上面墊一個棕櫚床褥。

宜 採用右側臥姿

高血壓患者睡眠時宜採取右側臥位，因為心臟位於胸腔內偏左的位置，如果採取左側臥的姿勢，會使心臟受到壓迫，妨礙心臟的擴張和收縮，影響血液的循環速度。採取右側臥睡時不僅心臟的壓力減少，而且血液可以更多地供應肝臟，這樣有利於消化食物及代謝體內營養物，促進消化系統的正常運行。因此，保持右側臥位有利於身體保健和穩定血壓。

宜 半夜醒後飲杯水

夜間呼吸、出汗等生理過程會消耗體內的水分，易導致體內缺水，血液黏稠，心腦血流阻力增加，易誘發心腦血管病變。加上人體在夜間血流速度較慢，易形成缺血性腦中風；所以夜間缺水對高血壓患者十分危險。高血壓患者可以半夜醒後喝一杯水，能大大降低心血管的危險性。

醒後宜賴床

高血壓患者經過一夜的消耗，體內的水分減少，血液黏稠度增加，血流速度緩慢，加上夜間血壓較低，如果立即起床容易導致血壓升高，心、腦等重要器官供血不足，出現頭暈、心悸等不適。所以，高血壓患者早晨清醒後，不妨賴一會兒床，可以先在床上簡單地活動一下四肢，還可做做乾洗臉、乾梳頭、按摩腹部等運動，待身體血液循環順暢後，再緩慢起床。

起床動作宜緩慢

腦血栓、腦出血等急症多發生於夜間起床上廁所時，這是由於體位的突然變化，造成心腦血管供血不足，血壓驟升。因此，高血壓患者起床時動作宜緩慢，避免體位突然轉變而引起血壓波動。首先，患者要從仰臥位轉變為側臥位；然後用手支撐上半身坐起，停半分鐘，使身體完成從臥位到坐位的適應；接著把雙腿垂在床沿上，停半分鐘；最後雙腳落地，從床上站起，停半分鐘後，待身體適應立位後再走動。

日常穿著宜寬鬆

在日常穿著上，高血壓患者要謹記「寬鬆」兩字。首先，褲腰帶不要勒緊，以繫好後能伸進一指為宜。其次，鞋、襪要寬鬆，襪腰過緊會影響到腳部血壓循環；衣領、袖口都宜微鬆，以免過緊壓迫血管，引起血壓升高。最後，要注意相關配飾，腕錶以及智能佩戴設備，均宜鬆不宜緊，以自然、舒適為宜。

宜 清晨定時排便

清晨 5~7 點是大腸排毒的時間，排便將前一天體內的毒素和廢物排出體外。如果錯過這一時機，腸道中的毒素和廢物就會被腸壁重新吸收進入血液，使血液中的毒素和脂質增多，易引起血壓波動。所以，高血壓患者宜養成每天按時排便的習慣，加強排便反射，防止便秘。另外，高血壓患者發生便秘時，不要用力排便，以免血壓突然升高，引發腦出血。

宜 用溫水洗漱

高血壓患者皮膚較為敏感，過熱、過涼的水都會刺激皮膚，加速血管擴張和收縮，從而使血壓產生波動。高血壓患者宜採用 30~35℃的溫水進行洗臉、漱口。

宜 中午小睡

高血壓患者中午最好小睡一下，哪怕只有十分鐘、半小時，也對穩定血壓大有裨益。適當的午睡可以使全身放鬆，讓全身血液在平和的狀態下，重新進行平均分佈。尤其可以增加心、腦部位的血液供給，這樣有助於平穩血壓。如果條件不允許躺下來午睡，也可以閉目仰坐片刻。

宜 節制性生活

由於高血壓患者基礎血壓較高，性生活時血壓會進一步升高，易發生危險。所以高血壓患者開展性生活時要特別謹慎。一般來說，1 級高血壓患者，血壓可降至正常或接近正常，沒有心、腦、腎等併發症，這種患者可以和正常人一樣過性生活。2 級高血壓患者的血壓比較固定，不會下降，並伴有輕度心、腦、腎等併發症，必須在藥物保護下，進行有節制的性生活。

宜 適度日光浴

日光浴是讓人體體表皮膚直接處於陽光照射下，太陽光的輻射作用能治療疾病、強身健體。太陽中的紅外線可以使皮下組織溫度升高，皮膚表層的組織血管擴張，加快血液循環流動速度，緩解血液對血管壁的壓力。日光浴還能夠提高和增強心臟功能，使心臟跳動有力，呼吸加深，全身的新陳代謝旺盛，並有調節中樞神經系統的功效。日光浴具有穩定血壓的功效，高血壓患者平時宜多進行日光浴，宜多曬曬太陽。

日光浴的適宜時間

日光浴在一年四季均可進行，但高血壓患者進行日光浴時，要注意氣溫不應低於18℃或高於30℃。因為氣溫和血壓息息相關，過高或過低的溫度都會引發血壓波動。另外，氣溫過低，日照強度不夠則達不到效果，氣溫過高，日照過強又會傷害皮膚，所以宜在氣溫20~22℃進行日光浴。進行日光浴最好選在上午10點以前，下午16點以後。每次日光浴持續時間，最初可以從每次5分鐘開始，逐漸增至每次30分鐘，最長不宜超過1小時。

宜 進行森林浴

森林中空氣清新，含有較多益於人體健康的負離子。進行森林浴，能使人吸入含氧量較多的新鮮空氣，可調節神經系統，改善呼吸和循環系統，提高心、肺功能，促進身體進行新陳代謝，有助於降低或穩定血壓，並改善高血壓患者頭暈、頭痛等症狀。森林浴宜選擇在5~10月份10~16點進行，氣溫宜在15~25℃，每次可持續進行60~90分鐘。需要注意的是，森林浴一般只適合病情較輕的高血壓患者，對於病情嚴重或年老體弱的高血壓患者而言，最好減少外出活動。

旅遊前宜進行體檢

旅遊並不是簡單地遊玩、散心的過程，對高血壓患者的身體來說也是一個不小的考驗。高血壓患者在旅遊前，宜進行體檢，根據自己的身體情況和病情，選擇旅遊的景點和方案。如果身體條件不允許，也不要抱著試試看的想法，以免在旅途過程中發生危險。即便在身體條件允許的情況下，出發後要及時向隨團的保健醫生介紹自己的病情，並且最好有家人一起陪同照顧。

旅遊 宜/ 攜帶急救卡

高血壓患者外出旅遊時，宜攜帶急救卡，急救卡上要寫上自己的基本資料，如病史、有無併發症、用藥的種類和劑量及緊急連絡人等，以便在旅途中突然發生意外時能得到及時有效幫助。另外，高血壓的症狀易與其他疾病相混淆，攜帶急救卡，能幫助醫生儘快進行救治。

旅遊 宜/ 攜帶常用藥物

旅遊的過程中，除了攜帶急救卡外，還要帶上平時服用的藥物，如降壓藥、擴血管藥及催眠藥。還可以準備一些常用的藥物，如感冒藥、腹瀉藥、止痛藥、暈車藥等。另外，在旅遊過程中，還要注意防寒保暖，以免寒冷刺激血管收縮引起血壓升高。

旅遊 宜/ 避免過度疲勞

在坐車的過程中，車廂內空氣污濁，加上顛簸，常使人感覺胸悶、頭暈、疲勞，容易引起血壓波動。所以高血壓患者旅途的時間不宜過長，要注意開窗透氣，坐一會兒就起身活動一下四肢。旅行的行程安排不宜過緊，活動量不宜過大，遊覽時也不要著急，以免身體過度勞累，加重心臟的負荷，誘發冠心病。如果在旅途過程中出現頭昏、頭痛或心跳異常等症狀時，應停下來休息，嚴重時應立即就醫。

春季 宜/ 適當「春捂」

春季天氣變化較大，不宜過早地脫掉棉衣。因為一旦氣溫降低，人體很難適應，容易著涼感冒，還會使血管驟然收縮。所以，高血壓患者適當「春捂」很有必要。「春捂」的要點在於「三暖二涼」，即肚暖、背暖和腳暖，頭部和心胸要涼，穿衣宜下厚上薄。一般當日夜溫差大於 8℃時就要春捂了，如果連續三天溫度在 15℃以上，就可以適當減少衣物。

夏季 宜/ 重視補水

有些人平時想不起來喝水，習慣在感覺口渴後再補水，這對高血壓患者而言是十分危險的。口渴是人體內缺水的最直接的反應，當你感覺缺水時，說明身體已經處於「脫水」的狀態，此時血液的容量減少，黏稠度增加，容易誘發血栓。尤其是在夏季，人體消耗的水分較多，高血壓患者更要及時補水，並且要避免飲用含糖的飲料或碳酸飲料。

宜 重視夏季打盹

夏季溫度較高，人體大量排汗，體內的水分減少，血液黏稠度增加，容易形成血栓，導致管腔變窄，血管壁彈性降低，使流向大腦的血液減少。當大腦缺血缺氧時，人就會感覺頭昏、易睏、乏力等類似「夏打盹」的表現。如果「夏打盹」經過休息後未見明顯好轉，就可能是大腦缺血缺氧，高血壓患者切不可掉以輕心，最好到醫院檢查一下。

夏季 宜 搖扇取涼

傳統搖扇取涼的方式雖然不如現代的風扇、冷氣機更涼爽，但卻更有利於人體健康。搖扇一方面可以避免冷風對人體的刺激，另一方面搖扇的過程還能鍛煉手指、手腕、肘關節和上肢肌肉，可有效地刺激大腦和心臟，增加其血流量和血管的彈性，降低高血壓併發症發生的概率。另外，搖扇取涼，還能提高機體的抗熱能力，可避免從冷氣機房進入室外環境中引起的不適感。

秋冬季節 宜 注意保暖

研究發現，血壓會明顯受到季節和氣候的影響，在秋冬季節偏高，春夏季節偏低。尤其是在突然變冷或溫差較大時，血壓變化比較明顯。因此，高血壓患者在秋冬季節應做好保暖，外出時，應適當增添衣物，避免冷空氣驟然地刺激血管，引起血壓升高。特別是老年人，機體對外界的敏感性降低，且抗寒能力下降，更要注意保暖。

忌 只靠生活方式降壓

一些高血壓患者認為只要適度運動、飲食控制就可完全降壓，沒有必要服藥。事實上，絕大多數高血壓患者是需要藥物治療的，生活方式的調整只可以作為輔助降壓的手段。尤其是對於中重度高血壓，診斷後必須予以藥物治療；初發的輕度高血壓患者，如果經過一個月的生活方式調整，血壓不能恢復正常，就必須採取藥物治療。

忌 忽視健康生活方式

有些高血壓患者認為只要堅持長期、規律地服藥就能使血壓平穩，不需要改變生活方式，對吸煙、飲酒、飲食口味重等不良習慣也不加以控制。這也是一種錯誤的想法，藥物治療應建立在健康生活方式的基礎之上，兩者缺一不可。其實生活方式的調整是高血壓患者進行治療的基礎，如果不改變生活方式，繼續原有不健康的生活方式，不僅會影響降壓藥物的效果，還易加速併發症的發生。

忌 晝夜顛倒

「日出而作，日落而息」是長期以來人類適應環境的結果，遵循正常的作息時間是人體保證身體功能正常發揮的基礎。如果作息時間混亂，過夜生活、晝夜顛倒等，則會造成白天精力不足，夜晚睡眠不安。時間長了生理調節功能減弱，容易造成內分泌紊亂、新陳代謝混亂、血壓不穩定等。所以，高血壓患者要養成按時作息的良好生活習慣。

忌 長期熬夜

研究發現，長期睡眠不足是罹患高血壓的一個重要致病因素。平均每晚睡眠不足 6 小時的人，患高血壓的概率比睡眠充足的人高一倍多。如果睡眠時間不足，就會提高血壓和心率的平均水平，增大心血管系統的壓力。如果晚上睡眠質量不好，交感神經不能得到良好的休息，也容易造成血壓上升，夜間高血壓帶給人體的危害更為嚴重。

忌 長期臥床休息

高血壓患者宜進行適度的運動，不能以養病為藉口長期臥床休息。長期臥床會加快機體組織和身體器官的萎縮退化，易引起肌肉萎縮，肢體的末端微循環發生障礙。由於活動量減少，血液流速減緩，會促使血液黏稠度增高，易形成肢靜脈血栓，若血栓出現在心、肺、腦等重要器官，那影響則是致命的。所以，高血壓患者不宜長期臥床休息，適度的運動鍛煉有助於延緩病情發展。

睡眠 忌 仰臥姿勢

當在仰臥熟睡時，舌根及咽喉部的軟組織處於非常放鬆的狀態，易堵塞呼吸道，導致機體缺氧。如果缺氧時間過長，則會導致動脈壁的內皮細胞通透性增高，血管壁內膜下的脂質沉積，促使動脈粥樣硬化形成，會加重血壓升高。當人的腦組織缺氧時，還可導致腦動脈舒縮功能減退和腦功能下降。心肌缺氧可誘發心絞痛，心臟冠狀動脈形成粥樣硬化和供血不足，便會加重病情。

忌 枕頭過高或過低

俗話說：「高枕無憂」，可事實並非如此。枕頭過高會使頸部肌肉處於拉伸的狀態，容易疲勞，引起頸椎變形。頸椎病還會加重心臟負擔，致使心臟功能衰弱，大腦供血不足，加速高血壓併發症的出現。
而枕頭過低時，不利於腦靜脈血液回流到心臟，易使血液中脂質沉澱，其垢物黏在血管內壁，使腦部靜脈血淤積，從而引起大腦缺氧。輕者會頭部充血、顏面水腫、頭腦昏沉，重者會因為血壓不穩引發腦部病變。
一般來說枕高以 10~15 厘米較為合適，枕頭的寬度最好要寬於肩膀。

忌 蒙頭睡覺

睡覺時用被子蒙住腦袋，被子裡的氧氣會隨呼吸次數的增多而減少，二氧化碳卻越來越多，從而使機體血氧量減少，器官因得不到足夠的氧氣而無法正常運轉，易導致大腦缺氧，時間久了還會引起頭痛、眩暈、氣悶、血壓不穩。另外，吸入大量二氧化碳，還會出現呼吸困難，嚴重時可造成窒息，引發生命危險。

忌 被子太厚

高血壓患者不要蓋過於厚重的被子，以免被子壓迫胸部，妨礙呼吸，引起血壓升高。厚重的棉被壓蓋在身體上，不僅會影響呼吸，還會使全身血液運行受阻，容易導致腦部血流障礙和缺氧，使腦靜脈壓與腦壓增高。因為人在睡眠時會排汗，可選用質輕、保暖性能良好的材料作蓋被。

忌 忽視夜間危險

與白天高血壓相比，夜間血壓出現異常升高對機體的損害更大，夜間血壓過高會加重血管硬化，是引發心、腦、腎等併發症的重要原因。高血壓患者要重視對血壓的監測，尤其要關注夜間血壓狀態，必要時每隔半年進行 1 次 24 小時動態血壓檢查。如果夜間血壓過高，需採取相應的治療措施，可服用長效或者緩控型降壓藥，這樣夜間的血藥濃度仍然可以發揮降壓作用，並可延遲到次日凌晨。

睡覺時 忌 獨處一室

高血壓患者，尤其是有嚴重併發症的患者晚上不宜獨自在一間屋子睡覺，以免夜晚發生危險時，無人發現而錯過最佳的治療時期。家屬如果發現高血壓患者鼾聲異常、呼吸急促、自訴不適或呻吟時，應立即將患者送往醫院或呼叫救護車。

忌 用刺激鬧鈴起床

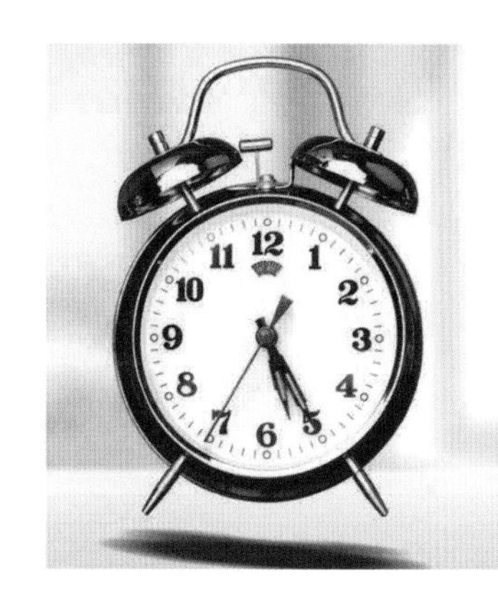

鬧鈴雖然能按時叫我們起床，但長期依賴鬧鈴，卻可能對健康不利。在睡夢中被刺激的鬧鈴聲突然叫醒，會使人感覺心煩意亂、頭昏腦脹，加重疲憊狀態。並且突然的刺激聲還會促進腎上腺的分泌，導致血管收縮壓升高、心率加快，心肌耗氧量增加，嚴重時還可誘發心臟病。

忌 忽視打鼾

高血壓患者打鼾是非常很危險的，因為打鼾很有可能是阻塞性睡眠呼吸暫停綜合症。研究表明，高達 83% 的高血壓患者合併有阻塞性睡眠呼吸暫停綜合症。上述患者，如果不糾正睡眠時打鼾引起的缺氧，單純使用降壓藥，那麼降壓效果也不理想。如果夜裡睡覺常感覺憋氣，就需要檢查是否患有睡眠呼吸暫停綜合症，高血壓患者千萬不能忽視。

忌 清晨開展性生活

清晨剛剛醒來時，人的血壓還處於相對較低的狀態，而進行性生活時，血壓會升高，血壓驟然飆升對高血壓患者而言十分危險，不僅會引起頭暈、頭痛、心悸等不適症狀，嚴重時還可能導致心腦血管破裂，發生中風、心肌梗塞等危險。另外，性生活是一件消耗體力的事情，清晨開展性生活後，身體不能得到充分的休息，也不利於血壓穩定。

忌 清晨過度疲勞

一般來説，心臟病往往容易在早晨發作，這是因為清晨是高血壓患者一天中血壓最高的時間段。睡醒後，人體的交感神經系統活性迅速增強，腎素 - 血管緊張素 - 醛固酮系統激活，兒茶酚胺釋放，使心率加快、外周血管阻力及心排出量增加，並間接增加水鈉瀦留，從而導致血壓迅速上升。一般在上午 11 點前，血壓至少比其他時間高出 5 毫米汞柱。如果清晨再過度疲勞，更容易加劇血壓升高。為了避免清晨疲勞，要儘量減少夜生活、或者加班熬夜，早晨需要準備的物品和計劃等，最好在前一天晚上做好。

忌 緊扣衣領

高血壓患者穿衣服時，不宜緊扣衣領，因為頸部兩側是頸動脈竇，它對外來的刺激非常敏感，當受到機械性壓迫或牽拉時，容易引起血壓下降、心跳減慢，嚴重時可導致腦部血液暫時減少或中斷而發生暈厥。另外，穿高領衣服或領帶繫得過緊，時間長了也會壓迫頸動脈，易使腦細胞缺血缺氧。所以，高血壓患者衣領宜寬鬆，有利於大腦的血液循環，血壓的穩定。

忌 上廁所起身太快

高血壓患者蹲廁時間過久，血流大多流向四肢和腹部，會導致大腦和心臟相對缺血，如果排便結束後起身太快還容易誘發短暫性腦缺血，出現頭暈、眼花、摔倒，嚴重時還會發生腦血管意外，並且年齡越大的人危險性越高。所以高血壓患者如廁後，宜緩慢起身，旁邊最好放一個儲物櫃，方便患者起身時扶一下，防止摔倒。

忌 蹲著大便

高血壓患者如果蹲著大便，下肢血管嚴重彎曲，易造成血液流通障礙。加上排便需要屏息用力，腹壓增高，血壓也急劇升高，容易造成腦部血管破裂，嚴重時可危及生命。而坐姿排便可減輕心臟的負擔，緩解上半身血管壓力驟升，防止發生心血管意外。

忌 長時間上廁所

高血壓患者如廁時間不宜太長，因為高血壓患者的生理功能減弱，四肢末端血脈不暢，肌力不足，下肢血管受到嚴重的屈曲，長時間上廁所容易導致肢體發麻、身心疲乏。另外，高血壓患者的血管彈性不足，脆性增加，血壓調節功能減弱，久坐馬桶會使腦部發生暫時供血不足，起立時易發生暈厥、跌倒，甚至引發腦血管病變。

忌 排便用力

高血壓患者用力屏氣排便時，腹壁肌和膈肌強烈收縮，腹壓增高，使心臟排血阻力增加，動脈血壓和心肌耗氧量也隨之增加。用力排便增加了高血壓患者併發中風、心絞痛、心肌梗塞及嚴重的心律失常的風險。當發生便秘或排便困難時，不要盲目用力，排不出來最好不要勉強，平時宜多吃些蔬菜、水果和富含膳食纖維的食物。

忌 忍小便太久

憋尿會使交感神經興奮，導致血壓升高、心跳加快、心肌耗氧量增加。如果高血壓患者憋尿時間過長，會因為血管腔狹窄、血管壁彈性差而引起腦出血或心梗，嚴重時可導致猝死。如果長時間憋尿後突然用力排尿，又會使迷走神經變得過度興奮，血管擴張，使腦供血不足、血壓降低、心率減慢，誘發排尿性暈厥，若不及時進行救治還可能出現生命危險。

忌 後仰洗頭

理髮店洗頭，一般都採用後仰的姿勢。有些高血壓患者也採用相同的姿勢，以為這樣安全又舒適。其實，這種姿勢對高血壓患者是有很大危險的。因為後仰的姿勢會對頭部椎動脈造成一定壓力，直接影響腦部的供血量，導致腦供血不足，易引起頭暈、噁心、站立不穩等，高血壓患者還可能併發腦中風。因此，高血壓患者洗頭時，最好採用站立的姿勢，並且時間不要過長。

忌 空腹時洗澡

洗澡會消耗體力和熱量，人體熱量主要來源於血液中的葡萄糖。空腹時，血液中葡萄糖水平偏低，洗澡時易發生低血糖，腦部供血不足，出現疲勞、頭暈、心慌，甚至虛脱、昏厥。不管是不是高血壓患者都不宜空腹洗澡，可在洗澡前吃點點心或水果。

忌 吃飽後洗澡

吃飽後腸胃的活動增加，為協助消化，大量的血液集中到腸胃部分，此時洗澡血液大量流向四肢和體表，從而導致腸胃血液大量減少，不利於食物消化。並且，由於腦部和心臟的血液流量較少，飽食後洗澡還容易導致大腦缺氧、心臟缺血，易出現頭暈、昏迷，甚至誘發心絞痛或猝死。

忌 洗澡水溫過低

高血壓患者不宜用溫度過低的水洗澡，更不能用冷水洗澡。當水溫過低時，皮膚血管遇冷會急驟收縮，大量血液被驅入內臟和深部組織，對內臟血管產生較多的壓力，血壓也隨之升高。這種情況下血液會加重大腦和心臟血管的負荷壓力，容易出現出血、中風、昏迷等，嚴重者還可誘發腦出血或心力衰竭等心腦血管併發症。

忌 洗澡水溫過高

「熱脹冷縮」這個物理特性，也適用於人體血管。當洗澡水溫過高時，皮膚的毛細血管會明顯擴張，大量血液流到全身皮膚，會使心臟缺血缺氧。尤其是對患有冠心病、高血壓等心腦血管疾病的老年人，水溫過高可使血壓升高、心率加快，加重心腦血管負擔，並增加血液黏稠度。一般來説，高血壓患者洗澡的水溫在 24~29℃為宜。

忌 在水中久泡

如果泡澡時間過長，浴室裡氧氣不足和濕熱的環境易使人感覺疲勞，並容易引起心臟缺血、缺氧。嚴重時，會致使冠狀動脈痙攣、血栓、心律失常或猝死。另外，泡澡時間過長，全身血液流速加快，心跳加速，頭部供應血液相應減少，易導致大腦缺血而發生意外。因此高血壓患者泡澡時，宜控制在 20 分鐘以內。

高血壓患者忌泡溫泉

泡溫泉雖然好處多多，不僅能促進全身的血液循環，其中含有的各種微量元素還有美容養顏、延緩衰老的功效。但對於高血壓患者而言，泡溫泉卻存在著一定的危險性。溫泉的水溫通常較高，泡溫泉容易使人大量出汗、心跳加快、心肌耗氧量增加，從而使血壓升高。而出水時，由於溫度下降，冷刺激還會導致血管收縮，血壓迅速升高。因此，病情不穩定的高血壓患者最好遠離溫泉，輕度的高血壓患者宜選擇溫度適宜的溫泉。

忌長時間接待客人

研究表明，高血壓患者談話進行 30 分鐘，90% 的人血壓會升高。所以，高血壓患者，不宜頻繁或長時間接待客人。在節假日的時候，有親朋好友到訪需要接待，宜儘量提前做好時間安排，錯開時間，避免一天內接待客人過多，致使身體勞累。另外，家人最好幫助患者一起接待客人，並提醒高血壓患者避免過於勞累。

忌趴著看書

有些人有趴著看書的習慣，趴伏狀態會壓迫腹部肌肉，影響人的深呼吸。再加上腹部受壓和腹肌收縮，容易導致血壓驟升而發生意外。所以，對於高血壓患者，尤其是老年患者，更不能趴著看書或看電視。看書時，要儘量挺直上半身，並且看一會兒書就要起身活動一下，避免長時間一個姿勢看書。

忌長時間看電視

長時間看電視，可引起機體耗氧量增加，增加神經系統疲勞程度，並且會降低感官的敏感度。有實驗證明，連續看電視 5 個小時以上，血壓會明顯升高。正常人在停止看電視後血壓會在一段時間後自行下降，而高血壓患者的高壓狀態可持續 10~15 個小時，嚴重者甚至會引發顱內刺激，誘發中風或心肌梗塞。因此，高血壓患者看電視，儘量不要超過 2 小時。

看球賽/忌 興奮過度

看球賽時，賽事過程的緊張刺激會造成情緒高漲、激動，引起交感神經興奮，致使心跳加快，血壓上升，易誘發心肌缺血，嚴重的還可能猝死。所以，高血壓患者在看球賽的時候，要注意控制情緒，量力而行、適可而止，千萬不能過度勞累。如果在看球過程中發生胸悶、胸痛、心臟不適等，必須停止觀看，好好休息，必要時應立即到醫院就診，以免引發心力衰竭而危及生命。

/忌 長時間接打手機

德國研究發現，使用手機可引發血壓顯著升高，手機所發出的射頻磁場使他們的血壓上升。所以，高血壓患者接打手機的時間不宜過長，以免引起血壓升高。另外，高頻微波的手機輻射還會對人的神經、血液、免疫系統及眼部等造成損害，其中對人體神經內分泌系統損傷較大。

/忌 長時間上網

在電腦前長時間坐著上網，缺乏運動，並且下肢離心臟較遠，末端微循環容易不暢，腿部血液回流緩慢，脂質易沉積在血管壁促使血管壁狹窄，易加重高血壓病情。長期的坐姿還會增加頸椎、腰椎的負荷，使脊柱變形，壓迫脊神經，還易使大腦缺血缺氧，易誘發高血壓併發心腦血管疾病。

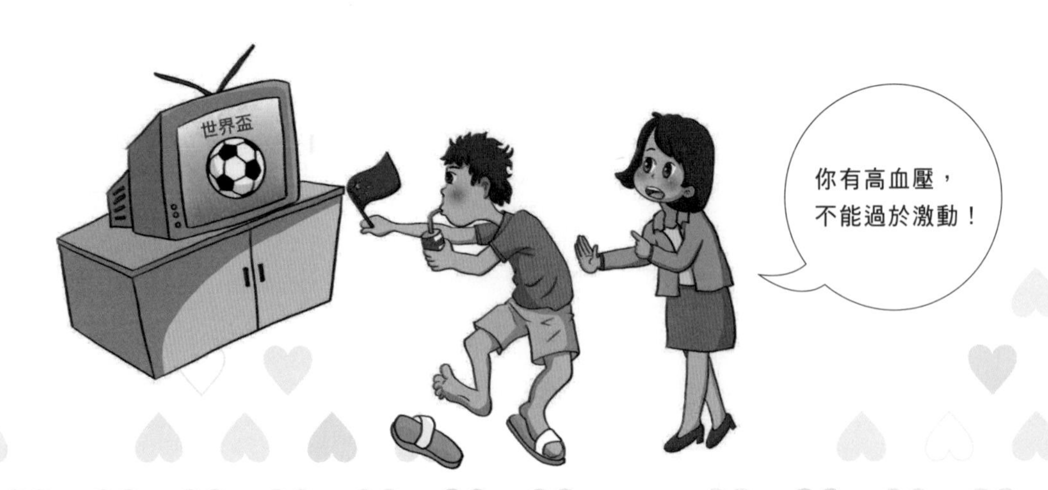

忌 長時間打麻將

麻將是一項很容易讓人上癮的娛樂活動，很多人在麻將桌邊一玩就是三五個小時，這對高血壓患者是極為不利的。靜坐時間長了，四肢的末端微循環容易產生障礙，血液循環回流速度減緩，會出現下肢麻、疼痛、腫脹等不適，甚至引起下肢靜脈栓塞，血壓上升。高血壓患者打麻將時，至多連續打一個小時左右，就適當站起來活動一下肢體。

忌 聽刺激性音樂

刺激性的音樂，往往節奏鮮明、節拍過快、音響效果強烈，這種音樂會強烈地刺激人體的感官神經，易引起精神緊張，內分泌功能失調，血管收縮，微血管循環障礙，從而引起血壓驟升，增加心腦血管疾病突發的危險。高血壓患者不適合聽這種類型的音樂，應儘量少聽或者不聽，可以在平時多聽一些節奏舒緩優美的音樂，可以有效地調控血壓。

忌 擠巴士

高血壓患者出行時要儘量避免擠巴士，因為擠車時，精神高度集中，情緒過於緊張，血壓易升高。加上擠車時肢體產生碰撞，運動幅度過大過猛，心臟跳動過快，心腦血管容易受到衝擊，易發生意外。高血壓患者出行坐車時，最好避開早晚的上班高峰，或多等兩趟車，也最好避免擠車。還可以採取步行、騎單車的方式，這樣既避免了擠車，又鍛煉了身體。

忌 盲目開車

開車需要全神貫注，集中精神注意路面情況。當路面擁堵、超車、違規時，情緒容易煩躁、生氣，神經一直處於緊張狀態，容易疲勞。高血壓患者開車時，持續緊張會刺激交感神經興奮，血壓上升，血管痙攣收縮，血流減少而加劇心肌缺血缺氧。所以，高血壓患者開車應讓自己保持心平氣和，還可以大聲唱歌，給心肺提供更多的氧氣。並且高血壓患者最好不要開長途車，儘量縮短連續駕駛時間，每隔兩三個小時至少休息 10~15 分鐘，並及時補充水分。

忌 搬拿重物

高血壓患者搬拿重物時，身體負擔突然加重，四肢血流量增加，身心的耗氧量增加，易導致血壓升高。而高血壓患者，本身心臟與血管功能都相對較弱，血管彈性較差，如果血壓出現激烈變化，極容易發生意外。另外，直接搬起重物還會增加腰椎負擔，易造成腰肌勞損。因此，高血壓患者應忌持重物，尤其是突然搬起重物危險性更大。

日光浴禁忌事項

高血壓患者進行日光浴時要注意，不宜在飯前和飯後 1 小時內進行日光浴。每次日光浴後，要在陰涼處休息 15~30 分鐘，並可適當補充含鹽的清涼飲料。進行日光浴過程中如有噁心、眩暈、煩熱等反應，應立即中止，到陰涼處休息。夏季進行日光浴時，要避免中暑；冬季進行日光浴時，要預防感冒。另外，進行日光浴時，應使用防曬油膏，以防止過多紫外線造成傷害。

忌 在三伏天出門

在三伏天，高血壓患者不宜外出，因為三伏天氣溫較高、濕毒大、氣壓低、出汗多，人容易感覺呼吸不暢、心肌缺血缺氧，易中暑，嚴重的還可能發生虛脫，高血壓患者還易誘發心血管疾病。如果在三伏天必須出門時，最好做好防暑措施，並隨身攜帶足夠的水。

忌 夏季冷氣機調得過低

夏季高血壓患者使用冷氣機時，不宜將溫度調得過低，以 27℃為宜，最低不宜低於 25℃，室內和室外溫差儘量不要超過 8℃，因為高血壓患者的機體調節、適應能力較差，溫差過大會促使腦部血管不斷收縮、擴張，易使血管破裂。並且要避免長時間待在冷氣機房內，冷氣機使用 1 個小時後，要打開窗戶換換氣，或每隔 1 小時到室外呼吸一下新鮮空氣。另外，不要讓冷氣機對著人體直吹，以免著涼感冒或引起局部血管收縮、血壓波動。

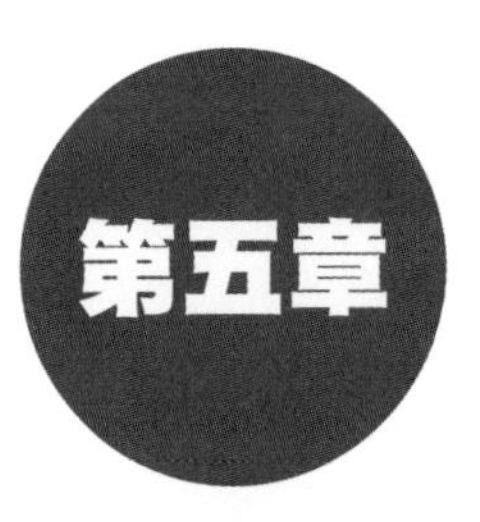

高血壓患者日常工作

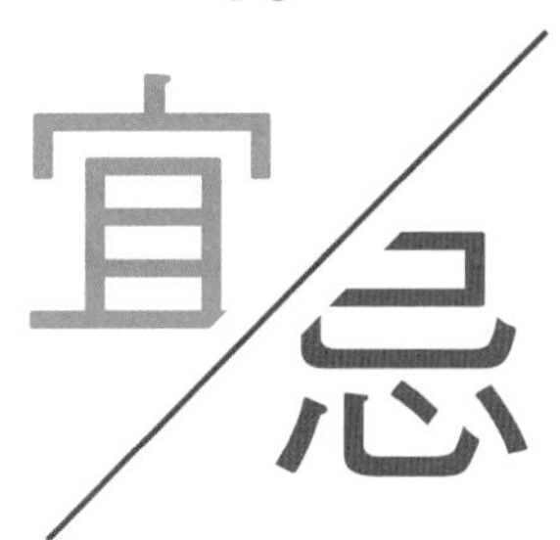

人每週有 40 個小時的時間在工作中度過，工作中的方方面面都會對人的身心造成影響。如長期盯著電腦，這件看似常見又簡單的小事，卻易導致大腦供血不足，會給高血壓患者帶來危險。所以，高血壓患者千萬不能忽視日常工作中的宜與忌，只有身體健康了，工作效率才會更高。

宜 防高血壓偷襲上班族

精神緊張是很多上班族患高血壓的主要因素，人長期處於一種緊張的狀態下，會促進腎上腺激素過量分泌，引起血管收縮、痙攣。並且上班族長期飲食習慣不合理、缺乏鍛煉，患高血壓的人數不斷增加。高血壓對心、腎功能有很大的危害，而且發病越早，其危害程度越大。所以，上班族宜養成良好的工作、生活習慣，積極防治高血壓。

宜 工作張弛有度

研究表明，每工作 1 小時後休息一段時間，工作效率更高。如果只埋頭工作，不知道休息，時間長了大腦就會變得昏昏沉沉，血壓也會產生波動。若此時強打精神工作，則工作效率低，加重疲勞，還會影響各器官功能正常的發揮。因此，高血壓患者工作時宜張弛有度，注意休息。

宜 忙裡偷閒巧鍛煉

很多上班族都以「沒時間」來為自己缺乏運動鍛煉找藉口，即使有些人斷斷續續地鍛煉，效果也不好。其實只要有意識地增加自己的活動量，隨時隨地都能鍛煉。很多鍛煉在工作時也可以進行，比如打電話、寫字、打字時，可以順便做做腿部鍛煉或轉轉腳踝；平時走路時可有意識地伸直手臂，挺胸收腹；工間休息時，可做做伸展運動……這些都是非常便捷、有效的運動方法，長期堅持有利於穩定高血壓。

宜 經常鍛煉頸部

上班族如果連續使用電腦工作，就容易感覺腰背酸痛、脖子和肩膀麻木，嚴重時可導致頸椎病。並且頸椎關節僵硬，導致大腦的供血量減少，還易加速高血壓患者併發腦血管疾病。所以，上班族平時宜經常鍛煉一下頸部。方法很簡單，站姿或坐姿都可以，雙目微閉，先順時針方向大幅度緩慢轉動頭頸 10 次，再逆時針方向大幅度緩慢轉頸 10 次。

宜 經常鍛煉肩部

上班族要經常鍛煉肩部，不僅可以緩解肩痛，還有利於改善頸椎部位的血液循環，增加大腦的供血量，穩定血壓。高血壓患者可採取自然站立或坐姿，身正腰直，雙目微閉，吸氣的同時雙肩胛先聳肩向上抬起，再由前向後緩慢旋轉運動 10 次，接著由後向前旋轉 10 次。高血壓患者經常鍛煉肩部，能活絡肩關節，防治肩周炎，改善血液循環。

宜 經常鍛煉手部

辦公室上班族經常使用鼠標，易出現腱鞘炎。若手指血液微循環出現障礙，還會產生手麻、頭暈等高血壓類似症狀。經常鍛煉手部，能改善末端循環，輔助防治高血壓。具體做法為：採取坐姿，雙肩下垂，雙臂置於桌上，先按順時針方向同時轉動雙手大拇指 10 圈，再按逆時針方向轉動 10 圈。然後手掌呈波浪形運動，五指依次打開、閉合。

宜 經常做健腦保健操

經常做健腦保健操可以改善腦部供血供氧，促進大腦血脈暢通，避免血壓升高。

- 上下聳肩：兩足分開與肩寬，兩肩上提，使腦貼於兩肩頭之間，稍停肩頭突然下落，做 5~10 遍。
- 背後舉臂：兩臂伸直交叉於背後，盡力上舉，保持 2~3 秒後，兩臂猛地落下，做 5~10 遍。
- 叉手轉肩：十指交叉於胸前，掌心朝下，左右轉肩，頭跟著轉，轉動幅度要等於或大於 90 度，左右交替各做 5~10 遍。
- 前後曲肩：先擴胸，兩肩儘量向後，兩肩胛骨儘量夾緊，然後含胸，兩肩向前彎曲，兩隻手背靠在一起，做 5~10 遍。
- 前後轉肩：曲肘、呈直角，旋轉肩部，先由前向後，再從後向前，旋轉遍數不拘。

宜 經常鍛煉腰部

辦公室的上班族經常是一坐就是一天，腰部長期承受上半身的負荷，加上得不到運動，很容易血脈不順暢。上班族經常鍛煉腰部，改善腰部的血液循環，對腰痛、腰肌勞損、高血壓具有一定的防治作用。具體做法為：採取站姿，腳與肩同寬，雙手叉腰，四指在前、拇指在後緊頂腎俞穴（在腰部，第二腰椎棘空下，旁開兩指處），先按順時針方向大幅度緩慢轉動腰 10 圈，再以逆時針方向轉動 10 圈。

宜 經常鍛煉腿部

長時間久坐不動，容易造成下肢血液循環減慢，心臟機能減弱，對血液的推動能力下降，容易誘發心血管系統疾病，如高血壓、冠心病、動脈硬化、心肌梗塞等。所以，對於高血壓患者而言，平時更要經常鍛煉一下腿部，可以站起來把雙腿併攏，做十幾次踮腳跟的運動；也可以坐在椅子上，把腿抬起來，用手拍打放鬆一下腿部肌肉；還可以繃緊腳尖，向前、向側或向後做劃圈、屈伸運動。

宜 主動伸伸懶腰

伸懶腰這個動作看似簡單，功效卻很強大，可以鍛煉全身肌肉、改善便秘、鍛煉心肺功能，使人感到清醒舒適，並且對緩解疲勞、穩定血壓有一定的作用。伸懶腰宜採取站姿，雙腳分開與肩同寬，腰背挺直，雙手平行筆直朝上舉高，手指完全伸展。保持這個姿勢，並有意識地進行腹式呼吸，從鼻子吸氣 5 秒，再從嘴巴吐氣 5 秒，持續做 3 次。

宜 當心「快餐綜合症」

快餐由於品種單一，營養不全，長期食用會出現咽痛、口臭、口腔潰瘍、牙痛、便秘、尿黃及煩躁多夢等症狀，被稱作為「快餐綜合症」。另外，很多快餐中含有大量高熱量、高脂肪、高蛋白的食物，食用後容易導致血壓升高，並增加腸胃功能的負擔，不利於高血壓患者食用。健康的上班族經常食用快餐也易誘發高血壓。所以，上班族要想預防「快餐綜合症」，首先就要從遠離快餐開始。

宜 小心「垃圾食品」

垃圾食品往往是「色、香、味」俱全，誘惑人的胃口，之所以被稱為垃圾食品，主要是因為其具有高糖、高鹽、高脂肪、低維他命與低纖維素的特點，對人體的營養價值極低，甚至攝入後會成為體內的垃圾。高血壓患者如果常吃垃圾食品，容易導致動脈管壁狹窄，外周阻力增加，使血壓升高，還加重了心臟和腎臟的負擔，進一步引起排鈉的障礙。所以，高血壓患者一定要遠離垃圾食品。

宜 巧吃「應酬飯」

「應酬飯」的主要問題在於膳食不平衡，油膩動物性食材過多，而穀類、蔬菜等植物性食材太少。如果長期吃，易導致體內飽和脂肪酸升高，進而誘發肥胖症、糖尿病、高血壓及心血管疾病。另外，應酬時飲酒也是高血壓患者不得不引起重視的問題；因為飲酒過多也會引起血壓升高。高血壓患者在吃「應酬飯」時要儘量挑選少油、少鹽、少糖的素菜食用，主食應當以穀類為主，儘量避免飲酒。

工作餐 宜 科學營養

工作餐的好壞，直接關係到一個人的營養和健康，千萬不能馬虎應付。尤其是高血壓患者更要重視工作餐的搭配，宜多攝入一些蛋白質和膽鹼含量高的魚類、禽蛋和大豆製品等食物。因為這類食物能使頭腦保持敏鋭，對理解和記憶功能有重要作用，但要少吃脂肪高的肉類。另外還要多吃些蔬菜、水果等富含維他命的食物。

工作餐 宜 葷素搭配

工作餐不僅要保證主食的量，還要注意葷素搭配。葷菜以魚、蝦、雞肉等脂肪含量少的肉類為主。素菜宜保證新鮮蔬菜的補充，一般綠葉蔬菜顏色越綠，所含維他命越豐富，菠菜、小油菜、通菜都是很好的選擇。並且，還要多補充一些紅色、黃色、白色、黑色的蔬菜和水果，保證攝取的營養素全面豐富。

工作餐 宜 保證主食的量

有很多上班族吃工作餐，喜歡選高蛋白、高脂肪食物，如海鮮、牛排等，而主食攝入卻很少，甚至不吃。這種做法對於高血壓患者來説是不合適的。飲食中蛋白質、脂肪、碳水化合物等營養素在代謝過程中是相互影響、作用的。蛋白質的消化吸收，需要碳水化合物提供的能量，不然就會消化不良、食慾不振、血壓升高。主食宜佔到每餐總能量的 60% 以上，建議選擇白米飯，它可以滿足大腦和肌肉正常工作所需的糖分。

工作餐 宜 富含維他命

研究表明，維他命能增強血管彈性和韌性，還可以防止血管出血，有防止動脈硬化和降低血脂的作用，還可以預防心臟病、中風以及血液凝結成塊。如果長期維他命攝入不足，則會造成細胞功能減弱，產生代謝障礙，引發心腦血管疾病。所以，高血壓工作餐宜多吃些富含維他命和礦物質的食物，能穩定血壓，並預防心血管併發症的發生。

工作餐 宜 定時

有些上班族一忙起來，常常忘記吃午餐，要麼餓了用零食湊合一下，有的人甚至乾脆不吃。這種做法對於高血壓患者來說，是非常危險的。因為這樣就會導致晚餐攝入過多，使體內的膽固醇含量升高，增加心臟的負擔和患併發症的風險。午餐是一天中最為重要一餐，人體需要的熱量的 40% 都需要由午餐提供，只有定時進餐，胃腸道才能發揮正常功能，才有助於穩定血壓。每天中午的 11~13 點是午餐時間，即使再忙也要在這個時段抽空吃飯。

工作餐 宜 吃八分飽

高血壓患者在吃工作餐時，不能吃得過飽，一般八分飽為宜。因為吃完飯後，身體中的血液都聚集到腸胃，幫助食物消化吸收，在此期間大腦就會處於相對缺血缺氧狀態。如果吃得過飽，就會延長大腦處於缺血缺氧狀態的時間，不僅會導致血壓波動過大，還會影響下午的工作效率。

宜 定時給自己加餐

除了三餐定時吃外，高血壓患者還可以在上午 10 點到 10 點半，下午 16~17 點進行加餐。適當的加餐補充營養，不但可以提升工作效率，還可以為身體補充能量，同時避免正餐攝入過多，引起血壓升高。加餐可以選擇水果、點心和奶製品，既能給身體提供一定的能量和營養素，防止饑餓，又不會給胃腸造成過重的負擔。需要注意的是，加餐並不是額外增加食物，而是要從正餐的能量中扣除，即加餐不加量。

工作時 宜 補充水果

高血壓患者最好可以保證每天攝入 200 克左右的水果。水果可有效緩解工作中緊張、焦慮的情緒，讓上班族放鬆心情，提高工作效率，並且利於機體吸收食物中的營養素。水果中含有大量的維他命和膳食纖維，可以減少血液中膽固醇的含量，促進血壓平穩，對身體有良好的保健功效。尤其是蘋果、香蕉等水果中富含鉀元素，不僅有降壓功效，還能緩解肌肉疲勞，高血壓患者宜經常食用。

宜 科學補充水分

在人體細胞內，水佔了很大的比例，水能有效解除和稀釋身體中的毒素。如果人體缺水，不僅容易損害腎臟和肝臟，還會增加血液黏稠度，影響血液循環，引發高血壓。因此，高血壓患者工作時一定要及時補充水分，最好每隔 1~1.5 小時喝 300 毫升水。

辦公環境 宜 安靜

安靜的辦公環境能令人精神集中，人的大腦在嘈雜的環境下，會降低工作效率，出現一些不良的情緒反應，並且更易疲勞。另外，噪音還會導致保護心肌功能的血鎂量下降，毛細血管壁變形，血流速度減慢，易損害心肌和心血管系統，進而誘發高血壓、冠心病及心血管疾病。所以，高血壓患者宜選擇安靜的辦公場所，可以採用有隔音效果的門窗，降低噪音。

宜 保持辦公室清潔

由於辦公室人員較多，出入頻繁，在辦公室接觸和積累病毒的機會要比家中高出很多倍。平時注意保持辦公室清潔，有助於身體健康。而高血壓患者的抵抗能力較弱，更要重視辦公區的清潔衛生，可以準備些消毒濕紙巾（含酒精成分的殺菌能力更強），經常擦拭辦公桌、鼠標、鍵盤、手機等物品，每天定時掃地、拖地、吸塵、擦窗，保持辦公室清潔，儘量減少細菌和病毒的傳播機會。

宜 改善辦公室通風

辦公室的人員密度相對較大，空氣中氧氣含量相對不足，如果長期緊閉門窗，容易導致辦公室內氧氣含量下降，使人出現頭痛、呼吸困難、噁心、疲勞等症狀。長期待在通風不良的室內，人體內的血氧含量降低，那麼血液就會加速流動以保證各器官的供氧量，這樣勢必會引起血壓升高。因此，不管是不是已經患有高血壓，平時都應多開窗通風，改善辦公室的空氣質量。即便是夏天和冬天，也要每隔 2 個小時通通風。

宜 重視辦公室污染

辦公桌上堆放雜亂的文件，電話機和電腦上面厚厚的灰塵，不會天天清空的廢紙簍……這些都是辦公室的污染源。如果常開冷氣機不開窗，那麼室內的空氣會比室外髒幾十倍；空氣中彌漫的打印機、影印機散發的臭氧，則會導致胸痛、咳嗽、喉嚨發炎、血壓升高等症狀，所以要重視辦公室污染，清除污染源，打造健康的辦公空間。

電腦族 宜 注意保護視力

經常使用電腦的上班族要注意保護視力，建議距離電腦屏幕為 50~70 厘米，電腦屏幕應略低於眼水平位置 10~20 厘米，呈 15~20 度的下視角。雙眼平視或輕度向下注視熒光屏，可以減少眼球疲勞的概率，並且放鬆頸部肌肉。還要避免長時間連續操作電腦，注意休息。通常連續操作 1 小時，宜休息 5~10 分鐘，看遠處或做眼保健操。平時宜多吃柑橘類水果，以及綠色蔬菜、魚和雞蛋。

電腦族 宜 注意補充營養

在電腦屏幕前的工作時間過長，視網膜上的視紫紅質就會被消耗掉，視紫紅質主要由維他命 A 合成。因此，電腦族應多吃些紅蘿蔔、白菜、豆芽、豆腐、紅棗、橘子以及牛奶、雞蛋、動物肝臟、瘦肉等食物，以幫助人體補充維他命 A 和蛋白質。平時還宜多飲茶，因為茶葉中的茶多酚等活性物質能幫助人體抵抗電腦輻射。

電腦族 宜 注意皮膚清潔

電腦熒光屏表面存在著大量靜電，其集聚的灰塵可轉射到臉部和手部皮膚裸露處，對著電腦時間久了，就易發生斑疹、色素沉著，甚至會引起皮膚病變。所以，電腦族使用完電腦後要徹底清潔皮膚，可以先用溫水清洗一下面部，去除靜電吸附的塵垢，再配合使用潔面乳徹底清潔殘存在毛孔中的污垢，最後用清水洗淨。清洗後，還可適當拍打面部，能增進臉部血液循環，加速新陳代謝，使皮膚更具活力。

電腦族 宜 端正姿勢

電腦族如果姿勢不當，容易引起頸椎疲勞或變形，頸動脈受到壓迫後，還會導致大腦供血不足，從而誘發或加重高血壓。所以，電腦族宜端正坐姿，首先上半身應保持直立，使頭部獲得支撐，眼睛與屏幕的距離應在 40~50 厘米，使雙眼平視或輕度向下注視熒光屏。兩肩自然下垂，上臂貼近身體，手肘彎曲呈 90 度，操作鍵盤或鼠標，儘量使手腕保持水平姿勢，手掌中線與前臂中線應保持在同一直線。下半身腰部挺直，膝蓋自然彎曲呈 90 度，並維持雙腳著地的坐姿。

辦公室午睡 宜 注意

適當的午睡有助於消除疲勞，穩定血壓。但如果吃完飯立即入睡或趴著午睡，還可引起血壓升高，同時也睡不踏實。午睡最好躺下來休息，注意保暖，並保證睡眠環境相對安靜，避免受較強的外界刺激。健康的午睡以 15~30 分鐘為宜，若是超過 30 分鐘，下午就會昏昏沉沉、精神不振。高血壓患者午睡後，宜緩慢起身，並喝一杯水，以補充水分，稀釋血液黏稠度。

宜 步行上下班

坐巴士或開車上下班，不僅身體每天的活動量不足，而且容易因為路況擁擠而感到煩躁，引起血壓波動。每天步行上下班，給自己創造一個運動鍛煉的機會，能改善身體和大腦的慢性疲勞，促進四肢的血液循環，促使血管收縮和擴張，增加血管彈性，長期堅持步行上下班有利於降低血壓。如果住的離公司比較遠，可以提前一兩站下車，然後慢慢散步回家。

忌 做「工作狂」

「工作狂」是高血壓的高發人群，「工作狂」們常將加班作為家常便飯，作息時間混亂，經常為了工作忽視休息、吃飯。長時間超負荷的工作狀態，給身心帶來了極大的壓力。而且緊張的情緒、壓力還易給心腦血管造成極大的傷害。尤其高血壓「工作狂」，連續工作後還會導致心肌梗塞及腦中風的概率大大增高，所以千萬不要做「工作狂」。

忌 不會調整工作壓力

工作上如果壓力太大，精神長期處於一種緊繃的狀態下，會導致人體交感神經系統活性亢進，加速血管收縮，進而引起血壓升高。並且情緒過於緊張時，中樞神經還會釋放一些遞質和激素導致血壓升高。所以，高血壓患者更要學會調整工作壓力。當壓力來臨時，可以通過冥想、聽音樂、運動、傾訴等方式來減壓，也可以重新評價自己或向有經驗的人詢問更好的解決問題的方式。解壓的方式有很多，上班族千萬不要讓自己被壓力所困。

開會時 忌 情緒激動

情緒緊張、激動時，很容易導致血壓升高。開會時，通常氣氛比較緊張，即便只是靜靜地坐著，也會受到會議氣氛的影響，產生緊張的情緒。尤其是開會討論和發言時，高血壓患者的情緒更容易緊張、激動，要警惕血壓升高。高血壓患者開會時，宜儘量使自己保持平和的心態，感覺緊張時可以做做深呼吸，讓緊張的神經得以放鬆。

忌 用腦過度

上班族如果長期從事緊張的腦力勞動，大腦消耗氧和營養物質以及產生的代謝廢物會越來越多，達到一定程度時，興奮就會轉為抑制，表現為注意力不集中、頭昏腦脹、反應不靈敏等，會導致神經衰弱，嚴重者還可能發生腦出血等。過度用腦，不僅會導致大腦疲勞，加速大腦衰老，而且心臟會分配大量的血液流向大腦，易引起高血壓、心肌缺血。因此，上班族要避免用腦過度，勞逸結合，嚴重的高血壓患者不宜從事高強度的腦力工作。

忌 久坐不動

上班時久坐不動可能是很多上班族的常態，久坐不動對人體危害極大，不僅會加重脊椎負擔，易誘發脊椎病，而且人體的新陳代謝減慢，易引起肥胖、高血壓、高血脂、糖尿病等疾病。所以，上班族最好每隔 1 小時就站起來活動一下，或做幾節簡單的工間操。簡單的活動就能加強身體代謝，改善心肺功能，促進血液循環，增加血管彈性，有利於降低血壓，減少患心血管併發症的概率。

忌 疲勞時硬撐

疲勞時繼續工作是高血壓患者一大禁忌。疲勞感是身體給我們發出的信號，是身體需要恢復體力和精力的正常反應。如果不遵循身體的自然反應，靠意志強撐，那麼人體就會積勞成疾，不僅血壓會升高，還會引發身體其他病變。所以，當感覺周身乏力、肌肉酸痛、思維遲鈍、精神不振、心悸、心跳、呼吸加快等不適時，就應放下手頭工作，讓自己有一段休息的時間。

忌 生病硬撐

人在生病的時候，機體的免疫系統功能降低，抵抗能力下降。尤其高血壓患者，當出現頭痛、發熱、咳嗽、乏力、腰酸、腿痛、便血等不適症狀時，不能聽之任之強忍下去，以免導致心臟、腎臟、大腦等器官過度疲勞，反而加重病情。勉強堅持帶病工作，不僅無助於身體健康的恢復，還會影響到工作效率。所以生病就要好好休息，不要硬撐。

忌 在路上吃早餐

有些上班族有在路上吃早餐的習慣，邊走邊吃不僅容易吸入較多的冷空氣和細菌，易引起腸道疾病，而且也不利於食物的消化、吸收。而消化食物和走路都需要大量的血液，也給心臟帶來了不小的負擔，容易導致血流量增加，致使血壓升高。可見，邊走邊吃非常不利於身體健康，最好在家裡吃完早餐再出門，或到了辦公室坐下來慢慢吃。

忌 用方便麵代替工作餐

人體的正常生命活動需要蛋白質、脂肪、碳水化合物、礦物質、維他命和水。而方便麵的主要成分是碳水化合物，湯料只含有少量味精、鹽分等調味品。即使是各種名目的雞汁、牛肉汁、蝦汁等方便麵，其中肉汁成分的含量非常少，遠遠滿足不了每天需要的營養量。如果長期用方便麵作為工作餐，很容易導致人體營養缺乏，對健康極為不利。所以，平時應儘量少吃方便麵，即使吃的話也應適當補充一些副食、蔬菜、水果。

午餐忌只吃麵食

麵食方便快捷、口味繁多，受到了很多上班族的青睞。但是如果午餐僅僅吃一碗牛肉麵的話，其中蛋白質、脂肪、碳水化合物等三種營養素的攝入量是不能滿足人體所需的，尤其是一些礦物質、維他命等營養素更是缺乏。並且麵食很快就被身體消化吸收，容易產生饑餓感。所以，午餐不宜經常食用麵食，即使選擇麵食時也要儘量搭配些葷食和蔬菜，下午可補充些水果或蔬菜。

忌常吃外賣飯盒

飯盒通常是大鍋菜，易多油、多鹽，為了口感好，還會多放味精。外賣飯盒出於成本衡量，一般不會提供最新鮮的時令蔬菜和水果，所含營養不平衡。如果長期食用飯盒，不僅容易使人缺乏營養，而且熱量超標，易引起肥胖、高血壓、糖尿病等疾病。尤其是其中鹽分較高，高血壓患者長期食用，無疑是雪上加霜。因此，高血壓患者應避免食用飯盒，可以帶飯上班或選擇清淡可口的飯菜。

忌吃工作餐過快

有些人吃工作餐就像打仗，稀裡呼嚕幾分鐘就吃完了。其實，吃飯快並不是一件好事，因為吃飯過快，食物沒有經過充分咀嚼和唾液酶的作用，會增加胃腸的負擔。並且吃飯過快，血液就會大量流向腸胃，會增加心臟負擔，增加血流量，易引起血壓升高。所以，上班族為了自身的健康，吃飯時最好吃慢一點兒。

忌感覺饑餓時硬忍

高血壓患者產生饑餓感時，就應該進食，不要強忍，否則可能會引起胃腸性收縮，出現腹痛、嚴重低血糖、手腳酸軟發抖、頭昏眼花、血壓波動，甚至昏迷、休克等症狀。如果經常饑不進食，還會導致潰瘍病、胃炎等。如果是因條件所限，不能正式進餐，可以先吃點零食或糖果。

忌 不清洗茶垢

很多上班族多有泡茶的習慣，但是很多人常常忽視清洗茶垢這項工作，甚至有人會認為茶垢會增添茶葉的味道。殊不知茶水長期暴露在空氣中，茶葉中的茶多酚就會與茶銹中的金屬元素發生氧化，形成茶垢，附著在杯子內壁。茶垢中含有鎘、鉛、汞、砷等有毒物質以及亞硝酸鹽等致癌物，會引起血壓波動，且對健康有極大的威脅。所以，愛茶人士飲茶後，一定要記得把茶垢清洗乾淨。

忌 忽視辦公室飲水機污染

飲水機如果 3 個月不消毒或清洗，機內的儲水膽就會沉積污垢和重金屬殘渣，滋生細菌和病毒，甚至還會滋生病蟲。這些有害物質進入人體後，對消化、神經、泌尿和造血系統都會產生不良影響。所以，一定要定期清洗飲水機，可用專用消毒液進行清洗。另外，已開封的桶裝水放置超過 15 天，就會滋生雜質、細菌，最好不要再飲用。

忌 忽視辦公室空氣污染

辦公室裝修的材料、辦公家具的板材以及日常辦公紙張，都會釋放出甲醛、苯、甲苯等多種「毒氣」。這些「毒氣」會直接損害人體的呼吸系統，被吸入人體後，還可引起頭暈、噁心、食慾不振、血壓波動，甚至可引發癌症或窒息。經常開窗通風換氣，可有效減少辦公室的空氣污染，每天開窗最少兩次，每次不少於 15 分鐘。並且宜保持辦公室衛生，經常打掃擦拭灰塵，還可以種植些能淨化空氣的花草，降低辦公室內有害氣體的濃度。

忌 忽視電磁輻射的危害

在辦公室裡，每天用得最多的設備就是電腦、影印機、打印機等。這些辦公設備，在給工作帶來極大便利的同時，也給健康帶來潛在的威脅。這些辦公設備在使用時，會產生強烈的電磁輻射，不僅會影響血壓的穩定，而且長時間使用會影響人體的循環系統及免疫、生殖、代謝功能，還會加速人體癌細胞增值。為了抵抗輻射，在飲食上宜適當多吃一些具有抗輻射作用的食物，如紫菜、辣椒、番茄、綠茶、綠豆、黑芝麻等。

忌 忽視影印機、打印機污染

辦公室打印機、影印機一直不停地工作，會產生大量苯並芘、二甲基亞硝胺等有機廢氣，加上辦公室的通風不良，輕者會引發各種呼吸類炎症，重者可以誘發高血壓、心血管疾病甚至癌症。為減少影印機和打印機對人體的傷害，最好能把這些機器單獨置放在通風較好的房間，必要時還應安裝排風扇或通氣道，每次操作完畢後，應認真洗手。

忌 受二手煙危害

研究發現，常吸「二手煙」的人收縮壓要明顯高於非吸煙環境中的人。二手煙除了刺激眼、鼻和咽喉外，還會損傷血管內壁，增加患肺癌、心臟和血管疾病的概率。長期吸入二手煙還會促使四肢末梢血管收縮、心跳加快、血壓上升、呼吸變快、增進血小板凝集，易引發心臟血管阻塞、高血壓。所以，上班族應儘量遠離吸煙的同事，避免受到二手煙的傷害。

忌 長時間吹冷氣機

如果在冷氣機房內待久了，就會感到頭昏頭痛、疲勞失眠、脾氣暴躁。另外，冷氣機房間的環境相對封閉，空氣流動性較差，空氣中含氧量不斷降低。上班族每天要在冷氣機房裡至少待 7、8 個小時，不僅傷腦傷肺，工作效率自然也會降低。如果高血壓患者吹冷氣機時間長了，腦血管經常處於收縮的狀態，極易引起血壓升高，更嚴重的還可能引發心肌梗塞或者腦中風。所以，不要把辦公室冷氣機溫度調得過低，開冷氣機 2 小時，宜關閉冷氣機，打開窗戶換氣 15 分鐘。

忌 忽視辦公室噪音

通常人在 40 分貝左右的聲音下，可以保持正常的反應速度和注意力。而長期在 50 分貝以上的環境裡工作，就會導致情緒煩躁、聽力下降，甚至會損害中樞神經，導致神經衰弱。其實，可能看似安靜的辦公室，卻是低噪音污染的重災區，如電腦主機、冷氣機、傳真機、打印機等都會產生噪音。長期在這種低噪音環境中，也不利於血壓的穩定。所以，上班族應減輕低噪音的傷害，不使用的辦公電器儘量不開，還可在辦公桌上安裝屏風圍擋，種植一些綠植，平時也要多到室外走一走，讓大腦放鬆。

忌 伏案午睡

有的上班族午休時習慣趴在辦公桌上小睡片刻。趴著午睡看似舒服，卻不利於身體健康，尤其高血壓患者要注意不能伏案睡覺。因為伏案睡覺是低頭靠在桌上，這種姿勢會減少頭部供血，使人醒後易出現頭昏、眼花、乏力等一系列大腦缺血缺氧的症狀。伏案睡覺還會壓迫胸部，影響呼吸，影響血液循環和神經傳導，使雙臂、雙手發麻、刺痛，血液循環產生障礙，易導致血壓不穩，引起心腦血管系統發生意外。

忌 午睡時間過長

適當午休能緩解身體疲勞，有益於身體健康，但如果午睡時間過長，還可能造成身體不適，影響下午的工作和學習。人的睡眠分為淺睡眠和深睡眠兩個階段，一般入睡超過 30 分鐘，就會由淺睡眠轉入深睡眠階段，此時大腦神經中樞的抑制作用加強，腦組織的毛細血管暫時關閉，流經腦組織的血液相對減少。如果此時醒來，大腦相對供血不足，反而會感覺更加困倦、渾身不舒服，還易發生危險。另外，中午睡得時間過長，晚上就會入睡困難，影響睡眠質量。一般午睡時間睡 10~30 分鐘為宜，如果特別疲倦，最好睡夠 90 分鐘，讓身體有一個完整的睡眠週期。

忌 午睡前服用降壓藥

午睡時，高血壓患者的血壓會略有所下降，如果在午睡前服用降壓藥，容易在睡眠時使心、腦、腎等重要器官供血不足，血小板附著於血管壁上可引起附壁血栓，導致缺血性中風。所以，高血壓患者最好不要午睡前服用降壓藥，尤其不要服用短效降壓藥。

忌 經常乘飛機

高血壓患者要注意不能經常乘飛機，由於飛機長時間在高空飛行，大氣壓很低，氧分壓（血液中溶解氧氣所需的壓力）也隨之降低。對高血壓患者來說，大氣壓變化的作用會更加明顯，容易導致血壓升高、心輸出量減少、呼吸困難等症狀，嚴重時甚至會危及生命。而飛機在起飛和降落的過程，對人體會產生很大的影響，對高血壓患者來說，極易導致突發意外。

忌 在高溫環境下工作

高溫環境下人的生理功能，尤其是體溫調節、水鹽代謝、血液循環等功能都會出現異常改變。如人體大量出汗，會造成體內水分和鉀、鈉等丟失，可引起水鹽代謝紊亂，進而造成血壓波動。高溫還會造成交感神經敏感，使人的精神處於緊張狀態，也可使血壓產生波動，嚴重時可誘發心腦血管疾病，所以高血壓患者應避免在高溫環境下工作。

忌 從事搬重物的工作

與普通工作的人相比，搬重物的人更易發生重症高血壓。這是因為搬運重物時，突然增大運動量，身體各器官增大了耗氧量，血液循環量也隨之增大，會促使血壓上升。而工作結束後，血壓雖然會恢復正常，但血壓處在反復的上升下降中，最終也會誘發高血壓。所以高血壓患者更不能從事搬重物的工作，以免加重病情。

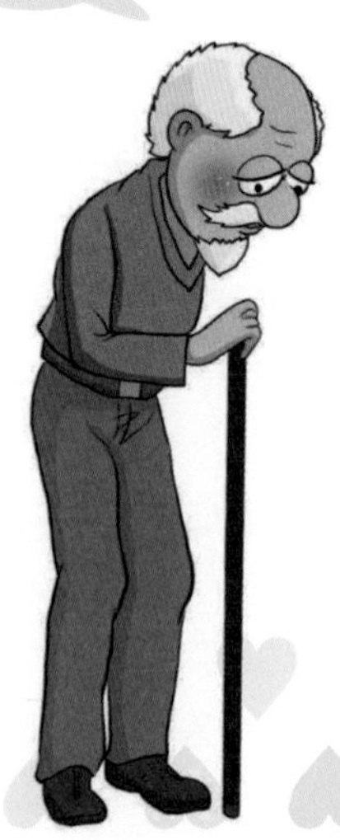

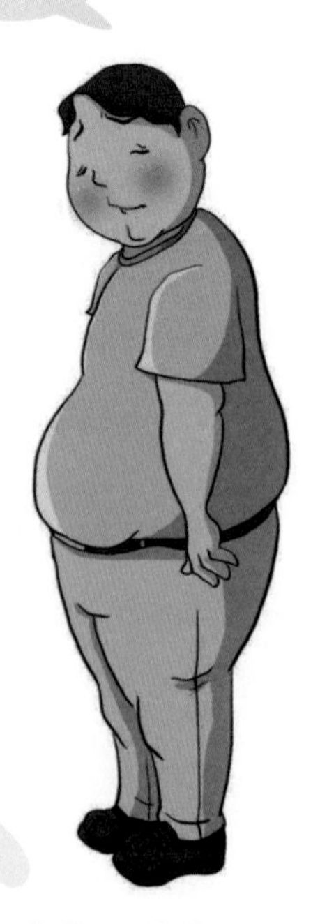

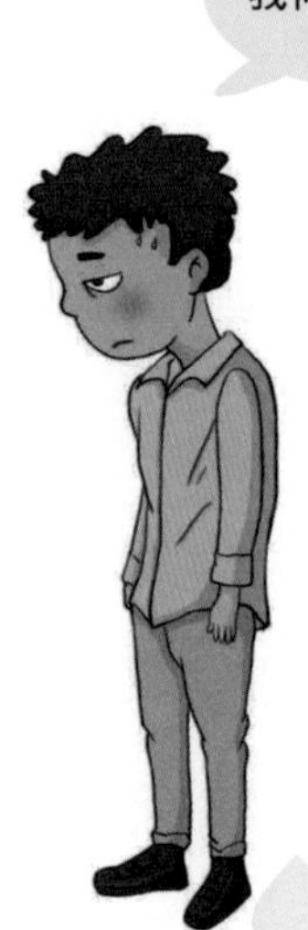

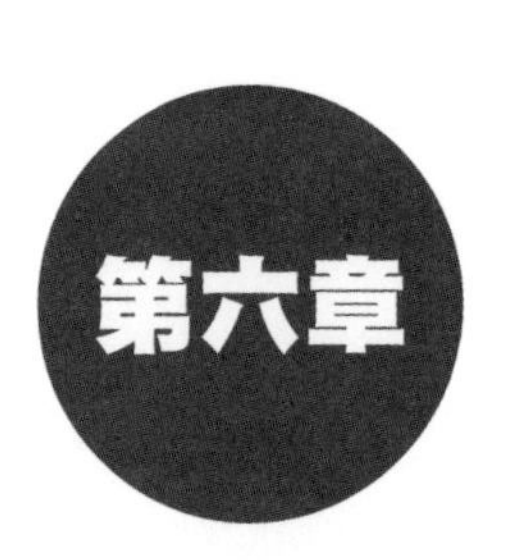

高血壓患者心理調養

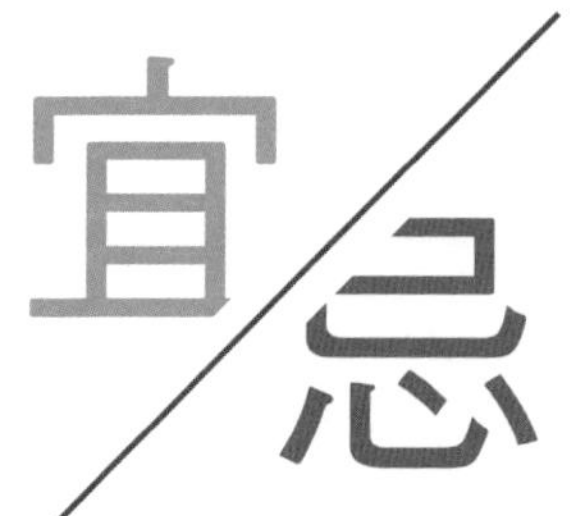

導致高血壓的原因有很多，其中情緒緊張是引發高血壓的重要原因之一。心理因素對血壓的影響往往是一瞬間的，臨床上不少高血壓患者都是在發脾氣時，血壓驟然升高，出現高血壓危象。所以，高血壓患者宜學會如何調節好自己的心理，忌讓負性情緒困擾自己。

宜 重視心理對血壓的影響

如果情緒波動，就會使大腦皮層處於精神應激的狀態中，刺激交感神經興奮，促進兒茶酚胺的分泌。交感神經興奮會刺激小動脈收縮，外周血管阻力增加，靜脈收縮、回心血量增加、心率加快，進而導致心排出量增加，血壓升高。心理因素已經成為臨床上引起血壓升高不容忽視的因素之一，所以高血壓患者宜重視心理因素對血壓的影響。

宜 重視性格對血壓的影響

研究發現，原發性高血壓的形成與一個人的性格有著密切的關係，性格脾氣急躁的人更容易患高血壓。這是由於人在發怒、急躁時，促進血管收縮的激素分泌旺盛，進而引起血壓升高。臨床上發現，「A 型性格」的人更易患高血壓，他們的特徵是個性較強、固執好勝、容易激動、雄心勃勃、容易緊張、對人嚴格、易發脾氣、辦事快速、緊迫感強。所以，「A 型性格」的人更要警惕高血壓的發生。

宜 學會釋放心中怒火

生活中，難免會遇到令人生氣的事情，生氣時如果對他人大吼大叫，不僅會傷害他人的感情，而且也會使心率、血壓升高，對高血壓患者不利；如果強忍住火氣不發，壓

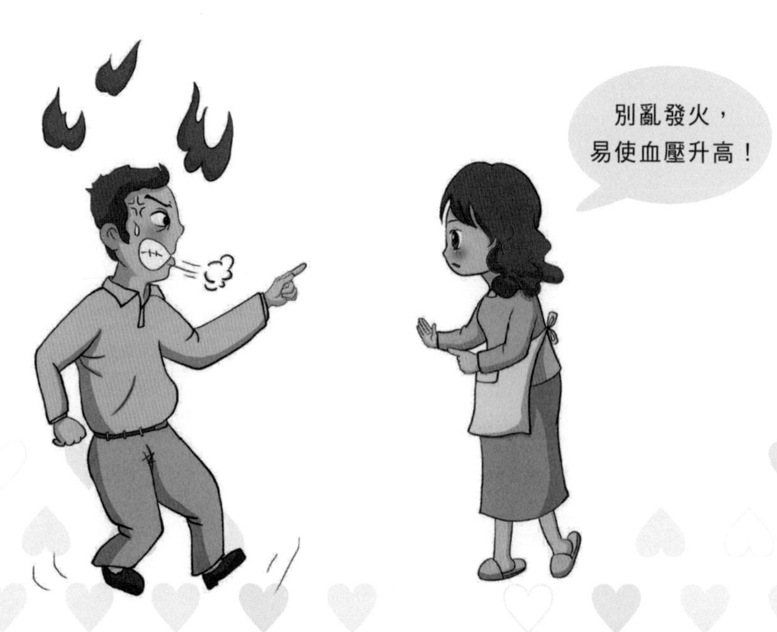

抑自己的怒氣，同樣會刺激血管緊張素分泌，引起血壓升高，還會增加心血管疾病的風險。所以，高血壓患者宜在不傷害他人的前提下，學會用積極的方式釋放心中的怒火，同時生活中還要學會避免讓自己經常生氣。

宜 學會轉移注意力

當處於不良的情緒狀態時，血壓自然會受到影響，尤其是高血壓患者情緒糟糕時，很容易發生危險。當高血壓患者想要發怒時，可以轉移一下自己的注意力，讓自己默數 10 下，數完之後會發現自己的情緒冷靜不少。當情緒不佳時，還可以將注意力轉移到自己感興趣的事情上去，如外出散步、看一部喜愛的電影、讀一本喜歡的書等，讓自己在這些活動中找到樂趣，使自己不再處於發怒的場景和狀態之中，有利於血壓的穩定。

宜 設立一本情緒日記

建立一個情緒日記，可以每天把令人煩惱的事情、不好的情緒體驗、當時的想法都一一記錄下來，這樣不僅可以幫助宣洩情緒，還能梳理一下引起自己產生類似不良情緒的原因，以便下次找到更好地解決和應對的方式。

宜 學會向他人傾訴

當遇到煩心事時，與其一個人苦惱、煩悶、生氣，不如向家人或朋友傾訴，在訴說的過程中，能宣洩心中的不良情緒。高血壓患者心情不悦時，千萬不要悶在心裡；因為內在的情緒波動也會影響血壓的穩定。傾訴不僅能讓我們感覺到來自他人的關愛，幫助我們找到更好看待問題的角度或處理問題的方式，還有利於增強戰勝疾病的信心。

宜 偶爾哭泣一回

當我們遇到不開心的事情，痛痛快快地大哭一場，心理的不快感就會消失大半。痛快地哭泣可以將身體內部的壓力釋放出來，緩解不良情緒引起的血壓波動。另外，研究發現，眼淚中含有毒素，如果感到委屈、憤怒、悲傷時，強忍淚水還會影響人體的健康。所以，不必強迫自己永遠堅強，讓自己偶爾痛快哭泣也有利於身心健康。

宜 懂得如何排解鬱悶

精神憂鬱的高血壓患者，不宜讓自己長期沉浸在鬱悶的情緒之中，否則不利於血壓恢復正常。處於鬱悶狀態時，不宜聽憂鬱的歌曲或讀悲傷的故事，以免加重鬱悶。高血壓患者要改變自己的心態，讓自己多接觸一些令自己愉悦、積極的事物，如曬太陽、唱歌、下棋、上老年大學等，讓生活豐富、充實起來，內心才能陽光。

宜 接觸新鮮的事物

保持對新鮮事物的好奇心，勇於接受挑戰，或嘗試某種新的做法，都會給人帶來煥然一新的感覺，增加愉悦的情緒體驗，可以使高血壓患者更積極地看待生活。平時也可以回顧一下自己積極的情緒體驗，如做成功的某件事、到過的一個地方、遇見的一個人等，經常使自己處於良好的情緒狀態中，有利於延緩衰老。

宜 自我暗示消除不良情緒

積極的自我暗示，會對人的意志、心理及生理狀態產生積極的影響；而消極的自我暗示則不利於人體的身心健康。高血壓患者平時可以暗示自己「今天的心情很舒暢」、「今天的血壓會穩定」、「一切都會過去的」等，並且要避免產生消極的暗示，如「不行」、「做不到」、「沒辦法」等。經常進行積極的自我暗示可以令高血壓患者保持好心情，消除不良情緒，維持心血管健康，利於血壓穩定。

宜 情緒平和

臨床上，由情緒激動引起的血壓驟升，以致引起中風或死亡的例子屢見不鮮。俗話説：「人生不如意事十之八九」，如果我們每天為這些小事煩心、情緒激動，那麼不快樂便會包圍著你，血壓也會隨著情緒的變化而不斷波動。所以，高血壓患者平時宜保持情緒平和，學會控制和調節自己的情緒，避免情緒過於強烈。

宜 讓自己快樂起來

快樂是治癒疾病的良藥，快樂的情緒能增強大腦皮層的功能和整個神經系統的張力，促使皮質激素和腦啡肽類物質的分泌，有利於防病治病。快樂並不是遙不可及的事情，我們隨地隨地都可以選擇快樂，吃健康的早餐、經常關注積極的事情、享受美好的生活，只要你願意，你就可以讓整個生活變得快樂起來。

宜 笑一笑沒煩惱

俗話説：「笑一笑，十年少」，醫學界越來越重視「笑」對身心健康的影響。經常笑一笑，一方面能驅散悲傷、煩悶、抑鬱等不良的情緒，產生的積極情緒還有利於高血壓病情的穩定，另一方面笑對人體的中樞系統、呼吸系統、循環系統和內分泌系統均有益處，能使身體更健康。需要注意的是，過喜對高血壓患者也是不利的，尤其是情緒易激動的人，應避免捧腹大笑或情緒過於興奮。

宜 用飲食讓心情好起來

食物是我們必不可少的，除了能為人體補充營養物質、提供能量外，有的食物中的某些特殊的營養成分還有助於改善不良情緒。

- 心情緊張：吃些米飯或麵包等富含碳水化合物的食物，能促進大腦釋放血清素，使心情平靜下來。另外，香蕉中的鎂元素能緩解緊張情緒，含有的生物鹼能使人精神振奮，增強自信心。
- 情緒低落：情緒低落時，不妨吃點辣椒或朱古力，辣椒能刺激腦垂體，釋放令人快樂的安多酚；朱古力能刺激人體的快樂中樞，令人感覺心情愉悦。
- 精神不振：魚肉中含有的脂肪酸和維他命 B_{12} 有助於振奮精神，趕走消極情緒，其中三文魚、沙甸魚和鯖魚功效更佳。
- 緩解壓力：壓力大時，不妨吃一些番茄、檸檬、橘子、藍莓等富含維他命C的食物，可起到緩解壓力的作用。
- 暴躁易怒：全穀食物、糙米等富含碳水化合物，可使人產生飽腹感，防止出現暴躁易怒等情緒。另外，未經過精細加工的粗糧中保留了大部分的B族維他命，有助於維護神經系統健康、改善不良情緒。

宜 適當運動改善心情

人在情緒低落時，往往不愛運動，而越不運動，情緒就越低落。這是為什麼呢？人的情緒和生理狀態是互相影響的，不良的情緒狀態可以削弱正常的生理活動，而身體的活動反過來也可以使人產生積極的情緒。例如，在憤怒時，可以通過跑步、打拳、打球或重體力活動，來宣洩不良情緒；抑鬱時，可以通過跳繩、跳舞等彈跳運動促進血液循環，使人精神振奮。高血壓患者心情不佳時，不妨選擇一個適合自己的運動，讓自己的心情愉悅起來。

宜 遠離不良環境

有的時候當我們進入到一個環境中，會莫名地感覺不舒服，如酒吧、馬路中心、醫院等。而有的環境卻會讓我們心情愉悅、精神放鬆，像公園、森林和遊樂場等。所以，高血壓患者儘量避免去強烈、刺激的場所，多去令自己心情舒暢的場所，這有利於保持平和、愉悅的情緒。另外，我們還可以整理房間，使自己處於一個乾淨整潔的環境中，人的心情也會變好。

宜 保持良好的人際關係

俗話說：「多個朋友多條路，少個敵人少堵牆。」如果我們發自內心地喜歡一個人，那我們每次見到這個人，都會感覺心情愉悅。而如果討厭一個人，我們每次見到這個人心情也會受到影響。所以，不管是不是高血壓患者，為了自己的身心健康，要保持良好的人際關係。想要擁有良好的人際關係，首先應發自內心地喜歡對方，發現對方身上的優點，還要學會主動關心他人，這樣才會得到來自對方的溫暖。

宜 學會放鬆降壓法

研究發現，心理和生理上的放鬆，均有益於身心健康，改善生理機能，起到防病治病的作用。高血壓患者可以通過有意識地放鬆身心，使緊繃的血管得以舒展，改善血液循環，利於降低血壓，並保持血壓穩定。放鬆的方式有很多，如印度的瑜伽、日本的禪坐、美國的漸進鬆弛訓練等。最簡單的方法是深呼吸，每天只要想起來就做幾個深呼吸，能為機體提供充足的氧氣，維護心血管健康和血壓的穩定，有利於使身心達到最佳狀態。

宜 每晚給精神「卸妝」

我們每天都會經歷大大小小的事情，不可能一切都盡如人意，難免會有鬱悶、焦慮、煩躁等情緒。所謂精神「卸妝」，就是要在睡前「卸掉」這些不良的情緒，以免影響睡眠質量和夜間血壓的穩定。在睡前沐浴時，水流沖刷著身體可以想像水流將當天不愉快的經歷一起沖刷乾淨，能令身心放鬆。睡前還可以做幾個深呼吸，儘量放鬆全身，回想一天中快樂的事情，讓自己心情愉悅地入睡。

宜 每天靜坐

靜坐非常適合高血壓患者練習，美國曾進行調查研究發現，靜坐訓練讓高血壓患者的收縮壓和舒張壓分別下降了 4.7 毫米汞柱和 3.2 毫米汞柱。靜坐可以大大降低動脈硬化等心血管疾病的發病率，並且沒有副作用。靜坐並不是簡單的盤腿坐，靜坐的目的是使心平靜下來；所以靜坐時，最好要排除雜念，並把注意力放在呼吸上面，還可聽一些專業指導靜坐的音樂。高血壓患者最好每天花 30 分鐘進行靜坐，如果時間緊張，在早晨醒來後靜坐 5~10 分鐘，也能取得良好的降壓效果。

宜 用興趣愛好疏導情緒

對於日常生活中的困擾，或遇到「傷腦筋」、「傷心」事，要學會自我排解，遇事要想得開，切忌生悶氣或發脾氣，心胸要開朗，肚量要寬大。高血壓患者宜培養多種興趣愛好，如琴、棋、書、畫、音樂、戲曲、養花、旅遊等興趣可以陶冶情操、修煉心性，還可多參加一些文娛或體育活動，使自己融入社會，多和他人交往，保持良好的心境。

宜 和書畫訴衷腸

書畫是一種可以靜心、排憂解煩、提高情趣的文娛活動，在練習書畫的過程中，能排除雜念，調整心態，改善氣血不暢，讓全身心處於舒適的狀態中。欣賞書畫也是一種藝術的享受，可陶冶性情、減輕精神壓力。高血壓患者在進行書畫練習時，宜全身心地投入其中，享受置身書畫的樂趣。初學者不可對自己要求過嚴，寫字作畫的時間也不宜過長，以免身體過於勞累，影響血壓穩定。

宜 和花草談談心

都市生活中的人們常常奔波忙碌，與自然交流的機會越來越少，快速的生活方式讓心就像一個齒輪一樣越轉越快，這樣血壓便會經常處於較高的應激狀態中。花花草草對人也具有治癒力，到自然中感受一下花草，能讓人的心情平靜下來，植物中特殊的氣味，還能讓人們產生美好的情緒體驗。在給花草翻土、種植、澆水、修剪的過程中，也能讓人排除雜念，忘卻煩惱，利於血壓穩定。

宜 常聽音樂以降壓

音樂是人類心靈的密友，總有一首樂曲，能引起你的共鳴，和你一起悲傷、歡笑。音樂能提高大腦皮質神經細胞的興奮性，使人們的心情活躍，緩解緊張的心理狀態，並分泌多種益於身體健康的激素、酶、乙醯膽鹼等生理活性物質，能改善血液循環，增強新陳代謝。美妙的音樂，還能平穩心率、穩定血壓。聽音樂時，宜全身放鬆，注意音量不宜過大，也不要聽過於激烈的音樂。

宜 與寵物做伴

寵物是人類的好朋友，只要你招呼牠，牠就會像個情人似地向你跑來，讓你感覺分外溫暖。當你鬱悶、無助、憤怒或不想見人時，和寵物玩一會兒，就會感覺格外地放鬆，心裡被愛意包圍。喜歡寵物的高血壓患者可以收養一隻寵物，每天帶寵物散步還能活動身體，有利於身心健康，維持血壓穩定。

宜 垂釣消解憂愁

垂釣是一項「靜中有動、動中有靜」的自然療法，釣魚的過程，能令人平心靜氣、消除雜念、修身養性，魚上鈎之後，又會給人帶來滿滿的收穫、喜悅之情，使人忘卻憂愁。垂釣中拋魚竿、拉魚竿等過程還可以鬆弛肌肉、活動筋骨、疏通血脈，並且釣魚活動不需要消耗過多的體力，非常適合中老年高血壓患者。

宜 進行慢生活

很多高血壓患者血壓控制不好、情緒控制不好，不是服藥不夠或飲食不良，而是生活節奏過快，如吃飯快、説話快、走路快，幹什麼事都風風火火的，這樣人常處於緊迫的狀態中，血壓又怎麼會降下來呢？對於這類高血壓患者，不妨要學會享受慢生活，先從慢講話、慢走路開始，當你的生活節奏慢下來之後，你的心態會更加平和，血壓也會比較穩定，同時還能減少心血管併發症發生的概率。

宜 少説多聽

美國學者研究發現，人與人之間的交往都會對身體產生不同的影響，即便是輕鬆的閒談也會影響心血管系統，尤其是血壓的變化。此研究證實，當人們在談話時，血壓會升高；而在聽別人講話時，血壓會迅速下降。所以，高血壓患者在生活中不妨靜下來多聽聽別人在説什麼，如父母的嘮叨、子女的傾訴等，也許你收穫的不僅僅是血壓下降，還有他人對你的關懷和愛意。

宜 懂得換位思考

換位思考，就是要站在對方的角度考慮問題，能更理解別人，並減少自己的不良情緒。當然有時候處在氣頭時，有人會反問：「為什麼對方不站在我的角度想一想？」要知道，改變自己的想法比改變別人的想法更容易，我們的目的是讓自己快樂起來，讓自己的身心更健康。所以，換位思考不是為對方，而是為了我們自己，真正看到對方的立場，理解對方，能讓我們自己感覺更舒心。

宜 懂得接納

生活的美妙與豐富恰恰就在於它的多樣性，即使我們對生活做了全面的規劃，仍然不能避免意外情況的發生。如果一件不盡如人意的事情發生後，我們過分計較結果，就會使自己處於自責、焦慮、悔恨、悲觀、抑鬱等不良的情緒中，便會影響血壓的波動。我們不能改變已經發生的事情，那就不如接納它，接納讓我們不滿意的人和事，能讓心情平和，有利於血壓的穩定。接納也能讓我們的心更開放，擁有更多的幸福感。

忌 忽視心理治療

有些高血壓患者認為治病就得靠藥物，跟調不調節心理沒有多大的關係。其實，現在國內外的醫生都認可高血壓是一項心身疾病，心理因素是引發高血壓的重要因素之一。如果僅僅靠藥物來控制血壓，而不控制自己的暴脾氣，那麼血壓就會跟暴脾氣一起擾得你心神不寧，使降壓藥物不能發揮良好的藥效，並容易誘發併發症。所以，高血壓患者在堅持藥物治療的同時，一定要及時調節自己的情緒，讓自己成為情緒和血壓的主人。

忌 滿不在乎的心理

有些輕度的高血壓患者被查出高血壓後，因症狀較輕或無症狀，常常不以為然，不認為高血壓會對自己的身體和生活造成影響。有的患者還認為自己沒有必要服藥，血壓升高也不會有什麼大礙，可事實並非如此。如果患了高血壓後，不採取相應的治療，高血壓的危險升級不僅對身體的危害加大，而且治療起來也更加困難。因此，高血壓患者一定要對疾病重視起來，積極地配合治療，才有利於控制病情。

忌 孤獨、悲觀和失望

老年人本身會因為年齡因素的關係，易產生孤獨、無價值感等負面心理，有些老年人在得知自己患病後，更會加重孤獨、悲觀、無助等情緒。這些負面情緒可導致自主神經功能紊亂和內分泌改變，進而引起血壓上升。這類高血壓患者，不能任由消極情緒發酵，宜參加一些有益健康的集體活動，多培養自己的興趣愛好，多和積極樂觀的人交朋友，樹立起對生活和戰勝疾病的信心。

忌 內疚的不良情緒

一些患者患病後，認為自己生病給家人添了麻煩，而且長期服藥也是一筆不小的支出，給家庭增加了經濟負擔，從而產生自責、內疚等不良情緒。自責、內疚的情緒對高血壓而言是有害無益的，容易引起血壓波動。所以，高血壓患者與其沉浸在自責內疚的情緒中讓家人擔心，不如將對內疚的情緒轉化為感恩，積極地配合治療，相信自己能儘快康復，使血壓儘快穩定下來。

忌 過於恐懼

一些高血壓患者對高血壓病缺乏全面、理性的認識，患病後常常擔心各種併發症的發生，整天處於擔驚受怕的狀態中。雖然血壓控制不好易引起併發症，但常常情緒恐懼，也會刺激腎上腺素的分泌，導致血管收縮，加重高血壓的病情。因此，這類高血壓患者宜消除自己的恐懼心理，可以多花一些時間瞭解高血壓相關的知識，這樣不僅有助於走出恐懼情緒，以樂觀的心態去對待疾病，還能瞭解更多防治高血壓的方法，更好地控制血壓。

忌 心理負擔過重

有些患者發現自己患高血壓後，終日憂心忡忡，擔心血壓升高，結果反而更使血壓升高、病情加重。研究發現，人的心理有一定的承受限度，如果心理負荷過重，就會使體內自主神經功能和內分泌系統出現劇烈的變化。並且心理負擔過重，也不利於進行降壓治療，還增加了發生併發症的概率。對於這類患者，家人應進行勸導、安慰，減輕其心理負擔，增強其對治療的信心。

忌 猜忌心理

有的患者患病後，對自己的疾病過分關注，身體稍有不適，就擔心自己身體出了大問題。有些愛猜忌的患者，看了關於高血壓的科普讀物或電視節目後，還會對症入座，認為自己患了嚴重的併發症。每天都處於疑病的情緒狀態中，精神高度緊張，反而不利於控制血壓。這類人群，應消除猜忌心理，將對疾病的關注轉為對健康的關注，並積極配合治療。

忌 情緒緊張

緊張情緒可以說是高血壓患者的大忌，因為人在緊張時，會促進腎上腺激素的分泌，使人心跳加快，心輸出量增加，從而引起血壓升高。長期處於緊張狀態下，還會破壞人體的免疫系統，降低人體免疫力。高血壓患者應避免自己處於緊張狀態下，緊張時可以做做深呼吸，或想像一下美好的場景來緩解自己的緊張情緒。另外，還可以做一些手工，如縫紉、編織、陶藝、雕刻、練字等，使大腦的神經放鬆下來。

忌 隨便發脾氣

高血壓患者常伴有頭暈、頭痛等身體不適，也會對情緒造成影響，容易發脾氣。但發脾氣對人體健康十分不利，發脾氣時人的心跳加快、耗氧量增加、血壓驟升，對於高血壓、心臟病、心梗等患者而言，容易誘發腦出血、猝死、中風等心腦血管疾病。所以，高血壓患者要避免經常發脾氣，遠離讓自己發脾氣的人和事，生氣時宜轉移注意力，還可通過養魚、下棋、刺繡、書法等柔和的方式來調和自己的情緒。

忌 出現應激狀態

情緒或身體的應激狀態可以刺激交感神經系統興奮，使機體釋放多種升高血壓的活性物質，並引發一系列的神經、內分泌和心血管等系統的變化，會導致動脈血壓持續升高。機體長期處於應激狀態，還被認為是形成和引發原發性高血壓的重要因素。而被確診患高血壓後，更應避免使自己處於應激狀態，以免血壓突然升高對心、腦、腎等重要的靶器官造成嚴重的損害。

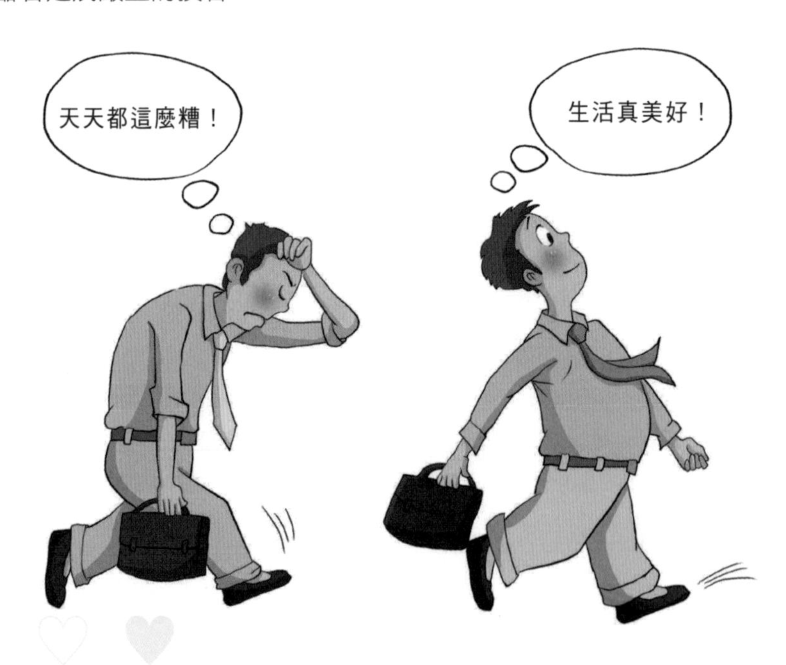

忌 過於悲傷

當人感覺悲傷、痛苦時，除了對人的精神產生很大的壓力，也會在生理上產生一系列不良的影響，如使神經處於緊張壓抑的狀態、內分泌功能失調，進而引起血壓波動。如果過於悲傷，還會加重心臟負擔，人體為減少心臟的損害，會向血液釋放應激激素，出現呼吸急促、胸痛等症狀。當情緒悲傷時，不妨唱一首自己喜歡的歌或看個喜劇，讓自己儘快走出悲傷的狀態。

忌 被焦慮困擾

焦慮是日常生活中常見的情緒，焦慮可以使血壓急劇上升，是高血壓發生、發展的獨立危險因素。我們一生中多多少少都會經歷焦慮的情緒，其實，你所焦慮、擔心的事情 99% 多不會發生，一般事情過後，焦慮便會消失。但對於高血壓患者，焦慮情緒伴有一定的危險性，可以多參加讓自己全身心投入的活動，經常進行積極的自我暗示，避免讓自己產生焦慮的情緒。

忌 被抑鬱困擾

長期處於抑鬱的情緒，身體各器官機能的發揮都會受到影響，不利於穩定血壓。並且抑鬱的人由於受情緒的影響，常常會關注事情消極的一面，導致產生焦慮、不滿等情緒，也易使血壓波動。抑鬱時，不宜長期處於自憐自艾、自我封閉的狀態中，宜和人多交流，多做自己感興趣的事情，即便只是外出散散步，也能緩解和減輕抑鬱的程度。

忌 自我封閉

自我封閉的人常常將自己與外界隔離起來，甚至有些害怕社交活動，這是一種對外界不適的不良心理現象。但在生活中，我們難免要和別人接觸，「躲」得了一時，卻躲不了永遠，應對別人最佳的辦法就是走出自我封閉。走出自我封閉很簡單，首先應打開自己的心扉，勇於向他人展現自己，願意他人走進自己的心裡。當慢慢這樣做時，也會逐漸感受到人與人之間相處的快樂和溫暖。

忌 情緒浮躁

浮躁已然成為描述現代人情緒常用詞語之一，很多人好像熱鍋上的螞蟻一樣，每天似乎有很多的事情要去想、要去做。可是浮躁的情緒除了使自己心裡忙碌、心血管忙碌外，有時一天忙碌下來好像並沒有完成多少事。如果能把浮躁的心態稍稍收斂，使它變成一種渴望，然後制定目標和計劃，一步一步地去完成，不僅效率會提高，也能避免血壓經常波動。

忌 被空虛所困擾

內心空虛時，人們常會被一些小事所困擾，易產生不良情緒，進而使血壓受到波動。如果讓自己的內心充實起來，保持一個相對平和的心態，就不容易受到外界的干擾。感覺空虛狀態時，不妨先給自己設立一個切實可行的目標，使自己找到努力的方向。另外，讀書也是擺脱空虛的好方法，讀書能豐富人的精神生活，養成獨立思考的習慣，使人的心態更加豁達、平和。

忌 總是爭強好勝

不管是在工作還是生活中，溝通或做事，有些人都喜歡爭個強弱，這類人群備受高血壓的「青睞」。因為爭強好勝常會使得自己處於緊張狀態，需要較多的血液，容易引起血壓升高。並且，我們不可能事事都做得完美，爭強好勝失敗後必然會產生沮喪、憤怒等情緒，也容易引起血壓升高。因此，我們宜以更加積極的心態參與競爭，以平和的心態看待結果，不要總是爭強好勝。

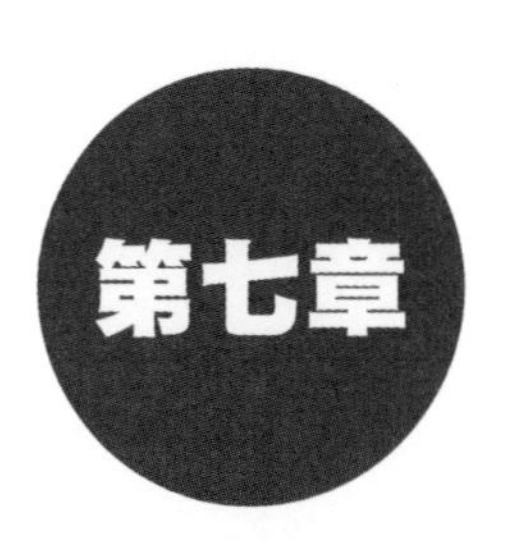

高血壓患者診療用藥

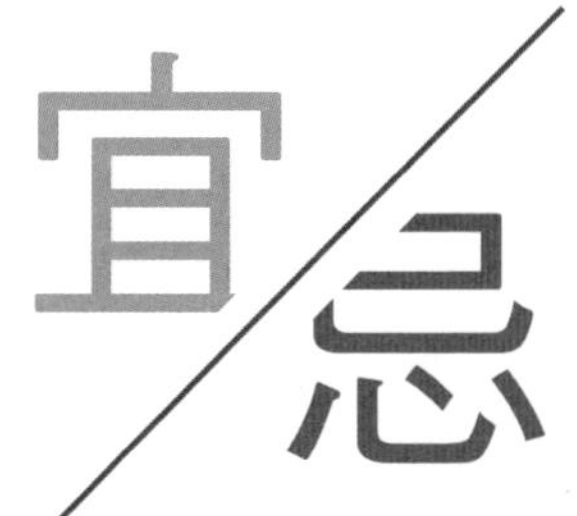

高血壓並不可怕，只要及時、積極地配合醫生治療，就能使血壓處於穩定的狀態。所以，高血壓患者宜瞭解相關的用藥常識，掌握正確的服藥方法，忌輕視高血壓的治療、不按正確的方式服藥，致使血壓突然升高，進而引發危險。

宜 瞭解一天中血壓的變化

人在睡眠過程中，心率下降、血壓也會下降，所以人的血壓在一天內有 2 個高峰和 2 個低谷。通常早上 6~8 點，是血壓的第一個高峰；血壓在 8 點以後開始下降，在 12~14 點出現第一個低谷；然後血壓回升，到下午 17~20 點為第二個血壓高峰；由於夜晚人的活動減少，身體逐漸進入睡眠狀態，血壓又會逐漸降低，到凌晨 1~2 點為血壓的第二個低谷，是全天血壓的最低點。

宜 瞭解四季血壓變化規律

血壓除了晝夜波動外，還會隨著季節的變化發生波動。一般夏季時人的血壓偏低，而秋冬季節血壓偏高，這與血管的熱脹冷縮有關。秋冬季節，天氣寒冷，血管收縮，但血容量沒有改變，所以就會引起血壓升高。而夏季時，血管擴張，加上人排汗量增加，血容量減少，血壓自然偏低。高血壓患者宜根據季節的變化，在醫生的指導下，適當地增減藥物。

宜 測 24 小時動態血壓

24 小時動態血壓即 24 小時內每隔一段時間就測量一下血壓。24 小時動態血壓能更為真實、客觀地反映全天血壓變化的規律，可排除情緒、運動、白大褂等因素對血壓值的影響。24 小時動態血壓能對輕度和臨界高血壓患者做出客觀的界定，判斷高血壓患者有無靶器官損害，並指導患者的服藥劑量和時間，協助預防心、腦、腎等系統併發症。

宜 定期到醫院複查

高血壓往往與肥胖、血脂、血糖異常並存，應定期監測血脂、血糖變化；長期高血壓還可引起腎功能減退，應定期進行尿常規及腎功能檢查。要做到醫生檢測與家庭自我檢測相結合，感覺身體出現不適後，應及時到醫院就醫。通常，高血壓患者要每隔 1 個月去醫院複查 1 次血壓，把這個月內的病情如實地通報給醫生，以便及時有效地進行治療。

宜 定期測量血壓

定期測量血壓，能及時瞭解藥物治療過程中血壓的變化，以及降壓藥物對患者的降壓療效如何，並為下一步的治療方案提供依據。高血壓患者最好能自備血壓計，學會自測血壓，每天測 2 次（早、晚各 1 次），血壓穩定後可 1 週測 1~2 次並做好記錄，然後根據血壓波動的情況決定複診時間。尤其是老年人，血壓波動時感覺不到明顯的症狀，更應定期測量血壓。

宜 掌握測量血壓的方法

測量血壓時宜以輕鬆的姿態坐在椅上，裸露被測的上臂，手掌向上平伸，肘部位於心臟水平位置。

- 首先，做 1~2 次深呼吸，使情緒安定下來，再將袖帶纏繞於上臂，氣囊中間部位正好壓住肱動脈，氣囊下緣應在肘彎上 2.5 厘米處，袖帶的緊度約可伸入 1~2 指。
- 然後，將空氣充入袖帶，壓迫動脈使血流停止。從感覺脈搏消失起，再繼續加壓使水銀柱上升 30 毫米汞柱。
- 將聽診器置於袖帶下肘窩處肱動脈上。一面聽脈搏，一面將袖帶的壓力放鬆，放鬆袖帶壓力的速率，約每秒 2~3 毫米汞柱。
- 當壓力降至某一程度，聽診器中開始聽到血液流動的聲音，此時血壓計上的數值就是「收縮壓」。
- 繼續放出袖帶內的空氣，聽診器中聽到的聲音會漸漸微弱，最後完全消失，此時血壓計上所記錄的數值，就是「舒張壓」。

測量血壓 宜 注意哪些方面

在測量血壓前要保持放鬆和心率平衡，這樣測量的結果才會準確，測量血壓宜注意以下幾點：

- 避免在緊張或興奮的狀態下測量。
- 測量前半小時避免進食、飲酒或沐浴。
- 測量前要排尿和排便。
- 剛運動後不宜測量，應在安靜、溫度適當的環境中休息 5~10 分鐘後再測量。
- 室內溫度應保持在 25℃左右，避免過冷或過熱。

宜 瞭解測量的最佳時間

高血壓患者最好早晚各測一次血壓。早上宜在起床後 30~60 分鐘後測量，此時身體已經進行簡單活動，人也開始清醒，身體相對處於比較穩定的狀態，這樣測出來的結果比較有參考價值。晚上最好在吃完飯後，入睡前進行測量。需要注意的是，正在進行高血壓治療的患者，應該在吃降壓藥之前測血壓，這樣才能真實反映藥物療效。

宜 掌握合適的測量體位

測血壓時，行動正常者最好是坐在有靠背的椅子上，將捆綁袖帶的上臂放在桌子上，使捆綁袖帶處與心臟保持水平，兩腿要自然放鬆。行動不便的臥床患者測量血壓時，可以坐著或平躺著測量，不能半躺著。平躺時應將胳膊放平，外展成 45 度角，保證與心臟平行。有體位性高血壓或低血壓的人，應分別測量坐位血壓和臥位血壓，並分別將坐位和臥位血壓與近期血壓進行比較。

宜 掌握測量結果的讀取

測量血壓的時候，最好每回測 3 次，每次間隔 1~2 分鐘。因為通常情況下，第一次測量的血壓值很有可能會偏高，所以在讀取結果時最好去掉，以後兩次的平均值為準。如果同時測量的兩隻胳膊血壓值不一樣，一般記錄較高的血壓值。

宜 做好測量結果的記錄

一份完整清晰的血壓記錄，能夠直觀地反映真實的血壓狀況，便於醫生瞭解病情，並調整相應的治療方案。現在有些電子血壓計已具備數據儲存和打印的功能，可將測量結果直接打印出來。如果買的血壓計沒有這個功能，就需要動手記錄完整的測量結果，一般包括：測量的時間與日期、收縮壓、舒張壓、脈搏以及特殊情況下（如頭暈）的血壓值。

宜 選擇合適的血壓計

一般不建議高血壓患者選用水銀血壓計，因為它操作比較複雜，需要受過專門的培訓才能正確使用。最好選擇經過專業標準認證的上臂式電子血壓計，簡單易操作，適合家庭使用。

一般來説，電子血壓計的袖帶與氣囊大小要合適，袖帶太大或太小都有可能會影響測量結果。目前市面上的多數血壓計能滿足絕大部分患者的需求，但如果給兒童、青少年或其他上臂過細者測量血壓，以小袖帶的血壓計為佳。在購買血壓計時，最好選擇有校準服務的廠家，因為定期（一般 1 年 1 次）的校準能夠保證測量結果的準確度。

宜 知道高血壓的診斷原則

血壓是一種臨床表現，受環境、情緒、藥物、體位等多方面因素影響而上下波動，因此確定血壓增高，應當儘量減輕或排除上述因素的干擾，測量非同日 3 次靜息血壓（靜坐 5~15 分鐘），若收縮壓 ≥ 140 毫米汞柱和（或）舒張壓 ≥ 90 毫米汞柱則可診斷為高血壓。此外，高血壓的診斷還應包括以下內容：確診高血壓，即是否血壓確實高於正常；除外症狀性高血壓；高血壓分期、分級；重要臟器心、腦、腎功能估計；有無合併可影響高血壓病情發展和治療的情況，如冠心病、糖尿病、高脂血症、高尿酸血症、慢性呼吸道疾病等。

宜 清楚診斷標準與分級

世界衛生組織 / 國際高血壓聯盟（WHO/ISH）高血壓治療指南中制訂了 18 歲以上者高血壓診斷標準和分級。

血壓水平的定義和分級		
類別	收縮壓（毫米汞柱）	舒張壓（毫米汞柱）
理想血壓	＜ 120	＜ 80
正常高值血壓	120~139	80~89
高血壓	≥ 140	≥ 90
1 級高血壓（輕度）	140~159	90~99
2 級高血壓（中度）	160~179	100~109
3 級高血壓（重度）	≥ 180	≥ 110
單純收縮性高血壓	≥ 140	＜ 90

宜 瞭解高血壓臨床如何評估

一旦確診為高血壓患者，首先必須進行臨床評估，因為高血壓患者發生相關疾病和死亡的危險不相同，評估高血壓的危險程度可以有針對性地制定不同的治療方案。而繼發性高血壓必須針對其原發疾病進行有效治療，才能收到滿意的降壓效果。此外，不同的抗高血壓藥物有不同的禁忌症和適應症。高血壓的臨床評估就是要為確定高血壓的病因、潛在的危險及適宜的治療措施等採集資料並做出決定。

宜 瞭解高血壓臨床評估項目

高血壓臨床評估的目的是為了高血壓原因的鑒別診斷、心血管危險因素的評估，並指導診斷措施及預後判斷。所需信息來自患者的家族史、病史、體格檢查及實驗室檢查。概括而言，高血壓臨床評估項目有：

- 判斷高血壓的原因（明確有無繼發性高血壓）；
- 確定血壓水平及其他心血管病危險因素；
- 尋找靶器官損害以及相關臨床情況。

宜 瞭解高血壓危險分層

其他心血管疾病危險因素和相關疾病	高血壓級別		
	1 級	2 級	3 級
無其他心血管疾病危險因素	低危	中危	高危
1~2 個心血管疾病危險因素	中危	中危	很高危
≥ 3 個心血管疾病危險因素或靶器官損害	高危	高危	很高危
並存相關疾病（包括糖尿病）	很高危	很高危	很高危

宜 瞭解高血壓確診的處理方案

根據以上評估和危險分層，醫生會確定高血壓的處理方案。

- 低危組：治療以改善生活方式為主，如 6 個月後無效，再給予藥物治療。
- 中危組：治療除改善生活方式外，應給予藥物治療。
- 高危組：必須進行藥物治療。
- 很高危組：必須儘快強化治療，避免病情惡化。

宜/ 採用整體降壓治療

高血壓患者應通過多種途徑來降壓，包括飲食降壓、運動降壓、藥物降壓、情緒降壓等。堅持整體降壓治療，能消除不利於高血壓的因素，將血壓控制在正常水平，減輕或防止高血壓對心、腦、腎等器官的損害，使機體各器官組織的調節功能恢復正常。並且整體降壓治療效果持久，降壓平穩，能取得良好的治療作用。

降壓時 宜/ 兼顧其他疾病的治療

高血壓是一種代謝功能紊亂的綜合症，血壓上升的同時，還伴有其他許多代謝紊亂，如血糖升高、血脂增高、動脈血管粥樣硬化等。多種危險因素聯合可引起更嚴重的心腦血管病，這也是很多高血壓患者雖然堅持降壓治療，但仍未能避免中風或冠心病發作的一個主要原因。因此，在降壓的同時，還必須關注其他代謝方面的改變，做到降壓與治療其他疾病同步進行。

宜/ 採用「階梯療法」降壓

「階梯療法」降壓是世界衛生組織所提倡的，是臨床上醫生治療高血壓的一種用藥方法，即從單一藥物且小劑量開始，然後逐漸增加藥量，觀察血壓的控制效果。如果單一藥物服用足量後仍未能使血壓控制在正常範圍，則可追加第二種藥物，與第一種藥物聯合使用進行治療，然後根據病情的需要繼續增加劑量或增加藥物的種類，最終使血壓控制在正常的範圍內。這個治療的原則就像階梯一樣，一步步地增加藥物種類或劑量。

宜/ 瞭解短效降壓藥的特點

短效降壓藥一般維持的時間不長，在 5~8 小時，但起效的時間很快，如硝苯地平起效僅需 3~15 分鐘、卡托普利需 15~30 分鐘。所以遇到血壓突然升高時，可服用短效降壓藥。由於短效降壓藥維持作用的時間較短，所以必須一天服用 3 次，否則就不能保持穩定的降壓效果。常見的短效降壓藥有：硝苯地平、卡托普利、維拉帕米、地爾硫卓等。

宜 瞭解中效降壓藥的特點

中效降壓藥雖然不如短效降壓藥起效的時間短，但服用後可維持 10~12 小時的降壓效果，如服用硝苯地平控釋片後，能維持最低有效血液中藥物濃度在 12 小時以上；尼群地平可維持 6~15 小時；依那普利維持作用的時間可達 11 小時左右。服用中效降壓藥時，需要一天服用 2 次。常見的中效降壓藥有：依那普利、非洛地平、美托洛爾、尼群地平等。

宜 瞭解長效降壓藥的特點

長效降壓藥物的降壓效果通常會在 24 小時以上，但這些藥物要想達到穩定的降壓效果，一般需要連服 4~7 天。所以，高血壓患者在服用這類藥物時，不要過於心急，應堅持服用數日後，再評定降壓效果。長效降壓藥一般一天只需服用 1 次，並且在早餐前後服用更有利於控制 24 小時血壓。常見的長效降壓藥有：氨氯地平、培哚普利、氯沙坦、福辛普利、貝那普利等。

宜 常備短效降壓藥

長效降壓藥的副作用小，患者依從性好，且服用方便，非常適合高血壓患者進行長期的降壓治療。但長效降壓藥起效作用較慢，如果患者突然血壓升高，則難以在短時間內起作用，所以為防止高血壓危象或出現心力衰竭等併發症，最好在家裡準備一些短效的降壓藥以備急用。值得提醒的是，降壓藥宜在身邊常備，以便外出時血壓升高可以及時服用。

宜 瞭解利尿劑

利尿劑是使用最早、最常用的降壓藥物，價格低廉、降壓作用顯著，對老年人收縮期高血壓和肥胖高血壓患者尤為適用，但不適宜伴有痛風、高脂血症及糖尿病的患者。利尿藥可與其他各類抗高血壓藥物合用，能增加降壓的效果。但長期應用易引起低血鉀等不良反應，所以不宜大劑量地使用。常用的利尿劑按照其降壓作用的強弱，分為高效利尿劑（速尿、利尿酸），中效利尿劑（雙氫克尿噻、氯噻酮），低效利尿劑（安體舒通、氨苯喋啶），低效利尿劑都有保鉀的作用。

宜 瞭解 β 受體阻滯劑

β 受體阻滯劑既能降低血壓，又能減慢心率，應用很廣泛。β 受體阻滯劑適用於年輕人和心率偏快的高血壓患者，對合併冠心病的高血壓患者尤為適合。但是，心率已經很慢、存在心臟傳導阻滯或有哮喘的高血壓患者應禁止服用。常用的 β 受體阻滯劑有阿替洛爾（氨醯心安）、美托洛爾（倍他樂克）、拉貝洛爾（柳安苄心啶）、比索洛爾（博蘇）。

宜 瞭解血管緊張素轉換酶抑制劑

血管緊張素轉換酶抑制劑對血脂和血糖的代謝沒有影響，對腎臟有保護作用，是高血壓合併心力衰竭和糖尿病理想的首選藥物。腎功能不好的患者宜從小劑量開始服用，而嚴重的腎衰竭和患有雙側腎動脈狹窄的患者及孕婦不能服用此藥。這類藥物雖然有降壓功效，但會產生咽癢乾咳的不良反應。根據藥物作用時間的長短，可分為短效、中效和長效，短效的有卡托普利（巰甲丙脯酸），中效的有依那普利（依那林），長效的種類很多，包括貝那普利（洛汀新）、培哚普利（雅施達）、福辛普利（蒙諾）、咪達普利（達爽）等。

宜 瞭解血管緊張素 II 受體拮抗劑

血管緊張素 II 受體拮抗劑是一種新型降壓藥，是在血管緊張素轉換酶抑制劑（ACEI）的基礎上研發的，具有 ACEI 相同的特點，但不會產生乾咳等副作用，被認為是不良反應最少的一類降壓藥。臨床上最早應用的血管緊張素 II 受體拮抗劑是氯沙坦，隨後又不斷開發了纈沙坦、依貝沙坦等藥物。

宜 瞭解 α 受體阻滯劑

α 受體阻滯劑的特點是不影響血脂和血糖的代謝，由於 α 受體阻滯劑能同時治療前列腺肥大，對伴有前列腺肥大的老年男性更為適用。常用的短效 α 受體阻滯劑是哌唑嗪，長效的有多沙唑嗪、特拉唑嗪等。α 受體阻滯劑常見的不良反應是引起體位性低血壓，所以，服用該藥的患者，起床時要格外小心，動作宜緩慢，以免迅速坐起或站立引起血壓驟然升高。

宜 瞭解鈣拮抗劑

鈣拮抗劑降壓效果安全有效，它能在降壓的同時，不降低重要器官的血液供應，對血脂、血糖的代謝沒有影響，適用於老年高血壓和已有心腦腎損害的高血壓患者。常見的短效鈣拮抗劑有硝苯地平（心痛定）、恬爾心，中效的有尼群地平，長效的有氨氯地平（絡活喜）、非洛地平（波依定）、尼卡地平。另外，通過對製劑工藝的改進，還可將其製成緩釋和控釋片，使短效的藥物具有長效的作用，如硝苯地平控釋片（拜新同）、恬爾心緩釋片、緩釋異搏定（維拉帕米）。常見的不良反應有面紅、頭痛、心跳加快、腳踝水腫，短效藥的不良反應更為顯著。

宜 瞭解降壓藥的副作用

臨床上使用的降壓藥都經過大規模臨床藥物試驗，且副作用發生率是很低的，只在1%~10% 的人群中會出現。很多降壓藥的不良反應多數是可逆的，在停藥之後，這些反應即可逐漸消失；一些嚴重的不良反應，只會在特定的條件下才會發生；有些不良反應還可通過聯合用藥來抵消。如果對一種降壓藥有明顯的副作用，可在醫生的指導下，及時更換其他種類，規避副作用的發生。

宜 預防「首劑綜合症」

首劑綜合症，即在第一次使用某種高血壓藥物時，由於機體一時不適應，可能會產生心慌、暈厥等不良反應，甚至感到服藥後症狀加重。特別是老年高血壓患者由於壓力反射不敏感、腦血管自動調節能力減弱，更容易出現首劑綜合症。臨床上，易引起首劑綜合症的藥物主要是呱唑嗪。初服上述降壓藥時，宜採取小劑量服法，一般建議為常用量的 1/3，以後再逐漸增加劑量。

宜 清晨服藥控制「血壓晨峰」

「血壓晨峰」現象是由於內因和外因兩方面因素引起的，內因是因為血液黏度增加、血小板聚集、體內鈉瀦留等因素引起的血壓升高；外因則是由於體位改變、活動增加而引發的血壓迅速升高。因此，患者在清晨醒後宜立即服藥，可儘快控制高血壓，降低其高危性，減少「血壓晨峰」對身體的危害。常見的清晨服用的藥物有：β 受體阻滯劑、鈣拮抗劑、α 受體阻滯劑等。

宜 掌握高血壓病急症處理方法

高血壓病急症是指原發性或繼發性高血壓患者在精神創傷、過度疲勞、過度興奮、寒冷刺激等因素的影響下血壓顯著升高，還可出現頭痛、煩躁、心悸、出汗、噁心嘔吐、面色蒼白或潮紅，甚至視力模糊、抽搐昏迷等症狀。這時家屬宜沉著鎮靜，首先讓患者立即臥床休息，平臥、抬高頭部 45 度，並給予降壓藥物利血平、複方降壓片、硝苯地平（心痛定）10~20 毫克，待病情穩定後，應立即送往醫院治療。如果患者意識不清或昏迷，應把他的頭偏向一側，取出口內義齒，及時清除嘔吐物，保持呼吸道通暢，並立即送醫院治療。在搬動患者時動作要輕，尤其不要隨意搬動頭部，以免加重病情。

宜 瞭解中醫對高血壓的分型

高血壓病常見的中醫辨證分型有：

肝陽上亢型

高血壓兼見頭脹、頭痛、頭暈，面紅目赤，急躁易怒，口乾口苦，失眠多夢，小便黃赤，大便乾結，舌質紅，舌苔薄黃，脈弦數或弦有力。此型多見於高血壓病早期。

陰虛陽亢型

高血壓兼見頭痛眩暈，耳鳴健忘，五心煩熱，咽乾口燥，心悸失眠，腰膝酸軟，舌質紅，苔薄白或少苔，脈弦細而數。此型多見於高血壓病中後期。

陰陽兩虛型

高血壓兼見頭暈眼花，耳鳴如蟬，心悸氣短，腰酸腿軟，失眠多夢，夜尿頻多，陽痿遺精，舌淡或紅，苔白，脈弦細而弱。此型多見於高血壓病晚期和年老體弱者，或見於婦女更年期高血壓。

痰濕壅盛型

高血壓兼見腦暈頭痛，頭脹而重，胸膈痞悶，口淡食少，或伴嘔吐痰涎，肢體麻木，舌苔白膩，脈滑或弦滑。此型多見於體形肥胖的高血壓患者，或伴有血脂偏高。

瘀血阻絡型

高血壓兼見頭脹頭痛，痛如針刺，痛位固定，項強不舒，面晦唇青，舌質紫黯有瘀斑、苔薄，脈沉澀。此型多見於高血壓病中晚期，或者合併心血管病變，或兼有以上各型之中。

肝陽上亢型宜天麻鈎藤飲

治療原則：平肝潛陽、滋養肝腎

藥　　物：天麻、梔子、黃芩、杜仲、益母草、桑寄生、夜交藤、朱茯神各 9 克，川牛膝 12 克，鉤藤 12 克，石決明 18 克。

功　　效：該方具有鎮靜、鎮痛和降血壓作用，能平肝熄風，清熱活血，補益肝腎。

陰虛陽亢型宜用杞菊地黃丸

治療原則：滋陰潛陽

藥　　物：枸杞子 40 克，菊花 40 克，熟地黃 160 克，山茱萸 80 克，牡丹皮 60 克，淮山 80 克，茯苓 60 克，澤瀉 60 克。

功　　效：該方具有降低血管外周阻力，調血脂和抗動脈硬化的功效，適於腎性高血壓患者。

陰陽兩虛型宜用金匱腎氣丸

治療原則：滋陰助陽

藥　　物：地黃 108 克，淮山 27 克，山茱萸（酒炙）27 克，茯苓 78 克，牡丹皮 27 克，澤瀉 27 克，桂枝 27 克，附子（炙）4.5 克，牛膝（去頭）27 克，車前子（鹽炙）27 克。

功　　效：該方能抑制脂質過氧化，保護內皮細胞功能，改善微循環，並通過調節高級神經活動而起到降血壓作用。

痰濕壅盛型宜用半夏白朮天麻湯

治療原則：化痰祛濕、健脾和胃

藥　　物：半夏 10 克，白朮 15 克，茯苓 20 克，陳皮 10 克，天麻 10 克，澤瀉 15 克，蠔 30 克，甘草 10 克。

功　　效：該方能有效改善痰濕壅盛型高血壓患者的血脂代謝，使患者血脂代謝正常，防止膽固醇在血管壁沉積，增強血管彈性，從而使血壓趨於正常。

瘀血阻絡型宜用血府逐瘀湯

治療原則：活血化瘀、理氣止痛

藥　　物：當歸、生地各 9 克，桃仁 12 克，紅花 9 克，枳殼、赤芍各 6 克，柴胡 3 克，甘草 3 克，桔梗 4.5 克，川芎 4.5 克，牛膝 10 克。

功　　效：該方具有改善微循環和血液流變性的作用，通過擴張血管達到降低血壓的效果。

降壓 忌 操之過急

有人患高血壓後，恨不得一下就把血壓降下來。其實，把增高的血壓迅速降至正常水平是不現實的，而且是有害的。因為機體已經適應了長期的高壓狀態，如果下降太快，會造成機體不適應反而出現新的症狀，並且影響臟器供血。降壓藥應該從小劑量開始，使血壓緩慢、平穩地下降。另外，對於急性高血壓患者（包括伴有急性靶器官損傷的高血壓危象、高血壓腦病等急症高血壓患者）需要立即住院治療，並儘快控制急劇增高的血壓。

忌 認為高血壓可以根治

有些患者瞭解高血壓危害後，希望能根治高血壓，於是四處尋找靈丹妙藥。現在不管是中醫還是西醫，能做的就是通過擴張血管、減少血容量、增強身體功能或作用其他身體機制來達到降壓的目的，並不能根治高血壓。另外，隨著年齡的增長，各種危險因素還會不斷作用於血管，所以高血壓患者不能盲目輕信根治高血壓的言論，宜堅持服藥、定期檢查，將血壓控制在正常範圍內，才能將其危害降到最低。

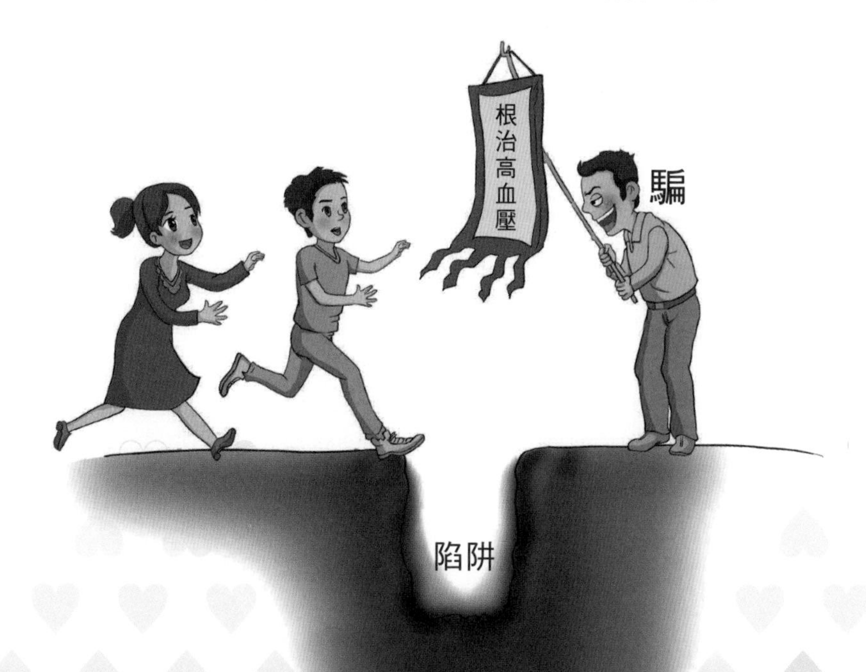

忌 血壓一高就緊張

有的患者對自己的病情過於擔心，沒事就測測血壓，當發現血壓偏高後，又會非常緊張、擔心，這樣反而會加劇血壓升高，影響降壓藥物的效果。高血壓患者要客觀、理性地認識高血壓，一天之中血壓水平不是恆定的，並且血壓也會受到氣候、情緒、身體等多方面的影響。一般而言，血壓上下波動 20 毫米汞柱都是正常的，不要過於緊張，發現血壓升高後，正確的做法是在醫生的診斷下，調整用藥方案。

忌 認為降壓藥能不吃就不吃

很多人認為「是藥三分毒」，降壓藥能不吃就不吃，能少吃就少吃。其實，這樣的想法有些片面，降壓藥可以有效降低血壓，並顯著降低中風和心肌梗塞等嚴重心腦血管併發症的風險。不能因為害怕降壓藥物的不良反應，就不吃或少吃降壓藥，這樣血藥濃度降低，易引起腦部或心臟缺血，導致更嚴重的危害。事實上，只要在規定範圍內服用降壓藥，這些藥物對人體是安全的，患者不必過於擔心。

忌 認為降壓藥有耐藥性

有些患者服用一段時間降壓藥後，血壓控制不理想，擔心是因為產生耐藥性，於是更換降壓藥。降壓藥並不像抗病菌的藥物，會使身體產生耐藥性，一般藥物都可以服用 7 年以上。一部分患者血壓出現波動，可能是由於天氣變冷、年齡變大、脾氣暴躁、生活不規律等因素引起，與降壓藥物無關。有些患者是隨著病情的發展，原有藥物達不到原先的降壓效果，這時可在醫生的指導下增加藥量或聯合用藥。

忌 擅自亂用藥物

有些患者聽別人説服用什麼降壓藥物效果好就立即服用，或片面地選擇價格昂貴的降壓藥，其實這樣亂服降壓藥並不能起到良好的降壓效果。降壓藥的種類很多，作用、藥效也不同，有的降壓藥對這類的高血壓患者有效，對另一類的高血壓患者還可能造成副作用。因此，高血壓患者應在醫生的指導下，根據病情的輕重和個體差異，根據分級用藥原則進行藥物治療。

忌 崇尚中藥，摒棄西藥

很多患者擔心西藥的副作用，對西藥持抵觸心理，崇尚降壓中藥。其實，有相當多的患者服用的珍菊降壓片等中藥製劑中，也含有西藥製劑的有效成分。中藥製劑雖然有一定的降壓作用，但降壓力度有限，對重度高血壓往往效果很差。所以，高血壓患者宜在中藥的基礎上，堅持服用西藥降壓藥，這樣既能保證良好的降壓功效，又能彌補西藥的不良反應，並降低心、腦、腎等併發症發生的概率。

忌 迷信中藥降壓永久不反彈

一些人迷信「中醫治本，西醫治標」的觀念，認為採用中醫治療的方法可以使高血壓徹底痊癒，不會反彈。加上很多商家對中藥產品的大力宣傳，給患者很多虛無縹緲的期待。事實上，血壓永不反彈，即血壓永遠不會再升高的狀況，是現有中醫和西醫的技術水平均不能實現的。治療高血壓還是要以控制高血壓為主，這就離不開西藥的降壓作用。

忌 依靠保健品來降壓

一些商家過分誇大保健品的作用，有的高血壓患者受商家宣傳的誤導，片面地認為西藥副作用大，借助保健品可以代替藥物治療。其實，這樣的想法是錯誤的，大多數保健品如天然保健品、飲品或降壓器的降壓作用並未經過長期的臨床實踐和檢驗，即使有一定的降壓作用，效果也很輕微，不能達到降壓目標，單純依靠保健品很容易延誤病情。

忌 用治療儀代替藥物

有一些患者過分信賴降壓治療儀，甚至放棄藥物治療，這樣很容易耽誤病情，導致病情加重。降壓藥物雖然有一定的副作用，但這些藥物經過了大量的臨床實踐，只要合理用藥，就能將血壓控制在安全的範圍。降壓治療儀主要利用磁療並結合中醫穴位的原理進行降壓，雖然可以起到一定的降壓功效，但能降到多少、維持血壓的持久性還有待研究。只有少數輕度的高血壓患者適宜嘗試這種方法，但對於大多數高血壓患者而言，一定要堅持服用降壓藥，切不可完全依靠降壓儀。

忌 單一用藥

高血壓產生的原因很多，老年性高血壓的治療更是難上加難，一般一種降壓藥只能在某一種機制上發揮降壓作用，單一用藥只能使少數的高血壓患者血壓降至正常水平。大多數患者需要兩種或多種的降壓藥物聯合使用，才能達到良好的降壓功效。聯合用藥產生的協同作用，不僅可減少每種藥物的劑量，還會抵消兩種藥物的副作用，能提高患者對藥物的依從性。

忌 不測血壓服藥

有的患者平時沒有養成每天測量血壓的習慣，不管血壓高不高都按規定服藥，或者根據自身的不適感來判斷服藥的劑量。日常生活中，很多因素都會引起血壓升高，如果血壓升高後不自知，繼續服用原有的劑量，不僅不能起到控制血壓的作用，也容易損害身體健康。而且患者自覺症狀帶有很大的主觀感受，不能以此作為服藥的依據。正確的做法是，每天定時測量血壓，並根據血壓的變化及時調整藥物的劑量。

忌 沒有症狀不服藥

有些高血壓患者平時沒有不適症狀，認為自己不需要服藥，可是一測量卻發現血壓很高，特別是一些老年人，只有在血壓非常高時，才會出現頭暈、頭痛等症狀。事實上，無症狀高血壓的危害並不小，其帶來的風險和併發症不容忽視。可見我們不能通過有無症狀來判斷血壓高不高，血壓值才是決定患者用藥的標準。所以，高血壓患者不能通過有無症狀來決定是否服用降壓藥。

忌 不斷變換藥物品種

有的患者在服藥數日後，沒有明顯的降壓效果，就認為這種藥物的療效差，於是更換藥物的品種。這樣經常變換藥物品種，容易造成血壓不斷起伏，反而不利於有效控制血壓。其實，大多數降壓藥物通常需要 2~4 週才能充分發揮穩定的降壓效果，更換藥品還容易造成血液中藥物濃度過高或過低，易引起身體不適。因此，高血壓患者應遵循醫囑，規範用藥，不宜經常擅自更換藥品。

忌 臨睡前服降壓藥

人在入睡後，新陳代謝減慢、血壓也相應降低，如果在睡前服用降壓藥，2 小時後正值藥物的高效期，這樣可導致睡眠時血壓大幅度下降，血流速度減慢，血流中的某些凝血物質極易黏附在血管內膜上，聚集成凝塊。尤其是老年人，睡前服藥易引起缺血性腦中風、心絞痛及心肌梗塞。但如果老年人早晨起床時血壓偏高，晚上也可服用降壓藥，最好在睡前 2 個小時服藥，劑量也不宜過大。

忌 間斷服降壓藥

一些患者認為血壓降至正常後，就不需要服用降壓藥了，而在血壓升高時又會追加藥量。這種間斷的服藥方式，不僅不利於血壓穩定，而且停藥後大多數患者血壓都會反彈，甚至比原來的血壓水平還要高，容易對心、腦、腎等重要器官造成損害。所以，高血壓患者最好堅持長期服藥，並且能夠嚴格堅持非藥物治療，待血壓穩定後，可以經過嚴密地觀察在醫生指導下適當減少藥量。在減藥的過程中，必須實時監測血壓的變化。

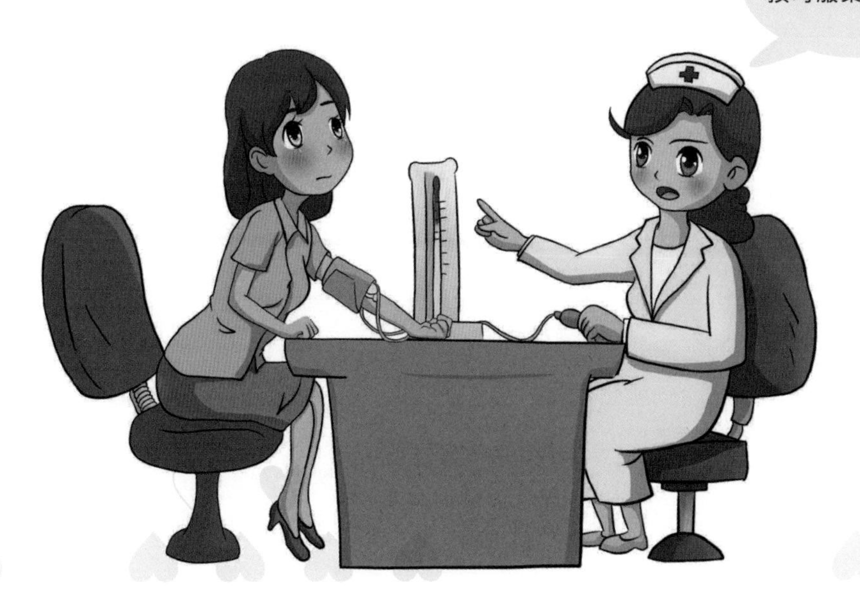

忌 只服藥，不看效果

有的患者遵循醫囑，按時服藥，可降壓效果卻並不理想。這是為什麼呢？病情的發展、身體的原因及天氣等多種因素都會造成血壓波動，如果病情發生改變，卻依舊服用原有的藥物，那麼療效自然不會理想。因此，高血壓患者服藥後，宜定期測量血壓，檢驗服藥效果，並定期到醫院複診，觀察療效。

忌 認為夏天可以停藥

大部分患者在夏季會出現血壓降低的情況，甚至有的人血壓可能會低於 140/90 毫米汞柱以下。於是，一些患者到了夏季就主動停服了降壓藥，而現在夏季取涼大多採用冷氣機、電扇等設備，如果血管受涼、收縮，還會引起血壓波動，所以夏季擅自停藥是不妥的。夏季是否需要調整降壓方案，主要取決於是否有明顯的低壓症狀，如果有的話，高血壓患者可在醫生指導下適當減藥或停藥。

忌 去醫院複查前停藥

有些患者到醫院複查前會自行停止服用降壓藥物，認為停藥後測量的血壓才更為真實、可信。其實，由於高血壓是一個慢性病，往往需要終身服藥；所以醫生會更關注服藥後的血壓水平及其穩定性，才能對用藥治療方案做出進一步的調整。另外，中間停服藥物還易造成血壓升高，甚至危害心、腦、腎等重要器官。因此，無論是否去醫院就診，高血壓患者均應按時服用降壓藥。

忌 服藥後出現不適就停藥

臨床上有不少高血壓患者發病時未感覺到明顯的症狀，而在服用降壓藥後，反而出現了頭暈、頭疼、心慌等不適感，於是認為這種藥物起不到降壓的功效，不如不吃。其實，頭暈等不適感是由於機體已經適應了高壓狀態，而在服藥血壓下降後身體出現的不適應。一般這種不適感會在一段時間後明顯緩解，甚至消失。如果在較高的血壓狀態下，停服藥物，還可引發腦血栓、冠心病、心絞痛等嚴重的併發症。
需要注意的是，如果高血壓患者服用降壓藥後，出現明顯的不良反應，如乾咳、腹瀉等，最好及時告知醫生，並在醫生的指導下減少劑量或停服藥物。

忌 忽視用藥後頭暈頭痛

有的患者用藥後，仍感覺頭暈頭痛，於是認為是降壓藥的劑量不夠，擅自加大藥量，這樣的做法是非常不恰當的。因為頭暈頭痛可能是藥物引起的，如短效鈣拮抗劑，就易引起頭暈頭痛。如果這些反應尚能忍受，且藥物治療效果較好，可繼續使用。如果不能忍受或治療效果不佳，應在醫生的指導下更換其他降壓藥。

忌 忽視用藥後噁心嘔吐

服用藥物後出現噁心嘔吐是化學藥物常見的不良反應，切不可因此而停藥。應對這些不良反應，可通過飲食來調整。宜遵循少食多餐的進食原則，吃些清淡、容易消化的食品，不吃過甜、辛辣、油膩的食物。

忌 忽視用藥後皮膚潮紅

一些患者在服用鈣拮抗劑後，會出現不同程度的皮膚潮紅，並且用藥劑量越大，皮膚潮紅出現的可能性越大。皮膚潮紅雖然不會引起強烈的不適感，但反復的皮膚潮紅，還可能引起血管調節功能障礙。所以，患者服用鈣拮抗劑後，一旦發現皮膚潮紅，應及時告知醫生，更換其他降壓藥，如果必須服用時，也可由醫生根據情況酌情處理。

忌 忽視降壓藥影響性功能

研究發現，約有 20% 的男性高血壓患者會出現性功能障礙，而女性患者也會出現性慾減退等方面的困擾，這除了與高血壓病本身有關外，一些降壓藥也會影響性功能。一般停服降壓藥後，性功能仍然可以恢復，患者不宜盲目服用「偉哥」等藥物。但不管男性還是女性，都不要因為藥物的影響而拒服降壓藥，應積極配合藥物治療，避免嚴重併發症的發生。如果患者服藥後出現明顯的性功能低下，應及時向醫生説明情況，可在醫生的監測下更換降壓藥。

忌 忽視降壓藥對心臟的抑制作用

在降壓藥物中，β 受體阻滯劑類和鈣離子通道阻滯劑藥物如果使用不當，會導致心臟抑制。有的患者為此拒服這兩種藥物，其實這兩種藥物對於心絞痛、心律失常、老年高血壓等病症具有積極的作用，患者可以通過調整服藥方式來避免或減少其對心臟的抑制作用。首先服用這兩種藥物時應從小劑量開始，且要避免兩種藥物聯合使用。另外，在減藥時，不宜突然停藥，以免血壓「反跳」，出現其他嚴重的高血壓危象。

忌 忽視降壓藥影響肝腎功能

大多數的藥物都是通過肝臟代謝和腎臟排泄的，降壓藥物也不例外，它們在人體內發揮作用的同時，也會對肝腎產生不同程度的損害。因此，在服用降壓藥物時，應注意保護肝腎功能。開始服藥時宜選用小劑量的利尿劑，遵循醫囑服藥，不要隨意更換藥物。還要及時補充水分，保證藥物在體內的正常代謝。此外，最好每隔 3~6 個月就到醫院做一次肝腎功能檢查，以便及時發現問題。

忌 用茶水送服藥物

一些茶水雖然具有降脂的功效，但不宜用茶水送服藥物；因為茶水中含有的鞣酸會與藥物中的某些成分發生化學反應，生成不溶沉澱，從而影響藥效的發揮。茶水中含有咖啡因，具有興奮中樞神經的作用，容易引起過度興奮、失眠、血壓升高等不良反應。所以，高血壓患者一般用溫開水送服藥物，效果最佳。

忌 用飲料送服藥物

果汁和飲料中含有酸性物質，容易導致降壓藥中的一些成分提前分解或溶化，不能使小腸充分地吸收藥物，從而影響藥效的發揮。並且酸性物質還會與某些藥物的成分結合，對胃黏膜造成較大的刺激，容易引起嘔吐、噁心等症狀。果汁還會放大某些藥物的藥效，酸性飲料會使體內的二氧化碳含量增多，對人體造成危害。

忌 用牛奶送服藥物

牛奶中營養豐富，但高血壓患者卻不宜用牛奶來送服藥物。因為牛奶中含有較多的無機鹽類物質，如鈣、磷、鐵、多種維他命、蛋白質、氨基酸和脂肪等化學物質，容易與藥物發生化學反應，生成穩定的銘合物或難溶性鹽類，使藥物難以被人體吸收利用，甚至有的離子還會破壞藥物的成分，影響藥效的發揮。同時，用牛奶送服藥物也會影響人體對牛奶營養成分的吸收，還會加重腸胃負擔。

忌 乾吞藥物

有的患者認為吃藥是件很簡單的事，只要吃進人體裡就行；所以一些人為圖省事，會乾吞藥物，或僅喝少量的水服藥，這種服藥方法是非常不可取的。由於缺少水的衝力，藥物不能馬上進入胃中，會長時間滯留在食道中，由於藥物濃度過大，會對食道黏膜產生較大的刺激性，甚至會引起不良反應。另外，水分還能加速藥物在胃中的溶解速度，減輕藥物對胃腸道的刺激及胃酸對藥效的破壞。所以，服藥時一定要用水送服，一般用 200 毫升溫開水即可。

高血壓用藥禁忌
忌擅自亂用藥物
忌不按醫囑服藥
忌不斷變換藥物品種
忌只服藥，不看療效
忌自行隨便停藥
忌用茶水送服藥物
忌忽視用藥後的不適

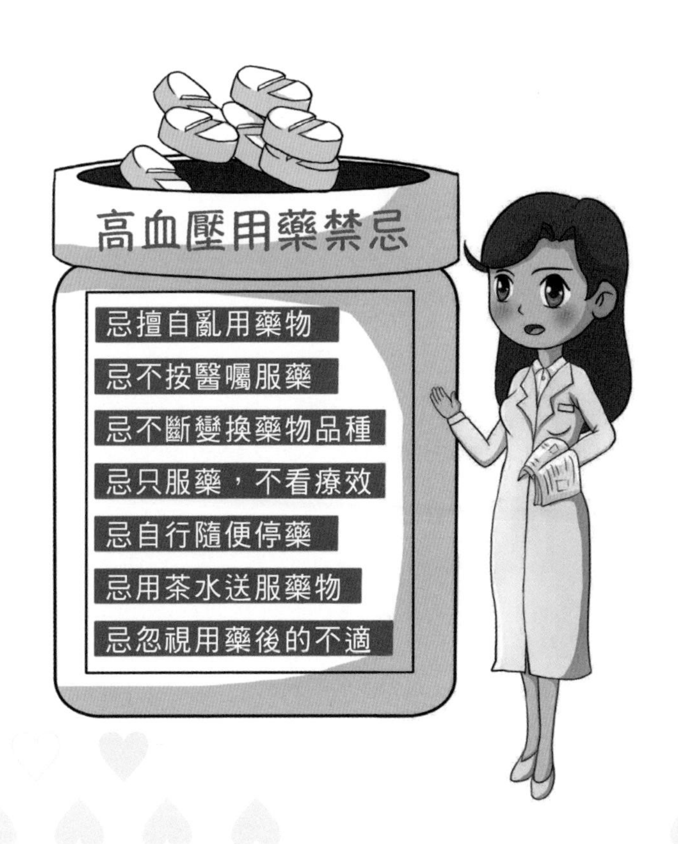

忌 平躺著服藥

有的高血壓患者需要長時間臥床，需要家人照顧服藥。有的家人將患者頭部稍稍抬起，服藥後隨即使患者躺下，甚至有的患者直接平躺著服藥，這種做法都是不恰當的。因為平躺著不利於藥物進入胃中，易黏在食道上，讓局部的藥物含量增高，會刺激食道，甚至引起咳嗽。並且這種姿勢服藥，也不利於藥物的吸收及藥效的發揮。所以，這類患者服藥時，最好由家人扶起呈坐姿後再服藥。

忌 多種藥物同服

高血壓患者如果同時患有其他疾病，如感冒、腸胃病、心臟病等，需要對症服用不同的藥物。有的高血壓患者為圖方便，將多種藥物同時服下，這樣的方式是不妥的。因為不同的藥物之間會產生一些相互作用，容易對人體造成傷害。同時服用多種藥物，對腸胃的刺激作用較強，並且也加重了腎臟的代謝負擔。所以，高血壓患者在需服用降壓藥以外的藥物時，需向醫生詢問是否能同時服用，不能同時服用的需間隔半個小時以上再服用。

忌 服藥後飲水過多

有的患者習慣在服降壓藥物後大量飲水，飲水過多會稀釋胃酸，反而不利於藥物的溶解和吸收。並且，大量飲水後，還會增加腎臟的代謝負擔。一般來說，送服降壓藥時飲用一杯溫開水就足夠了。

忌 在服藥後馬上運動

服用藥物和吃飯一樣，需要一段時間的吸收，才能對人體產生作用，一般服用藥物需要 30~60 分鐘才可以被胃腸充分地溶解、吸收及發揮作用。這個過程需要足夠的血液參與循環，如果服藥後馬上運動，血液大量流向四肢，就會導致胃腸供血不足，進而影響藥效的發揮。

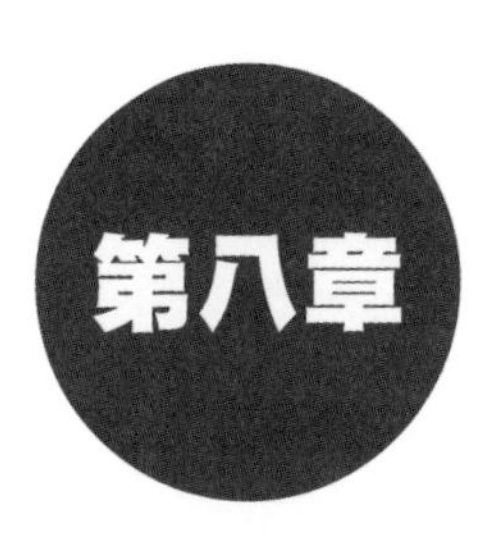

第八章

高血壓併發症防治

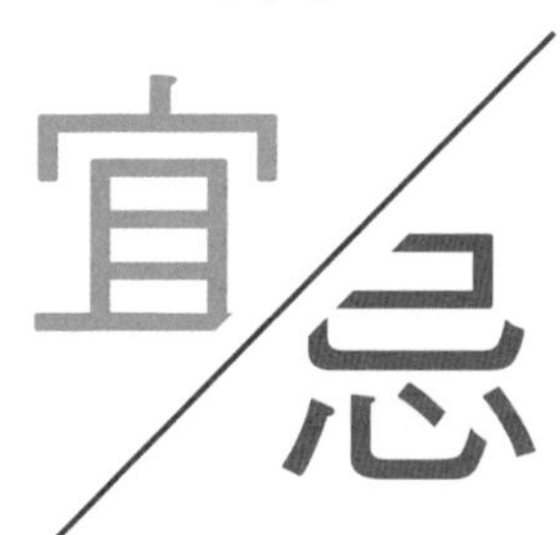

高血壓我們耳熟能詳，但提起高血壓併發症很多人卻不知道。高血壓併發症有多種多樣，如視力障礙、高血壓性心臟病、中風、高尿酸血症等。這些併發症會嚴重危害身體健康，高血壓患者必須積極防治。

宜 儘早防治併發症

一旦患有高血壓，無論病情如何，都應該積極治療。因為即使是輕度高血壓，起初沒有明顯的症狀，對人體的危害也不是很大，但隨著病程的延長，不斷上升的血壓會對心臟、腦部、腎臟、血管等器官或組織造成危害。其中最常見的是腦血管意外、高血壓性心臟病、腎臟疾病。這些高血壓併發症，不僅嚴重危害身體健康，甚至會危及生命。因此，宜儘早治療高血壓，積極預防其併發症的發生。

宜 瞭解高血壓併發心臟病

高血壓患者如果血壓控制不好或病程較長，常會引起高血壓性心臟病。高血壓併發心臟病是由於血壓長期升高使左心室負荷逐漸加重，左心室因代償而逐漸肥厚和擴張而形成的器質性心臟病。早期左心室舒張功能減退、肥厚，逐步發展出現心肌收縮功能減退，最終發生心力衰竭。研究發現，70% 的心力衰竭都是由於高血壓引起的。血壓升高還易引起冠狀動脈硬化，管壁增厚、管腔變窄，易誘發心肌梗塞、心絞痛。

宜 瞭解併發心臟病的症狀

高血壓併發心臟病發病比較緩慢，多在患高血壓病數十年後發生，主要表現為左心室肥厚、心力衰竭和心律失常。高血壓併發心臟病早期沒有特別明顯的症狀，有的患者會出現心悸、頭痛，但大部分症狀不明顯。隨著病情的進展，患者開始會感覺心慌、氣短，體力活動後症狀加重。有時患者還會出現乾咳、憋氣等症狀。隨著病情的加重，症狀呈陣發性發作，夜間陣發性呼吸困難並痰中帶血，嚴重時可發生急性肺水腫。

宜 瞭解併發心臟病如何治療

高血壓對心臟的損害主要是心肌肥厚和冠狀動脈的改變，因此在治療上應以逆轉心肌的肥大和擴大冠狀動脈為主。心肌肥厚的高血壓患者，當其血流動力學代償尚好時，主要預防心衰；左心室偏心性肥厚、功能受損時，應進行抗心衰的治療；冠狀動脈造影異常的患者，應進行冠脈搭橋術；未見異常的患者，但心電圖檢查異常或合併心絞痛，應進行逆轉高血壓心肌肥大的治療，同時可增加抗心絞痛的治療。

併發心臟病宜注意生活環境

研究發現，由環境污染引起的心臟病比例很高，高血壓併發心臟病患者宜保證良好的生活環境質量，防止病情加重。現代人大部分時間都在室內生活，室內衛生條件差、空氣流通不暢、冷氣機長時間不清洗等均是引起室內環境污染的重要因素，大量細菌進入肺和人體組織，易引起炎症和血栓，這也是高血壓併發心臟病患者要特別注意的。另外，併發心臟病患者在霧霾天外出時要佩戴防霾口罩，儘量不去人多擁擠的地方。

併發心臟病宜注意防寒保暖

臨床發現，高血壓患者的血壓在冬季要高於其他季節。在氣溫驟降時，血壓會明顯升高，從而會加重高血壓性心臟病患者心臟的負擔，不利於病情的穩定。因此，在季節變換時，尤其是秋冬交替時，高血壓性心臟病患者應做好防寒保暖工作，尤其要注意頭部、四肢的保暖。

併發心臟病宜用溫水洗澡

高血壓併發心臟病患者在沐浴時宜用溫水，因為當水溫過熱時，會刺激心臟使全身血管擴張，易出現心血管缺血、缺氧，引起血管痙攣，發生暈厥、急性心肌梗塞、猝死等；當水溫過低時，則會刺激血管收縮，引起肌肉痙攣、血壓升高。對於高血壓併發心臟病患者來說，水溫以 35~40℃為宜，用溫水洗澡不僅能加快新陳代謝，還可以使血管擴張，血壓下降。

併發心臟病宜適度運動

高血壓併發心臟病進行適當的運動鍛煉有降壓的功效，有助於穩定病情，但運動宜適度，因為過度運動會加重心臟負荷，反而會使病情加重。對於輕度的高血壓併發心臟病患者，要根據個人情況選擇一些低強度的運動，如散步、做操、打太極拳等。對於嚴重的高血壓併發心臟病患者，如合併心力衰竭、嚴重心律失常、頻發心絞痛、急性心肌梗塞等嚴重疾病時，不宜進行體育鍛煉，以免發生猝死。此外，這類人群運動前宜服用降壓藥，以免運動過程中血壓升高。

併發心臟病 宜 減輕體重

肥胖是引起高血壓併發心臟病的一個重要因素，肥胖者患病率比正常人要高。肥胖者脂肪組織較多，耗氧量較多，會加重心臟負荷，使心肌肥厚，對心臟造成損害。因此，高血壓併發心臟病患者在積極治療的同時，宜重視減肥，堅持健康飲食、適量運動，將體重控制在正常範圍內。

併發心臟病 宜 控制情緒

情緒波動對心血管的影響很大，當人處在緊張、興奮的狀態時，交感神經產生興奮，促進兒茶酚胺的分泌，進而引起血壓升高，加重冠心病、心力衰竭等疾病，更嚴重時會導致心律失常。高血壓併發心臟病患者應保持樂觀、平和的心態，調整好自己的情緒，患者平時宜多培養一些興趣愛好，如養花、釣魚、練書法、下棋等。

宜 瞭解高血壓併發中風

高血壓很容易導致腦血管意外，腦血管意外又稱為腦中風，包括腦出血、腦梗塞、腦栓塞等疾病，其中腦出血是其最常見的併發症。由於腦內小動脈的肌層和外膜均不發達，管壁薄弱，當高血壓症狀得不到緩解時，脂質就會在血管壁堆積，使血管壁增厚、硬化、管腔變窄，血液流通不暢，易引起腦血栓。在血壓不斷波動的情況下還可引起腦血管痙攣，從而誘發腦出血。腦出血致死率很高，即使得到及時有效的治療，一般也會留下後遺症，如語言障礙、運動障礙，嚴重的還可能導致偏癱。

宜 瞭解併發腦中風的症狀

高血壓併發中風，多見於老年人，常見的症狀有：黑矇，單眼失明或偏盲；記憶喪失；言語不清，看不懂文字；一側肢體麻木或無力；眩暈、嘔吐；聲音嘶啞；嗆咳或吞嚥困難；肢體動作不協調；單側或雙側口周及舌部麻木等。這些症狀是暫時性的，即使很快會恢復正常，也最好到醫院及時檢查。

宜 瞭解併發中風如何治療

高血壓併發中風患者在治療上主要以降壓、降脂為主，遵循醫囑規律服藥，預防中風復發。併發中風後很可能會留下後遺症，患者宜在患病後 6~12 個月開展康復治療和日常生活訓練，儘量減輕後遺症對生活的影響。如果後遺症嚴重影響生活，患者也應積極地勸導自己，勇於面對現實，積極地調整情緒。

宜 預防併發中風

併發中風對人體的影響常常是不可逆的，所以預防併發中風十分關鍵。高血壓合併高血脂的患者在服用降壓藥的同時，還應服用降血脂藥物，以免血脂過高沉積在腦血管。高血壓患者宜關注氣候變化，注意防寒保暖，防止血管收縮、血液循環不暢，引起中風。另外，高血壓患者如果突然出現頭暈、嘔吐、視物不清或重影、肢體麻木等中風先兆症狀，應立即去醫院就醫，儘量減輕中風對人體的危害。

宜 預防二次中風

臨床發現，3% 的中風患者會在中風發作後 30 天再次發生中風，有 1/3 的患者會在 2 年內發生二次中風。二次中風後，其後遺症以及肢體的殘障程度通常要比第一次還要嚴重許多，其中約有 10%~20% 二次中風患者會死亡。所以，高血壓併發中風患者宜瞭解引起中風的危險因素，積極預防二次中風的發生。

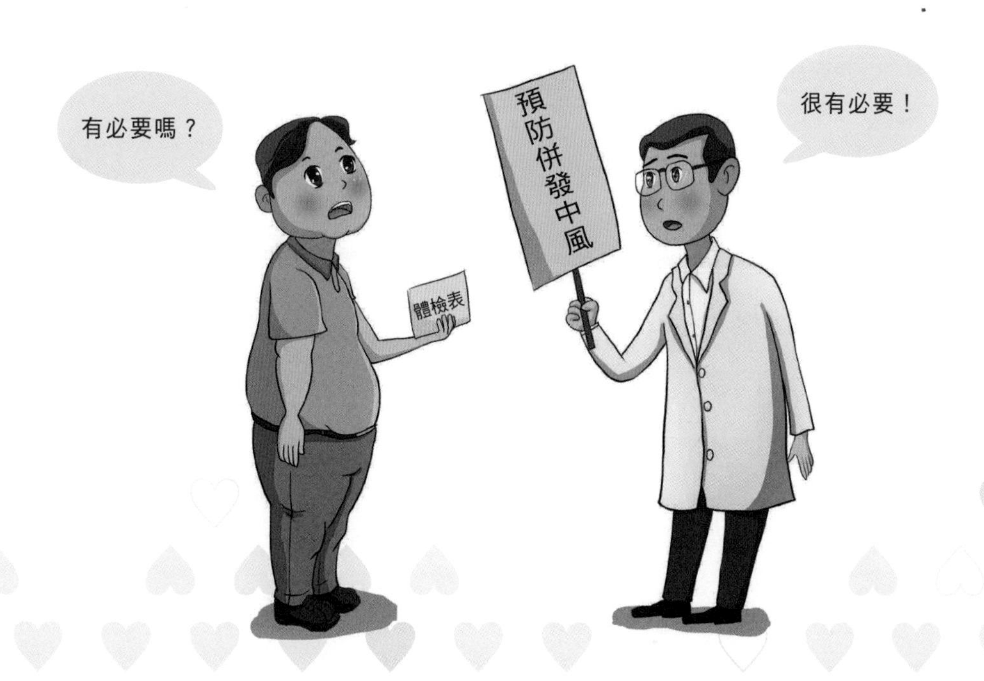

併發中風 宜 限制飲食

高血壓併發中風宜限制飲食，儘量避免食用易引起血壓升高或血脂升高的食物，如高鹽、高膽固醇的食物。高血壓併發中風患者每天食鹽量應控制在 6 克以內，限制含鹽調味醬的食用量。少吃高膽固醇、高脂肪、高糖的食物，烹調上儘量多採用蒸、煮、燉的方式，避免血脂過高，堵塞腦血管，導致中風復發。

併發中風 宜 適當補鉀

鉀對血管具有保護作用，當鉀攝入量過少，會引起血壓升高，中風的發病率也隨之增加。血壓升高主要是由血管壁增厚、管腔變窄引起的，高血壓併發中風患者宜在醫生的指導下補充一定量的鉀元素，可在一定程度上降低血壓，防止中風復發。

併發中風 宜 適當補鎂

研究發現，人體內鎂含量過低是導致高血壓等心血管疾病的重要原因。而高血壓併發中風的患者，體內鎂的含量一般偏低，且在治療上由於利尿劑的服用，又會造成體內鎂含量不足，會加重患者病情。因此，高血壓併發中風的患者宜多吃菠菜、南瓜子、葵花子及各種堅果仁等富含鎂元素的食物。

併發中風 宜 補充維他命

高血壓併發中風的患者血液循環出現障礙，血管壁增厚、彈性差，而維他命有利於降低血液黏稠度，降低血脂，增強血管壁彈性和韌性，減少血栓的形成，對腦血管疾病起到很好的預防作用。因此，高血壓併發中風的患者宜適當補充維他命，多吃些富含維他命的新鮮蔬菜、水果。

併發中風 宜 進行肢體康復

肢體康復訓練，有助於防止肌肉萎縮，幫助肢體活動的恢復。家屬在協助其訓練時，動作宜緩慢柔和，先從簡單的動作開始，從肢體的近端至遠端，逐級訓練，最後達到使患側肢體功能恢復的目的。運動宜適度，以免強度過大，導致血壓升高。當血壓出現異常或出現頭暈、噁心、心絞痛等情況時，要立即停止恢復訓練。

併發中風 宜 進行語言康復

高血壓併發中風還易引發語言障礙，這會給患者帶來一定的交流障礙和心理障礙。醫學上將中風患者的語言障礙分為失語症和構音障礙兩類。目前沒有治療失語症的特效藥物，患者可以進行一些特殊的功能訓練以達到康復的目的。通常康復訓練越早，越有利於病情的恢復，患病一年以後很難恢復。構音障礙的患者，應儘早進行發音訓練，宜從簡到繁，堅持不懈地訓練。

宜 警惕併發高尿酸血症

臨床發現，高尿酸血症與高血壓是互為因果、相互促進的關係。高血壓可以引起大血管和微血管的病變，其中對腎血管的損害最為嚴重，可導致腎小球硬化和局部組織缺氧，使乳酸生成增多，乳酸又會抑制腎小管對尿酸的排泄，導致尿酸合成過多，使血尿酸升高。另外，部分高血壓患者由於長期應用利尿劑，尿酸重吸收增加，也會導致血尿酸升高。血尿酸超過 390 微摩爾 / 升時，即可被診斷為高尿酸血症。

宜 瞭解併發高尿酸血症的危害

高尿酸血症最直接的危害就是誘發痛風，當血尿酸水平長時間增高超過其正常值時，尿酸鹽便會在機體組織中沉積下來，從而引發痛風，表現為關節呈撕裂樣、刀割樣或咬噬樣疼痛感，令人難以忍受。患有高尿酸血症還易導致慢性腎臟疾病、尿道結石，甚至誘發糖尿病。另外，高尿酸血症會加重高血壓的病情，繼而引發一些其他心血管疾病，如冠心病、腦梗死等。

宜 瞭解併發高尿酸血症如何治療

高血壓併發高尿酸血症會造成腎臟損害，在治療時應選用對腎臟有保護作用的降壓藥，如血管緊張素轉換酶抑制劑 ACEI 或血管緊張素 II 受體拮抗劑。患者在服用這類藥物時應首選非噻嗪類利尿劑。由於高尿酸血症易引發痛風，因此患者還要積極消除誘發痛風發作的各種因素，如含嘌呤高的食物（黃豆、動物內臟、蝦、蟹等）、飲酒過量（包括啤酒）、創傷、過度勞累、寒冷刺激及精神緊張等。

併發高尿酸血症 宜 注意飲食

飲食不合理是造成高血壓併發高尿酸血症的重要因素。在飲食上，高血壓併發高尿酸血症患者宜適當多吃嘌呤含量低的食物，如蔬菜、水果、奶製品等，新鮮的蔬菜能促進尿酸的排出，可以防止形成尿酸結石，每日蔬菜攝入量不宜少於 500 克。另外，患者要限制穀類和脂肪的攝入，因為穀類食物中的澱粉可在體內轉化為葡萄糖，導致尿酸含量增加；脂肪有阻礙腎排泄尿酸的作用，所以宜選擇含脂肪少的食物，並減少烹飪油的使用。

併發高尿酸血症 宜 控制蛋白質攝入

蛋白質能滿足人體正常的生理活動，是人體必不可少的營養物質。但如果蛋白質攝入過多，會使體內含氮廢物增加，加重腎臟負擔。腎臟損害又會加重高血壓併發高尿酸血症。此外，蛋白質攝入過多，可使尿酸增多，易誘發痛風。一般情況下，成人每千克體重需要蛋白質為 0.8~1 克，以植物蛋白為主，動物蛋白宜選用牛奶和雞蛋。

宜 警惕高血壓併發糖尿病

高血壓與糖尿病均是臨床常見疾病，由於二者在病因、危害上具有互通性，發病均與心輸出量和外周阻力有關，因此二者常合併發生。高血壓併發糖尿病的概率很大，尤其多見於肥胖型患者。高血壓併發糖尿病容易引發一系列疾病，如心血管疾病、糖尿病腎病及視網膜病變等。因此，高血壓患者宜高度警惕併發糖尿病，要養成良好的飲食習慣，控制體重，並堅持規律的有氧運動。

宜 瞭解併發糖尿病如何治療

高血壓併發糖尿病在治療上應積極控制糖尿病，改善機體對胰島素的敏感性，同時有效降低血壓，使其維持在合理的範圍內。患者要在醫生的指導下，選擇具有保護心血管、對代謝無不良影響的藥物，如血管緊張素轉換酶抑制劑、鈣離子拮抗劑等。高血壓合併糖尿病患者除了注意藥物治療外，也不能忽視非藥物治療，包括飲食調理、適當運動、控制體重等。

併發糖尿病 宜 少食多餐

高血壓併發糖尿病患者宜採取少食多餐的進食原則，有利於患者控制血糖。少食可以避免飲食過量加重胰腺分泌胰島素的負擔，使餐後血糖升高；多餐利於維持血糖穩定。患者加餐的食物應是糖尿病規定食譜中的一部分；其次，加餐的食物量應算入每日飲食總量中，可以食用主食，也可以吃少量副食，如雞蛋、牛奶、水果等。

併發糖尿病宜控制主食

主食是血糖的主要來源，高血壓併發糖尿病患者宜適當控制主食。控制主食並不是減少主食的攝入，主食攝入過少，不僅起不到控制血糖的目的，反而還會引起不良後果。高血壓併發糖尿病患者每天攝入主食總量宜控制在 250~350 克，多吃粗糧、雜糧，少吃精糧，可選擇升糖指數較低的食物，如全豆類、麥片、粟米、小米、蕎麥麵等。

併發糖尿病宜控制副食

高血壓併發糖尿病患者在控制主食的同時，也應控制副食。副食中含有的蛋白質、脂肪進入人體後有一部分會變成葡萄糖，攝入過多也會引起血糖升高。有些副食（如肉、蛋、花生等）中還含有豐富的脂肪，熱量較高，食用過多會使患者體重增加，不利於患者控制病情；有些副食（如水果）中含糖量很高，食用過多後，易引起血糖升高。因此，併發糖尿病患者宜控制副食的攝入，少吃高糖、高鹽、高脂肪、高熱量的食物。

併發糖尿病飲水宜適量

高血壓併發糖尿病患者常會出現口渴、多尿，有些患者認為應該控制飲水。控制飲水不但對糖尿病病情不利，還易引起酮症酸中毒、高滲性昏迷等疾病。適量飲水可以促進患者體內代謝毒素的排泄，有利於降低血糖，防止發生酮症酸中毒，還可以促進血液循環，防止形成血栓。高血壓併發糖尿病患者不要等到口渴後再飲水，也不宜一次性飲水過多，以免血容量過大，引起血壓升高。另外，高血壓併發糖尿病患者宜經常喝茶，因為茶葉能促進胰島素的合成，去除血液中多餘的糖分，保持微血管的正常韌性，具有降糖、降壓、降脂、利尿等多重功效。

併發糖尿病宜適度運動

適量運動可加快血液循環，提高對葡萄糖的攝取和利用，有利於降低血糖，還可以消耗脂肪，減輕體重。進行有氧運動，還能改善心肺功能，增加血管彈性，能輔助防治高血壓和糖尿病。適宜高血壓併發糖尿病患者進行的有氧運動包括散步、慢跑、做體操、登山等，患者應根據個人情況選擇合適的運動，運動強度不宜過大，堅持鍛煉更為有益。

宜 警惕高血壓併發腎衰竭

如果血壓長時間升高，會導致腎臟小動脈硬化，血管壁增厚，管腔狹窄，導致腎臟缺血而發生萎縮，還會引發纖維組織增生，導致腎臟病變，久而久之便會形成腎衰竭。高血壓一旦對腎臟造成損害，其結果將是不可逆轉的。反過來，腎臟的損害又會加重高血壓患者的病情，形成惡性循環。所以，高血壓患者應注意保護腎功能，防止腎衰竭的發生。

宜 瞭解併發腎衰竭的症狀

高血壓併發腎衰竭初期症狀一般比較隱蔽，只能借助臨床檢查幫助診斷，患者容易錯失最佳的治療時機。隨著病情的發展，患者會出現夜間多尿、尿量增多等輕微的症狀。隨著病情進一步加重會出現一系列明顯症狀，如肌肉抽搐、肌肉無力、肌肉痙攣；手腳針刺樣疼痛；噁心嘔吐；食慾下降；皮膚呈黃褐色，表面有白色粉末；口臭；貧血；體重下降；全身瘙癢；驚厥等。

宜 瞭解併發腎衰竭如何治療

高血壓併發腎衰竭患者在治療上不能一概而論，應根據不同的症狀採取相應的治療措施。血壓高者，應進行降壓治療；貧血患者應補充葉酸、鐵劑等；噁心、嘔吐或不能進食者，應給予氯丙嗪、胃複安等治療。除了運用藥物治療外，還應消除感染、電解質平衡失調、毒性藥物、外傷、手術等各種誘發腎衰竭的因素。

宜 預防併發腎衰竭

當患者夜尿增多，出現蛋白尿或短暫性血尿時，應及時檢查腎功能，做 24 小時尿蛋白定量檢查。如果微量蛋白增加，且年齡在 40~50 歲以上有 5~10 年以上高血壓病史的患者，也應高度警惕。另外，還要實時監測血壓，因為腎臟發生纖維病變後，血壓會升得更高。同時還應消除高血壓併發腎衰竭的誘因，避免接觸重金屬、對腎臟有損害的藥物。

宜 警惕高血壓併發視力障礙

高血壓對視力也會造成一定的傷害，高血壓所致眼部病變主要發生在視網膜處。早期高血壓患者，當血壓急劇升高時，視網膜動脈會發生暫時性痙攣，當血壓持續下降而痙攣沒有得到有效緩解時，則會使視網膜動脈硬化、狹窄。高血壓病情加重後可出現視網膜病變，如視網膜水腫、滲出、充血、視盤水腫等。如果不及時治療，則會引起視力障礙，如視物不清、視物變形等。

忌 忽視預防高血壓併發心臟病

高血壓併發心臟病是嚴重的心血管疾病，是高血壓最常見的併發症。併發心臟病的發病時間緩慢，一般在高血壓病程 10 年左右發病，發病的根源是血壓控制不理想。高血壓併發心臟病可引發冠心病、心力衰竭、心肌梗塞等疾病，嚴重時可導致死亡。高血壓患者應在早期積極治療高血壓，並注意飲食調理、改變生活習慣，以防止高血壓併發心臟疾病的發生。

忌 輕視高血壓併發房顫

房顫是常見的心血管疾病之一，資料顯示，接近 40% 的高血壓患者會出現房顫，特別是血壓控制不好的患者。房顫又是併發其他心血管疾病的危險因素，並且由房顫引起的腦中風致殘率、致死率更高。因此，高血壓患者千萬不要忽視房顫的預防，應積極控制好血壓。

併發心臟病 忌 晨練

適度運動有利於高血壓併發心臟病患者病情的恢復，但應避免晨練。上午 6~9 點是心臟病、腦出血發作的危險時刻，因為上午人體內相對缺水，血液黏稠，易形成血栓，引發腦出血；上午交感神經活性較高，易引起心律失常，還會出現房顫，甚至猝死。同時上午血壓也是最高的，易引起動脈粥樣硬化斑塊的脫落或破裂，致使急性心腦血管疾病的發生。因此，高血壓併發心臟病患者最好在下午或晚上鍛煉。

併發心臟病 忌 過量喝咖啡

研究發現，過量喝咖啡不僅易導致血壓明顯升高，還增加了患心腦血管疾病的風險。這是由於咖啡會使心跳加快，引起心律不齊，使人興奮，還會升高血脂，促進動脈硬化，導致血壓升高。高血壓併發心臟病患者長期過量喝咖啡，無疑會加重病情，所以應避免長期過量飲用咖啡或飲用過濃的咖啡。

忌 不知屬易併發中風人群

中風不只是老年人的專利，也逐漸呈年輕化趨勢。中風是高血壓嚴重的併發症之一，如果你是高血壓患者，那麼就必須要警惕中風的發生。如果患有高血壓，且屬下類人群，有中風家族史者、喜歡吃肥肉者、經常過量飲酒者、吸煙成癮者、性格急躁者等，那麼更要警惕高血壓併發中風。

忌 忽視併發中風的症狀

高血壓併發中風之前常會出現一些先兆症狀，如單眼突然發黑，看不見東西；説話吐字不清；連續打哈欠；精神方面出現嗜睡、性格反常或智力減退；反復流鼻血等。這些症狀持續時間短暫，有些甚至是一過性的，即使很快恢復正常也應引起注意。當高血壓患者出現上述症狀時，應儘快去醫院檢查，及時對病因進行治療，防止中風的發生。

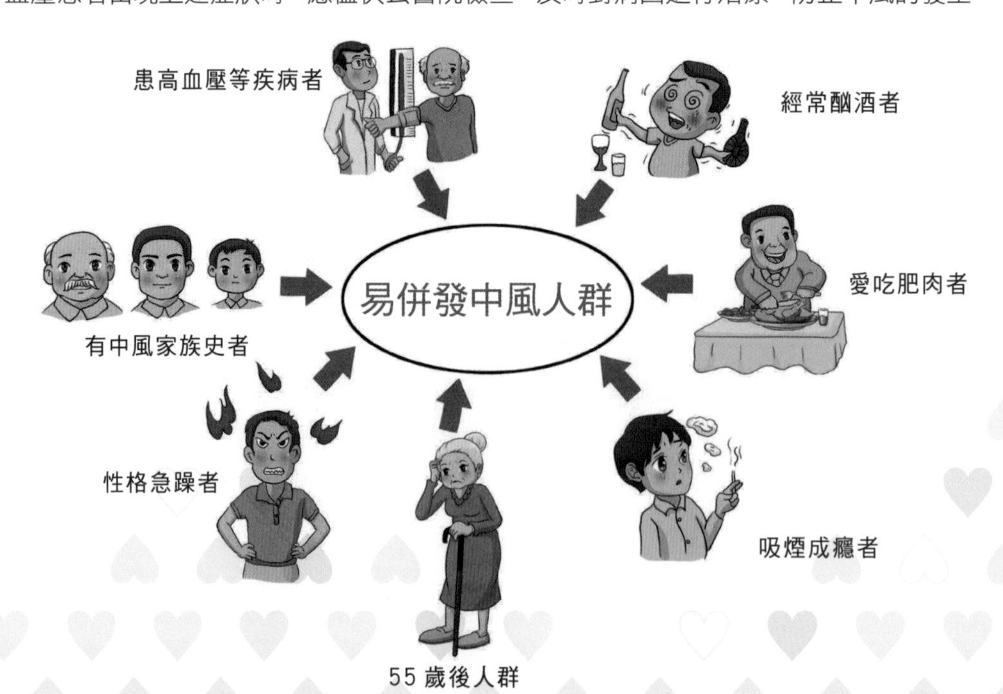

併發中風 忌 康復訓練方法不當

中風後，不恰當的訓練方法不僅達不到治療效果，反而會造成痙攣加重、關節肌肉損傷、骨折、肩部和髖部疼痛等傷害，令患者康復起來更加困難。康復訓練不等同於鍛煉，不是簡單的力量訓練，切忌方法不當。例如患者在對上肢進行抬高訓練時，每次持續 3~5 分鐘，上抬時注意力度，以免造成損傷或意外；練習手部抓握時，切忌反復用力，避免造成屈指畸形等。

忌 將高尿酸血症等同於痛風

高尿酸血症與痛風都是由嘌呤代謝異常引起的代謝性疾病，但並不能說高尿酸血症就是痛風。部分高尿酸血症可以引起痛風，但痛風不完全是由高尿酸血症引起的，還與遺傳、腎臟疾病、血液病、藥物使用等因素有關。

併發高尿酸血症 忌 吃高嘌呤食物

嘌呤是存在人體內的一種物質，可在人體內氧化變成尿酸，高嘌呤食物食用過多，會使尿酸合成增加、血尿酸濃度升高，引發或加重高尿酸血症，甚至引發其他一些疾病。高血壓併發高尿酸血症患者應忌吃高嘌呤食物，如動物內臟、海鮮類（沙甸魚、鳳尾魚、蝦蟹等）、黃豆、扁豆、香菇及紫菜。

併發高尿酸血症 忌 吃火鍋

寒冬季節，人們熱衷於吃熱騰騰的食物，於是火鍋便成了很多人聚餐的首選。火鍋中加入的底料和食材大部分是動物內臟、海鮮、蝦等，這些食物都含有較高的嘌呤，吃一次火鍋，嘌呤攝入量要比正餐多數十倍，易引發高尿酸血症。因此，高血壓併發高尿酸血症患者應少吃火鍋，吃火鍋時儘量吃些蔬菜、麵條，少吃高嘌呤食物。

併發高尿酸血症 忌 多吃豆類

豆類食品中嘌呤含量很高，過量食用可使人體內尿酸增高、血尿酸水平升高，易引發或加重高尿酸血症。但並不是說高尿酸血症患者就應忌吃豆製品，豆腐、豆腐乾等豆製品高尿酸血症患者可適當食用，其中豆腐屬鹼性食物，可以降低尿液濃度，鹼化尿液，不會增加痛風的危險；但也要注意適量，每日攝入豆腐不能超過 90 克。黃豆、扁豆中嘌呤含量太高，應限制食用，濃豆漿不要超過一碗。

併發高尿酸血症 忌 吃刺激性食品

高血壓併發高尿酸血症患者應忌吃刺激性食物，如辛辣調味料、濃茶、濃咖啡及酒類等。辣椒、胡椒、花椒、芥末、咖喱等辛辣調味料可使自主神經興奮，易誘發痛風；茶葉和咖啡在人體內的代謝產物是甲基尿酸鹽，它不同於尿酸鹽，不會引發痛風，是可以飲用的，但不宜飲用過濃的茶和咖啡。過濃的茶和咖啡可以使自主神經興奮，使血壓產生波動，長期飲用會加重病情。

併發高尿酸血症 忌 飲啤酒

酒精具有抑制尿酸排泄的作用，過量飲酒可刺激嘌呤合成，引起血壓波動，從而加重高血壓併發高尿酸血症。所以，高尿酸血症患者應忌喝啤酒、烈性酒及含有酒精的飲料。但並不是所有的酒都不能喝，適當喝點兒紅酒，每天不要超過 150 毫升，對高尿酸血症的影響不是很大。

併發糖尿病患者 忌 擅自用降壓藥

降壓藥物種類繁多，高血壓併發糖尿病患者並非所有降壓藥物都可以使用。如噻嗪類利尿劑和 β 受體阻滯劑這兩類降壓藥可誘發糖尿病；雙氫克尿噻屬噻嗪類利尿劑，可以抑制胰島 β 細胞釋放胰島素，從而使血糖升高，加重糖尿病；心得安則可使組織對胰島素的敏感性降低，這兩種藥物是禁用的。因此，高血壓併發糖尿病患者切忌擅自使用降壓藥，應在醫生的指導下正確合理使用藥物。

併發糖尿病 忌 突然停藥

目前沒有什麼特效藥能徹底治癒高血壓和糖尿病，患者需要終生服藥，切忌突然停藥。當患者血壓控制在正常範圍內，可以減少藥物的品種和劑量，若突然停藥，不但會使血壓升高，還可引起急性心肌梗塞、高血壓腦病、心律失常、心力衰竭等。而血糖控制也是如此，在治療糖尿病的過程中，如果擅自停藥，可引起酮症酸中毒，甚至高滲性昏迷，可危及生命。

忌 過量食用無糖食品

市面上售賣的無糖食品只是不含有蔗糖，其中仍含有澱粉成分。食物中的澱粉進入人體後可分解成糖分，大量食用後同樣會使血糖升高，不利於控制血糖。所以説無糖食品對於糖尿病患者並非絕對安全，建議優先選擇一些含有低聚糖和糖醇的食物。

併發糖尿病 忌 多食木糖醇

木糖醇雖然熱量很低，但對胰島素並非沒有影響。木糖醇雖然可以代替糖來食用，但在木糖醇代謝後期，也需要胰島素的參與，易引起代謝紊亂，過量食用還會引起血糖升高。另外，大量食用木糖醇，會造成甘油三酯升高，易引起冠狀動脈粥樣硬化，從而加重高血壓和糖尿病的病情。

併發糖尿病 忌 食高糖食物

高血壓併發糖尿病患者應忌食高糖食物，否則不僅會使患者體重增加、血糖上升，還會降低周圍組織對胰島素作用的敏感性，導致糖尿病病情加重。高糖食物主要包括白糖、紅糖、麥芽糖等純糖食物，奶糖、水果糖、朱古力、口香糖等糖果，以及蜜餞、甜牛奶、冰淇淋、果汁飲料、水果罐頭、麵包、蛋糕、甜味餅乾等飲料和點心。

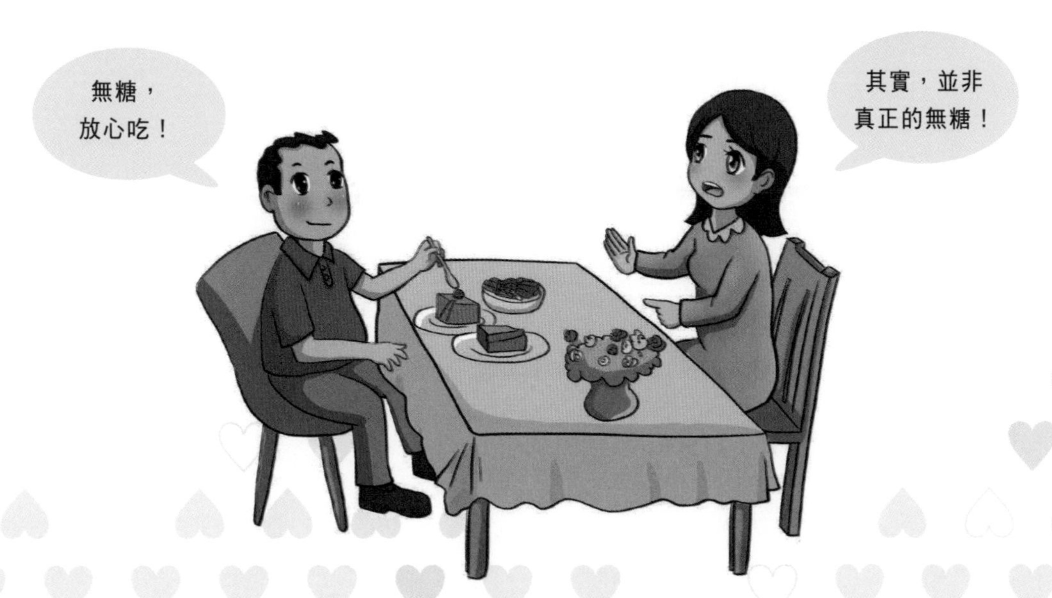

忌 食含糖量高的水果和蔬菜

高血壓併發糖尿病患者如果經常食用含糖量高的水果和蔬菜，同樣會使血糖升高，不利於控制病情。營養學家指出，香蕉、葡萄、荔枝、紅棗、菠蘿、哈密瓜、柿子、蘋果、番薯、馬鈴薯等食物中含糖量較高，高血壓併發糖尿病患者不宜多食；梨、橘子、奇異果、柚子、番茄、青瓜、冬瓜、白菜、青菜等食物中含糖量較低，適合高血壓併發糖尿病患者食用。

併發糖尿病患者 忌 只吃粗糧

粗糧中含有豐富的膳食纖維，能延緩機體對葡萄糖的吸收速度，具有降壓、降糖、降脂的功效，可保護心血管，對高血壓及糖尿病病情有利。於是有的患者就只吃粗糧，不吃細糧，這樣的做法也是不利於健康的。過量食用粗糧會增加對腸胃的負擔，不利於蛋白質和一些微量元素的吸收，長期食用會造成營養不良。因此，患者在選擇主食上宜粗細搭配，一日中吃一餐粗糧即可，食用粗糧時應多喝水。

併發糖尿病 忌 過多食用堅果

堅果中含有大量的不飽和脂肪酸、纖維素和鎂，能改善人體內胰島素的分泌和胰島素對糖的分解，具有控制血糖的作用。但堅果中富含不飽和脂肪酸，又是高熱量食物，過量食用會使總熱量攝入超標，反而會加重患者病情。25 克堅果約相當於 1 湯匙食用油，高血壓併發糖尿病患者每日食用油的用量不應超過 2 湯匙，故食用堅果時切忌過量。

併發糖尿病 忌 忽視養護雙腳

臨床發現，糖尿病患者由於血管神經病變或碰傷可導致腳部感染、破潰、壞疽等嚴重後果，有些患者被迫截肢，更嚴重的還會引起敗血症。糖尿病足的發生與患者忽視對雙腳的保護有很大關係，患糖尿病後應提高警惕，要特別注意以下幾點：不要用過熱的水洗腳，泡腳時間不宜超過 5 分鐘，不宜自行修剪腳趾的雞眼，不宜赤腳走路，鞋襪穿著宜合腳，積極治療腳氣等。

併發糖尿病患者/忌 運動過量

高血壓併發糖尿病患者進行適度的運動是有益身體健康的，但切忌劇烈運動。劇烈運動不僅會使患者血壓升高，還會促進兒茶酚胺等胰島素拮抗激素的分泌，使血糖升高，並會分解大量的脂肪，導致體內酮體生成增多，易誘發酮症酸中毒。另外，運動量過大，尤其在空腹的狀態下，還易導致低血糖的發生。

/忌 忽視併發腎衰竭

高血壓併發腎衰竭早期沒有明顯症狀，一般只有通過臨床化驗檢查才能發現患有腎衰竭。治療高血壓是預防腎衰竭的關鍵，如果不及時治療高血壓，就會破壞腎臟血管，損害腎臟功能，導致腎衰竭的發生。高血壓併發腎衰竭可引發高鉀血症，還會引起更嚴重的併發症，如中風、心臟病甚至死亡等。因此，高血壓患者切忌忽視預防腎衰竭，平時應積極降壓，並注意保護腎臟。

併發腎衰竭/忌 飲水過量

高血壓併發腎衰竭患者由於腎臟發生了纖維化病變，不能排泄過多的鹽分和水分，致使患者排尿量減少。當患者出現少尿或無尿時，高血壓併發腎衰竭患者應嚴格限制喝水，如果飲水過量，而水分無法排出體外，就會增加心臟血管系統的負荷，從而出現乏力、全身水腫、體重增加、呼吸急促等，又會加重高血壓病情，甚至引起肺水腫等疾病。

併發腎衰竭/忌 攝入過多的鉀

高血壓併發腎衰竭患者由於腎臟功能出現障礙而引起尿少或無尿時，鉀的排泄量也會隨之減少，鉀過多蓄積在體內，易造成高鉀血症。因此，高血壓併發腎衰竭患者應避免攝入過量的鉀，應限制食用含鉀量高的食物，如綠色蔬菜、水果、肉類以及乾豆等。患者應注意避免生吃蔬菜，建議烹飪時先把蔬菜用熱水燙下，控水後，再用油炒，這樣可以減少鉀的攝入量。

併發腎衰竭忌攝入過多的鈉

高血壓併發腎衰竭患者不宜攝入過多的鈉，以免導致血壓升高或加重腎臟負擔。尤其是當腎功能不全時，排尿量減少，以致鈉離子不能從體內排出，導致鈉離子在體內積聚過多，可引起水腫、腹水、胸腔積液等，加重心臟負擔，易引發心力衰竭。食鹽、味精、豉油、加工食品以及醃製罐頭等食品中鈉含量很高，高血壓併發腎衰竭患者應限量食用。

併發腎衰竭忌治療方法不當

治療腎衰竭最常見的方法是血液淨化療法，又稱為透析，即用人為方式代替腎臟功能，使血液得到淨化，以維持患者的生命。但對於休克或低血症、中度貧血、嚴重出血傾向、心功能不全或嚴重心律失常、腦血管意外等患者，則不宜選用這種方法。另外，有些患者為了儘快達到治療效果，還會胡亂用藥，在不瞭解病情的情況下亂服藥物，容易造成藥物之間相互衝突，可能會降低藥效，還會增加藥物的毒性和藥物的副作用，使病情更難以控制。因此，患者服藥或進行手術治療時，應詳細向醫生説明自己的情況，在醫生的指導下進行科學治療。

併發腎衰竭忌服用腎毒性藥物

大多數藥物在體內都要經過肝臟的解毒和腎臟的代謝，腎衰竭患者服用後容易加重腎臟負擔。所以患者在選擇西藥時，應避免服用有腎毒性的藥物，如頭孢菌素、慶大黴素等。患者可在醫生的指導下服用中藥製劑，中藥由天然植物製成，對人體的副作用相對較小。另外，患者在服藥治療期間，不可擅自更換藥物、增減藥量或停藥，以免加重原有病情。

併發腎衰竭忌忽視骨折

長期腎衰竭會導致體內調節鈣、磷代謝的活性維他命 D_3 含量降低，容易併發骨質疏鬆，稍不注意摔倒後很容易發生骨折。所以，腎衰竭患者平時應多注意補充鈣、磷元素，並多曬太陽，增加體內維他命 D_3 的含量，預防骨質疏鬆的發生。特別是老年患者，由於腿腳的靈活性降低，平時走路宜緩慢、平穩，防止摔倒。

不同高血壓人群調養

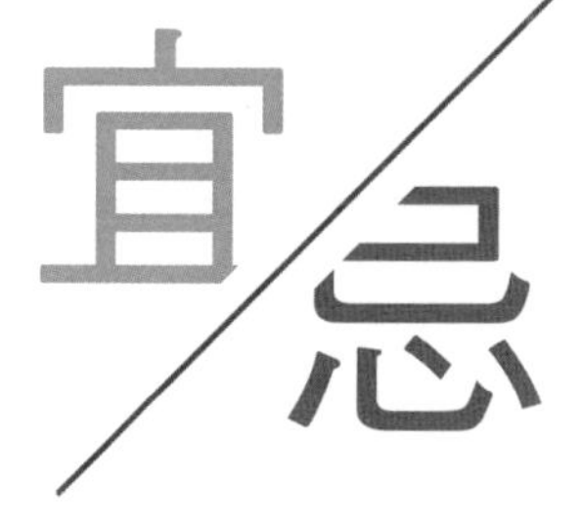

兒童高血壓容易被忽視，宜積極預防；孕期高血壓十分危險，宜重視起來；更年期婦女由於雌激素分泌減少，高血壓的患病率較高；高血壓雖然在中老年人群較為常見，但血壓控制不好，更易引發心血管疾病……上述不同人群患高血壓的原因有所不同，宜有針對地進行調養，才能更好地控制血壓。

宜 瞭解兒童高血壓的誘因

兒童患高血壓的原因與多種因素有關，首先是心血管和腎臟疾病，如先天性主動脈狹窄、先天性腎臟功能不全、先天性泌尿系統畸形、腎動脈狹窄、急性腎小球腎炎等，這些疾病通常多伴有高血壓；其次是內分泌疾病，如腎上腺皮質增生、腎臟腫瘤等；再次是維他命D過剩，由於維他命D製品的大量攝入，導致鈣沉積在腎臟和血管，從而引起高血壓。另外，飲食習慣不合理，如長期吃高鹽、高脂肪、高糖和含咖啡因的食物等也是造成兒童患高血壓的重要原因。

宜 清楚兒童高血壓的症狀

輕中度的兒童高血壓症狀不是很明顯，只有在血壓顯著升高時，會出現頭痛、頭暈、眼花、噁心、嘔吐等症狀。嬰幼兒患者常表現為煩躁不安、哭鬧、過於興奮等；有的患者表現為發育遲緩、個子不高等。當血壓上升過高時，會引起頭痛加劇、心慌、視力模糊、驚厥、失語、偏癱等。當心臟、腎臟和腦等器官出現嚴重損害時，還會引起心力衰竭、尿毒症和中風。

宜 積極預防兒童高血壓

預防兒童高血壓應保證飲食的均衡、營養豐富，堅持低鹽、低脂、低膽固醇的飲食原則，少吃熱量高的食物，多吃新鮮蔬菜、水果。還可以讓兒童多參加一些體力活動和戶外運動，既利於成長發育，又可控制體重。同時要避免兒童精神過度緊張，如學習壓力過重、沉迷於電子遊戲等。

兒童 宜 定期測量血壓

對肥胖、有家族史者、腎炎病史者等兒童應重點預防高血壓，定期測量血壓。如果兒童經常主訴頭痛、頭暈、心慌（高血壓常見症狀）等症狀，家長應引起重視，最好帶其去醫院測量一下血壓。患有高血壓的兒童除了定期監測血壓外，還應定期對腎臟、心血管、血糖進行檢查，以區分高血壓類型，從而更好地治療高血壓，並積極防止併發症的發生。

兒童患高血壓 宜 補蛋白質

兒童由於生長發育的需要，對蛋白質的需求量要高於成年人。兒童每天宜補充蛋白質以滿足身體的需要，並且最好選擇優質蛋白，如豆類及其製品、蛋、奶、豬瘦肉、牛肉、魚肉等。需要注意的是，蛋白質不易消化，容易增加心臟負擔；所以兒童補充蛋白質也應適量，每日食物中蛋白質含量以每公斤體重不超過 1 克為宜，並且少吃脂肪較多或加工複雜的食物，如五花肉、肥牛肉、排骨、吞拿魚、臘肉、香腸等。

兒童患高血壓 宜 補充膳食纖維

現在很多兒童營養過剩，小肥仔越來越多，肥胖是引發高血壓的重要因素之一。所以，兒童飲食上宜適當補充膳食纖維，不僅可以增加飽腹感，減少進食量，降低體重，還可以抑制膽固醇吸收，降低人體膽固醇含量。另外，多吃膳食纖維能降低血液中鈉鉀比值，從而起到降低血壓的作用。因此，患有高血壓的兒童宜多吃新鮮的蔬菜、水果、粗糧、豆類等富含膳食纖維的食物。

兒童患高血壓 宜 適當補鈣

鈣是骨骼的重要組成成分，兒童缺鈣會影響骨骼的生長、發育，增加患佝僂病的概率，還會導致甲狀腺激素增多，細胞膜對鈣離子的通透性增加，從而使血壓升高。患有高血壓的兒童宜適當多吃些含鈣高的食物，如小白菜、油菜、豆類及豆製品、豬骨、牛骨、蝦皮、貝類、牛奶及奶製品、芝麻醬等。鈣元素不僅能促進尿鈉的排泄，利於降低血壓；鈣還有抑制神經細胞興奮的作用，能穩定情緒、緩解煩躁、改善失眠。

兒童患高血壓 宜 適當補鋅

兒童生長發育較快，對鋅元素的需要量較高，一旦飲食結構不合理，就容易導致鋅元素攝入不足，從而引起一系列症狀，如食慾減退、生長發育遲緩、免疫力低下等。兒童高血壓患者適當補充鋅元素，可預防高血脂、肥胖症等常見併發症的發生。富含鋅元素的食物有紫菜、白菜、馬鈴薯、黃豆、扁豆、小米、燕麥、粟米、核桃、花生、蠔、蝦、魚類、瘦肉、牛奶、花生醬等。

兒童患高血壓 宜 少玩電子產品

精神緊張是造成兒童患高血壓的重要原因之一，由於兒童時期大腦發育不是很完善，長期受電子產品刺激，會使大腦皮層興奮和抑制失衡，引起全身小動脈痙攣和周圍阻力增加，導致高血壓。並且兒童經常玩電子產品，身體的活動量就會相應減少，易導致體重增加，不利於降低血壓。另外，兒童由於視力發育尚不完善，長期玩電子產品，易使眼睛產生疲勞，導致近視的出現。

宜 瞭解妊娠高血壓的症狀

妊娠高血壓的典型症狀表現為高血壓、蛋白尿和水腫，輕度患者沒有症狀或有一些輕度頭暈、血壓輕度升高等，可伴有輕度蛋白尿和水腫，患者沒有明顯不適。嚴重時可出現頭暈、頭痛、視物模糊、右上腹疼痛、呼吸急促、心慌、胸悶、噁心、嘔吐、腹水、血壓上升明顯等一系列表現。妊娠高血壓如果治療不及時，還可引起抽搐、昏迷。

孕婦 宜 定期產檢

妊娠高血壓發病率較高，定期產檢能做到及時發現、及時治療。如果不定期進行產檢，孕婦容易將水腫誤認為是肥胖，把噁心、嘔吐當做是早孕反應，錯過了控制高血壓的最佳時機，延誤病情，使高血壓發展到嚴重程度，還會給孕婦和胎寶寶帶來危險。一般情況下，孕婦懷孕 4 個月後應每月檢查 1 次；從 7 個月起，應每 2 週檢查 1 次；最後 1 個月應每週檢查 1 次。另外，定期進行產檢還能瞭解胎兒發育是否健康，及早消除對分娩不利的因素，保證母嬰健康。

妊娠高血壓 宜 合理選擇藥物

妊娠高血壓要謹慎選擇治療藥物，這關係著孕婦和胎寶寶的健康。適用於妊娠高血壓的降壓藥包括甲基多巴、α 和 β 受體阻滯劑（如柳胺苄心定）、血管擴張劑（如肼屈嗪、酚妥拉明）、鈣拮抗劑等。解痙藥物上應首選硫酸鎂。孕婦應慎用或禁用利尿劑、血管緊張素轉換酶抑制劑（如卡托普利、依那普利、貝那普利）等藥物，以免對母嬰造成傷害。需要注意的是，妊娠高血壓患者宜在醫生的指導下正確、合理地運用藥物治療，不能擅自服用降壓藥。

妊娠高血壓 宜 適當補鈣

孕婦如果鈣元素補充不足，會引起血鈣水平降低，使血壓升高、腎臟缺血，加重妊娠高血壓病情。低血鈣還可造成圍產期子宮收縮乏力，使產後出血的概率增加。妊娠高血壓患者宜適當補鈣，鈣元素不僅有利於胎寶寶的牙床和骨骼發育，而且可降低血壓、減少尿蛋白、減輕水腫。妊娠高血壓患者除了在醫生的指導下補充鈣劑外，還可以多吃一些含鈣高的食物，如牛奶、酸奶、核桃、魚類、黃豆及豆製品等。

妊娠高血壓 宜 適當補鉀

鉀攝入過少，會引起孕婦噁心、嘔吐、渾身無力等不適，嚴重時還可引起心血管功能障礙，影響胎寶寶健康；缺鉀還可引起患者血壓升高和水腫，加重妊娠高血壓病情，增加患上糖尿病的風險。妊娠高血壓患者平時宜多吃些含鉀豐富的新鮮蔬菜、水果和豆類，如馬鈴薯、番茄、南瓜、青瓜、茄子、橘子、綠豆等。

妊娠高血壓 宜 補充蛋白質

研究發現，妊娠高血壓的發生與蛋白質攝入不足有著密切關係。隨著妊娠高血壓的發展，孕婦體內的蛋白質大量流失，會引發孕婦貧血、消瘦、視物模糊、水腫、營養不良等，加重妊娠高血壓病情，影響胎寶寶發育和孕婦健康。因此，患有妊娠高血壓的準媽媽宜常吃含優質蛋白質的食物，如乳製品、魚類、蝦類、瘦牛肉、雞蛋等。

宜 瞭解更年期高血壓

女性到了更年期，由於卵巢功能減退、雌激素分泌減少，導致內分泌失調、自主神經功能紊亂，從而導致睡眠不好、情緒不穩、煩躁不安等，易引起血壓波動。在更年期出現的高血壓被稱為更年期高血壓，是更年期綜合症的一種。更年期高血壓大多出現在 40~50 歲的女性，但隨著生活壓力和各種因素的影響，更年期高血壓的患病年齡也在逐漸提前。患了更年期高血壓並不可怕，只要通過合理地飲食生活調理和治療，大多數更年期高血壓都能得到治癒或緩解。

宜 清楚更年期高血壓的症狀

更年期高血壓的症狀主要表現為血壓波動明顯，收縮壓上升，舒張壓改變較少或沒有，同時伴有頭痛、眩暈、耳鳴、眼花、健忘、失眠多夢、易驚醒、煩躁、乏力、易疲勞、易激動、注意力不集中、腰膝酸軟，還可能出現頭怕熱、下肢發涼、尿少、四肢腫大等症狀。

更年期前後 宜 勤測血壓

更年期女性由於體內雌激素較低，易引起交感神經興奮，從而出現陣發性潮熱、心動過速、頭暈、煩躁、心慌等症狀，血壓容易升高。女性更年期前後反應較重，尤其是出現潮熱、心慌等症狀時，說明體內雌激素下降明顯，此時應及時測量血壓。另外，更年期女性脂肪代謝速率下降，易堆積在體內形成腹型肥胖，也容易引起血壓、血糖及血脂升高。女性在更年期前後宜勤測血壓，以便儘早發現更年期高血壓，並及時治療。

更年期高血壓 宜 正確用藥

更年期高血壓有各種症狀，宜對症治療。更年期高血壓患者可以選擇穀維素片、維他命 B 等藥物調節自主神經功能紊亂；對於心悸、心率偏快者，應選擇 β 受體阻滯劑，如比索洛爾、倍他洛克等，以減慢心率，改善心悸、心慌症狀；對於潮熱、盜汗、緊張、失眠者可應用鎮靜安神藥，如艾司唑侖、阿普唑侖等；對於出現焦慮、抑鬱者可應用抗焦慮、抑鬱藥，如黛力新、舍曲林、賽樂特等。

更年期高血壓 宜 多吃豆類食品

大豆中大豆孕黃酮含量很高，具有類似雌激素的作用，能幫助調節體內雌激素水平，有利於預防骨質疏鬆，還可以緩解更年期高血壓患者的症狀。另外，豆類食品含有豐富的優質蛋白、不飽和脂肪酸等，這些營養物質有助於降低血壓。因此，更年期高血壓患者宜多吃大豆類食品，如黃豆、豆漿、豆腐乾、豆皮、腐竹等。

更年期高血壓 宜 吃安神類食物

更年期高血壓患者多伴有失眠多夢、心煩氣躁、亂發脾氣，這些症狀反過來又會影響患者情緒，易使血壓升高。一些安神類食物，如牛奶、蜂蜜、蓮子、百合、小米、核桃等，可緩解更年期高血壓這些症狀，能提高睡眠質量、穩定情緒，有利於控制血壓。

更年期高血壓 宜 補充卵磷脂

更年期高血壓患者常伴有一些症狀，如頭痛、頭暈、失眠、健忘、心煩、焦慮等，這些都與患者自主神經功能紊亂有關。補充卵磷脂，可使大腦神經及時獲得營養補充，有利於消除大腦疲勞，改善自主神經功能紊亂引起的急躁、易怒、失眠等症狀。卵磷脂還能保護心臟，降低血壓，有利於預防心血管疾病。患有更年期高血壓的人更宜適當多吃些富含卵磷脂的食物，如黃豆、魚頭、芝麻、牛奶等。

宜 瞭解老年性高血壓

老年人是高血壓的高發人群，老年性高血壓通常指年齡超過 65 歲，血壓持續或非同日 3 次以上測量收縮壓≧ 140 毫米汞柱和（或）舒張壓≧ 90 毫米汞柱，即可診斷為老年性高血壓。

宜 知道老年高血壓的誘因

老年人的血管彈性減退，心臟功能下降，血管阻力明顯增大，容易導致血壓升高。老年人腎臟功能減弱，排鈉能力降低，加之老年人的味覺功能減弱，不知不覺中容易增加鈉的攝入，易發生鈉瀦留，會對血管壁造成較大的壓力。一部分老年人還存在胰島素抵抗或繼發高胰島素血症，增加了血壓升高的風險。另外，老年人交感神經活動性高，血中腎上腺素水平較高，且不易排出，使得老年人的中樞和外周神經系統存在不同程度的障礙，不利於機體調控血壓。

宜 瞭解老年高血壓的特點

隨著年齡的增長，人體的各個器官功能都呈退行性變化，心血管系統的彈性減弱，動脈硬化明顯。當心臟射血時，主動脈不能充分擴張，不能使動脈內驟增的血容量得到緩衝，容易導致收縮期血壓升高。而由於主動脈彈性減退，舒張期主動脈回縮力減小，血流量減少，舒張壓下降，脈壓增大。一般情況下，收縮壓呈線性升高，舒張壓較平緩的升高，到 70 歲左右會緩慢下降。

宜 注意老年人血壓波動

老年人與中青年人相比，血壓更易發生較大的波動。血壓波動一般表現為活動時增高、安靜時較低；白天偏高、夜晚偏低；冬季偏高、夏季偏低等特點，而老年人血壓會隨著情緒、季節、身體姿勢的變化出現較明顯的波動，這與老年人壓力感受器官調節血壓的敏感性減退有關。老年人血壓波動大，不僅易產生不適感，還會增加併發嚴重心血管疾病的危險。如果老年人血壓波動較大，宜每日測量血壓數次，以觀察血壓的日夜變化，謹慎選擇降壓藥，穩定降壓效果，並且要避免活動時血壓突然升高或夜間血壓降得過低。

宜 警惕老年人繼發性高血壓

在老年高血壓患者中，繼發性高血壓較為多見，如由動脈粥樣硬化病變致使腎血管性高血壓、腎性高血壓等都可以導致血壓升高。對於繼發性高血壓就不能僅僅進行降壓治療，應儘快消除原發病，血壓才會降下來。如果老年人在短時間內血壓突然升高或使用多種降壓藥後仍難以控制，就要及時就醫，查找病因。

宜 重視老年人隱匿性高血壓

隱匿性高血壓是指在診室或在醫院測量時血壓正常，而在家中自測或動態血壓升高的臨床現象。隱匿性高血壓容易被漏診，如果未能及時進行降壓治療，其心血管疾病和卒中的發病率和病死率與持續性高血壓患者相近。尤其是夜間高血壓，很容易對靶器官造成損害。所以，老年人不管是否患有高血壓，平時都應做好血壓檢測，並在就醫時將自己動態血壓的情況如實反應給醫生，以便醫生做出準確的判斷。

宜 瞭解假性高血壓

假性高血壓指的是用普通袖帶測壓法測量血壓值高於經動脈穿刺直接測得血壓值。這是由於肱動脈內膜增厚、硬化，阻礙了肱動脈的壓縮，從而使血壓測量值假性升高。假性高血壓在老年人中較為多見，特別是動脈嚴重鈣化的老年人更易出現假性高血壓。假性高血壓患者往往伴有一定的心血管風險，應積極地進行治療。但患者在治療前不宜自行貿然服用降壓藥，應在醫生確診評估後再進行治療。

宜 瞭解老年人降壓目標值界定

正常人群的理想血壓水平為 120/80 毫米汞柱，但這個數值卻不適用於老年人。因為老年人均會出現不同程度的血管老化，動脈血管壁的彈性下降，所以血壓會代償性地升高。研究發現，當老年高血壓患者舒張壓小於 70 毫米汞柱時，其血壓降得越低，病死率越高。老年人身體長期處於血壓高的狀態，降得過低還可能導致局部組織血流灌注不足，引發危險。一般情況下，60 歲以上的老年高血壓患者血壓控制在 130~140/85~90 毫米汞柱即可，不必降至理想水平。

宜 瞭解老年性高血壓的治療

老年人高血壓的治療主要以預防心力衰竭、腦血管意外為主，主要通過降低外周血管阻力、提高心臟排血量、保護腎臟功能進行藥物和非藥物治療。在降壓治療過程中，宜慎重選擇降壓藥，且藥物應從小劑量開始，並注意觀察老年人高血壓的心輸出量降低、血管阻力異常的現象，減少重要臟器由於血壓的下降所導致的儲備功能下降的現象，防止心肌缺血和腦梗死的發生。

老年性高血壓 宜 首選利尿劑

噻嗪類利尿劑會影響尿液的稀釋過程，利尿作用比較溫和，而持續且強有力的利尿對老年人而言也是不利的。這類利尿劑可持續增加鈉的排除，降低外周血管阻力，能發揮持續降壓的作用，非常適用於老年高血壓患者。利尿劑不但是首選降壓藥，還是基礎降壓藥，因為利尿劑幾乎可以與其他所有各類的降壓藥合用，增強降壓作用。但老年人不宜應用大劑量的利尿劑，長期使用利尿劑宜注意補充鉀元素。

老年人降壓 宜 聯合用藥

臨床證明，不同類別的降壓藥物聯合應用與單一用藥相比，能大幅度地降低血壓，降壓幅度約為單一用藥時的 2 倍。對很多老年高血壓而言，單一藥物治療並不能使血壓降至理想水平，如果僅僅增加單一藥物的劑量，不僅達不到良好的降壓效果，還會增加藥物的不良反應，使患者產生不適感。聯合用藥可以將單一的藥物劑量降至最低，中和不同藥物引起的不良感應，將不良反應降至最小，保護好靶器官。

宜 瞭解老年人常備藥物

患有高血壓的老年人除了在家裡常備一些降壓藥物外，還要準備一些治療心肌梗塞、腦出血、血栓等突發急症的應急藥物，以便在發生危險時及時服用。老年人在服用降壓藥時，一定要遵循醫囑，定時服藥。

老年人 宜 站著測量血壓

一般人群在測量血壓時，宜採取坐位，以坐位測量的血壓為準。而老年人高血壓患者大多伴有體位性低血壓，當從坐位改為站立時，收縮壓會立即下降 20 毫米汞柱以上，或舒張壓下降 10 毫米汞柱以上，由於血壓突然降低，會導致人體重要器官供血不足，易出現頭暈，甚至昏厥。所以，老年人應站立測量血壓，並根據站立時的血壓值對患者進行評估。另外，可以通過測坐位血壓和站立血壓值，評估血壓的體位效應，為降壓治療提供依據，以免加重體位性低血壓或血壓降得過低。

老年人 宜 調整生活方式

老年人高血壓患者更要注重非藥物治療，改善不良的生活方式，避免引起血壓升高的行為，保證降壓藥發揮較好的療效。飲食上，應減少脂肪和鹽的攝入，每天攝入鈉鹽不宜超過 6 克，宜適當補充鉀鹽和鈣鹽，且要戒煙戒酒，還可以參加一些自己感興趣的文娛活動，保持積極樂觀的心態和適量的活動。

宜 積極應對老年人味覺減退

隨著年齡的增長，味蕾逐漸萎縮，數量減少，唾液的分泌也減少，會使老年人味覺功能減退。所以，老年人常常感覺食之無味，喜食口味較重的食物，不知不覺容易攝入較多的鹽分，這樣無疑會加重高血壓病情。老年人平時應少吃刺激性強的食物，不能為了追求口感放任自己，做飯時要少放鹽，多喝綠茶等清淡的飲料，不喝甜膩的飲料，有利於延緩味蕾衰退。

忌 忽視兒童高血壓

兒童高血壓可引起頭痛、頭暈、視物模糊、精神不集中等，這些症狀與其他疾病很相似，由於兒童不能準確地訴説症狀，多數家長對兒童高血壓認識程度又不深，容易將高血壓與其他疾病混淆，延誤病情。當病情發展嚴重時會引起心臟、大腦、血管和腎臟的損害，多數患兒在成人後會出現心臟疾病、腦血管疾病、腎臟疾病、糖尿病等併發症。因此，家長應高度重視兒童高血壓，對於發育遲緩、個子不高的肥胖兒童，要定期測量血壓。

兒童患高血壓忌吃快餐

很多兒童偏愛於漢堡、炸雞、薯條、熱狗等快餐，這些食物中含有較高的膽固醇，例如一個 105 克的漢堡中含有 30 毫克膽固醇，一隻 154 克的炸雞中含有的膽固醇可多達 103 毫克。患有高血壓的兒童經常食用快餐，易使體內膽固醇含量明顯提高，不利於控制血壓。另外，快餐食物中鹽的含量很高，吃一頓快餐攝入的鹽分遠超於規定的每日最高攝鹽量，高鹽飲食也是引起高血壓的重要原因。因此，不管兒童是否患有高血壓，都應儘量避免食用快餐。

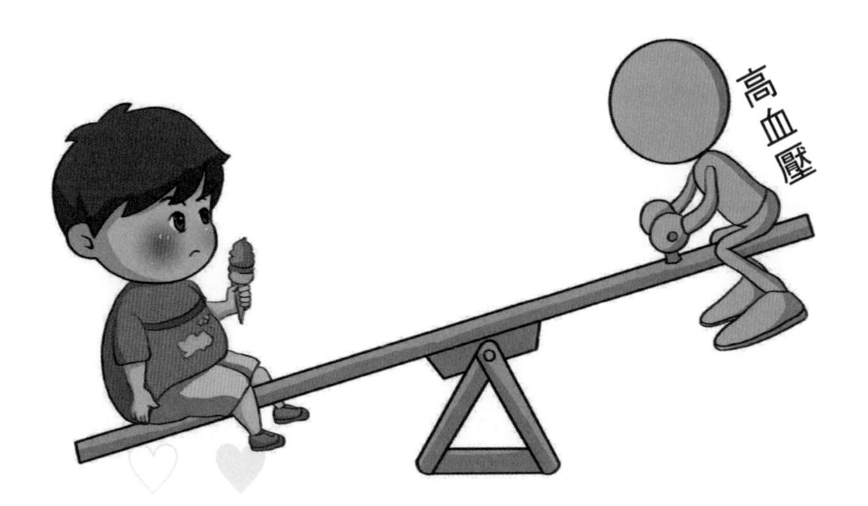

兒童患高血壓忌多吃零食

大多數零食都是高熱量、高脂肪、高鹽、高糖的食品，食用後容易引起血壓升高。兒童高血壓患者若過多食用零食，不僅易引起肥胖，還會加重高血壓的病情。因此，患有高血壓的兒童忌吃多零食，如方便麵、果凍、乳飲料、蜜餞、火腿腸、薯片等，最好不要食用，可以用含糖量少的水果和堅果代替零食。

兒童患高血壓忌喝可樂

可樂中果糖含量一般都很高，攝入過多，易患高血壓；可樂又是碳酸飲料，裡面含有一些化學物質，如鈉等，會令血壓升高，含有的二氧化碳氣體可誘發飲食中一些食物病變，增加患高血壓的風險。長期喝可樂等碳酸飲料既不利於兒童成長，又會加重高血壓的病情，因此患有高血壓的兒童最好不要喝可樂。

兒童忌膳食纖維攝入過量

研究發現，膳食纖維可降低小腸對能量食物的吸收速率，降低對脂溶性維他命及礦物質的吸收，有利於控制餐後血壓。患有高血壓的兒童宜適當多吃富含膳食纖維的食物，但食用過多也不利於身體健康。因為兒童的胃腸功能較弱，食用過多的膳食纖維，反而不利於消化，易引起胃腸不適，如腹脹、便秘等，還可導致兒童營養不良，影響兒童正常的生長發育。

兒童患高血壓忌不控制體重

肥胖是引發兒童患高血壓的重要因素，如果兒童經常食用高脂肪、高熱量的食物，使體重高於正常體重，也會大大增加兒童患高血壓的概率。患有高血壓的兒童，在治療上應積極控制體重，飲食上少吃或不吃高糖、高脂肪等易使身體發胖的食物，宜多吃新鮮蔬菜和水果；並且要堅持運動鍛煉，有利於減輕體重，降低血壓。

兒童患高血壓忌壓力過大

壓力過大易使兒童產生消極情緒，抵抗力下降，易患心血管疾病，不利於兒童的成長發育。繁重的學習和心理壓力又會使兒童產生緊張、激動的情緒，易使血壓升高，兒童長期處於緊張的情緒中就易引發高血壓。被確診患有高血壓的兒童如果壓力過大，則會影響血壓穩定，血壓過高還可能會損害靶器官。

忌 忽視妊娠高血壓綜合症

妊娠高血壓綜合症是孕婦常見的一種疾病，多發生在懷孕 5 個月以後，易引起胎盤早剝、心力衰竭、凝血功能障礙、腦出血、腎衰竭及產後血液循環障礙等。妊娠高血壓越嚴重，對胎寶寶的危害就越大，可引起早產、死產、新生兒窒息等。妊娠高血壓發病率很高，孕婦宜高度警惕其發生，以免給自己和胎寶寶帶來危險。

忌 不知易患妊娠高血壓

有些孕婦認為孕前沒有高血壓就不會發生妊娠高血壓，這種觀念是不正確的。如果你屬以下人群，更要警惕妊娠高血壓的發生。

- 年輕初產婦或高齡初產婦；
- 體型矮胖的孕婦；
- 原發高血壓、腎炎、糖尿病病史的孕婦，或有妊高症病史的孕婦；
- 營養不良尤其是伴有嚴重貧血者；
- 雙胎、羊水過多或葡萄胎的孕婦等。

忌 通過症狀判斷妊娠高血壓

妊娠高血壓患者在患病初期一般都沒有明顯的症狀，當出現妊娠高血壓症狀，如頭痛、水腫、視物模糊時，病情已經發展到中度或重度，此時已經對孕婦和胎寶寶造成了一定危害，再採取治療措施已經為時已晚。因此，千萬不要以為沒有症狀就沒有患高血壓的可能，孕婦宜定期產檢、積極預防。

忌 將妊娠高血壓誤以為是貧血

臨床上，輕度的妊娠高血壓常常僅表現為頭暈，中度及重度可表現為頭痛、眼花、視物模糊、水腫等。貧血是妊娠高血壓常見的合併症，其表現為頭暈、乏力、心慌氣短等，與輕度妊娠高血壓的症狀非常相似，有些孕婦容易將妊娠高血壓誤認為是貧血，這樣容易貽誤病情，給自己和胎寶寶帶來危險。當孕婦在孕中期和孕晚期經常出現頭暈時，最好到醫院進行檢查、確診。

忌 以為分娩後血壓自然會下降

妊娠高血壓雖然在妊娠期出現，但這並不意味著分娩後血壓就會降至理想狀態，妊娠高血壓的產婦分娩後仍需要一段時間的治療，血壓才能恢復正常，並且產後 3 天內還易發生重度妊娠高血壓。分娩後的妊高症產婦應在醫生的指導下服用 3 天降壓藥，以控制血壓，保持血壓穩定。產後 1 個月再到醫院進行血壓和蛋白尿等檢查，大多數患者經過正確、合理的藥物治療後，血壓是可以恢復至正常的。如果產後血壓仍不能恢復正常者，應及時治療，以免患者終生受高血壓的困擾。

忌 懷孕後體重增加過快

調查發現，如果妊娠期間體重增長過快，那麼患妊娠高血壓的概率要比其他孕婦高很多。一般懷孕 28 週後，每週體重增加超過 500 克或每月超過 2 千克或整個孕期超過 13 千克都屬異常情況，孕婦應多注意體重變化，如果增長過快，應儘快就醫，切忌認為是正常現象。另外，體重過胖還會加大孕婦分娩難度，對胎寶寶和孕婦都是不利的。懷孕後女性宜進行適度的運動來控制體重，如散步、游泳或森林浴等。

忌 懷孕後整天臥床休息

很多孕婦認為，懷孕後就應臥床休息避免活動，能養身安胎，其實長時間不活動對孕婦也是有害的。懷孕後長期臥床休息，會降低自身抵抗力，易患疾病。長期臥床還易使體重增加過快，加重妊高症患者的水腫，不利於控制血壓。所以，懷孕後仍要保持適度的運動，即便是患有妊娠高血壓的孕婦，也宜進行輕度的體力活動，如散步、簡單的家務活動，有利於血管擴張，控制病情。

妊娠高血壓 忌 吃過多補品

一些補品，如龍眼、阿膠、人參、紅參等對身體有補益的作用，比較受孕婦歡迎，但妊娠高血壓患者切忌吃補品過多。因為過多食用補品，會加重心臟負擔，並加重水腫和高血壓，不利於控制病情。此外，孕婦由於胃腸道功能較弱，容易出現食慾不振、胃脹、便秘等情況，若此時過量食用補品，還會加重嘔吐、便秘，嚴重時可導致流產。

忌 不重視更年期高血壓

更年期高血壓的危害主要表現在以下幾個方面：首先，更年期高血壓會加重心臟負擔，易引發高血壓心臟病、心力衰竭、冠心病、心絞痛、心律失常、心肌栓塞等疾病；其次，可導致腎小球動脈硬化、腎臟缺血、腎功能不全、尿毒症等；再次，還可導致腦動脈硬化，易引發腦缺血、腦動脈血栓、高血壓腦病、腦出血等；更年期高血壓還會導致眼底動脈硬化，嚴重影響視力。

忌 對更年期高血壓認識不正確

更年期高血壓知曉率低，許多人發現自己患上更年期高血壓時會產生焦慮、恐懼的心理。不良情緒也是引起更年期高血壓的重要原因之一，情緒糟糕反而不利於控制血壓。其實，患上更年期高血壓並不可怕，只要積極配合治療、保持良好的生活方式，是可以控制好血壓的。患有更年期高血壓的患者要正確認識更年期高血壓，調整好自己的情緒，這樣才有利於穩定血壓。

更年期高血壓 忌 只服降壓藥物

更年期高血壓主要是體內雌激素水平失調，導致焦慮、失眠、煩躁而引起血壓波動。對於更年期高血壓一般先不給予降壓治療，首要治療應是針對更年期綜合症的治療，通過心理調節、服用抗焦慮藥物、改善睡眠、調節內分泌等方法來觀察血壓的波動情況。假如在治療更年期綜合症後血壓仍然很高，可在醫生的指導下服用一些降壓藥。一般更年期綜合症經過一段時間的治療是可以得到緩解和治癒的，高血壓也會隨之治癒。

忌 將更年期高血壓與甲亢混淆

更年期高血壓是更年期綜合症的症狀之一，其易與甲亢相混淆，因為兩者都易發生於中年女性，且都與生理、內分泌等因素有關。更年期高血壓表現為煩躁、易怒、注意力不集中、記憶力減退、心慌、氣短、胸悶、潮熱多汗、血壓升高、腰膝酸軟、尿頻或尿少；甲亢則表現為敏感性強、易激動、焦慮、心悸、心動過速、怕熱多汗、突眼、進食量增加、甲狀腺腫大、震顫等。

忌 忽視老年性高血壓併發症

老年人患高血壓與其他人群相比，由於其生理機能的減退，血管的彈性減弱，更容易誘發併發症。如果血壓長期控制不理想，持續的高壓容易引起心、腦、腎等重要器官的損害，顯著增加患心血管疾病的風險。老年人高血壓患者需警惕的併發症包括：糖尿病、高尿酸血症、高脂血症、老年癡呆、冠心病、心絞痛、腦血管病、外周血管病、腎功能不全等。

忌 忽視血壓晝夜節律異常

正常人群的血壓波動規律通常表現為晝高夜低，夜間的血壓水平比白天要降低10%~20%。而老年人高血壓患者的血壓常伴有晝夜規律異常的特點，夜間血壓下降的幅度＜ 10% 或＞ 20%，有的甚至在夜間的血壓要高於白天的血壓水平，而人處於熟睡狀態，不能採取相應的措施，對心、腦、腎等重要器官非常危險。所以，老年人最好監測自己 24 小時的動態血壓水平，血壓晝夜節律異常嚴重時可在醫生的指導下採取藥物治療，以免發生危險。

忌 忽視老年人體位性低壓

體位性低血壓即患者在平臥 10 分鐘後測得血壓比站立 3 分鐘後測得血壓要高，且收縮壓相差＞ 20 毫米汞柱和舒張壓相差＞ 10 毫米汞柱。患體位性低血壓的人由坐位轉為站位時，血壓明顯下降，會導致心腦缺血，易出現頭暈目眩、視力模糊、軟弱無力、站立不穩，嚴重時會發生小便失禁、出汗，甚至昏厥。約有 1/3 的老年人都會有體位性低血壓，尤其是伴有糖尿病，使用利尿劑、擴血管藥或精神類藥物的老年高血壓患者，更容易發生體位性低血壓。

老年人 忌 忽視餐後低血壓

老年人在進餐後 2 小時內，由於餐後內臟血流灌注增加，壓力感受器敏感性降低，餐後交感神經張力不足，容易發生餐後低血壓，收縮壓可下降≧ 20 毫米汞柱。餐後低血壓易影響重要臟器的供血，並伴有低血壓症狀，如頭暈、噁心、衰弱無力、視力模糊、昏厥、心絞痛，嚴重者可能發生冠狀事件、中風。餐後血壓的最低點常發生在餐後 30~60 分鐘內，常在餐後 2 小時左右恢復基礎血壓值。老年人發生餐後低血壓多見於早餐後，也可在午餐或晚餐後發生。老年人預防餐後低血壓，應減少碳水化合物的攝入，可採取少食多餐的進食原則，餐前可適量飲水，避免服用降壓藥，餐後取坐位或臥位，不宜立即起身活動。

老年人/忌 用 α 受體阻滯劑降壓

在一線降壓藥物中，α 受體阻滯劑易引起體位性低血壓，尤其是老年人發生率較高，不宜作為治療老年人高血壓的一線用藥，以免血壓波動影響降壓效果。但如果老年性高血壓患者合併前列腺肥大，可在醫生的指導下考慮應用，如特拉唑嗪。

老年高血壓患者/忌 獨居

在社會進步的同時，空巢老人和獨居老人越來越多，這樣老年人一旦發生危險，往往因不能得到及時的救治，而加重病情或喪失生命。尤其是當高血壓患者出現昏倒、腦出血等狀況時，常常無法呼救。所以，老年高血壓患者應避免獨居，夜晚睡覺時最好有家人陪同，如果條件不允許，也最好在老人臥室或床頭安裝喇叭，以便及時呼救。

高血壓患者/忌 經常駕車

有些駕車族出門就開車，甚至出去買個菜都要開車去，每天走路的機會很少。經常駕車，可使高血壓患病率增加，對高血壓患者控制和治療高血壓是不利的。因此，患有高血壓的駕車族應控制開車次數，每週開車儘量不要超過 3 次，多增加步行的機會。

高血壓患者/忌 服藥後駕車

高血壓患者服用降壓藥後通常會出現一些副作用，如眩暈、嗜睡、乏力、反應遲鈍、動作協調能力下降等。服藥過量甚至會引起低血壓，出現頭痛、頭暈、噁心等不良反應。如果服藥後立即駕車，不利於駕駛安全，易導致交通事故的發生，其危害不亞於酒後駕車。相關數據表明，駕駛員在服用感冒藥、降壓藥、安定等藥物後駕車，發生事故的概率要比未服藥高出約 4 倍。因此，高血壓患者忌服藥後立即駕車，至少在服藥 1 小時後無不適感再駕車。

高血壓患者的 600^{+} 個生活 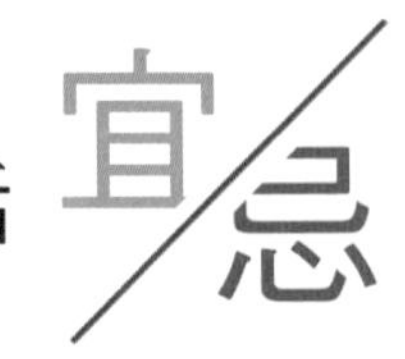

主編

李立祥

副主編

馮艷軍　李政

編輯

吳春暉

美術設計

Nora Chung

排版

劉葉青　何秋雲

出版者

萬里機構出版有限公司

香港鰂魚涌英皇道1065號東達中心1305室

電話：2564 7511

傳真：2565 5539

電郵：info@wanlibk.com

網址：http://www.wanlibk.com

http://www.facebook.com/wanlibk

萬里機構

萬里 Facebook

發行者

香港聯合書刊物流有限公司

香港新界大埔汀麗路 36 號

中華商務印刷大廈 3 字樓

電話：2150 2100

傳真：2407 3062

電郵：info@suplogistics.com.hk

承印者

中華商務彩色印刷有限公司

香港新界大埔汀麗路 36 號

出版日期

二零一九年四月第一次印刷

ISBN 978-962-14-7003-4

本中文繁體字版本經原出版者電子工業出版社授權出版並在香港、澳門地區發行。